山西省高等学校教学改革创新项目 J2019244
山西省高等学校教学改革创新项目 J20221404

组织学与胚胎学教学实践研究

薄双玲　赵建玲　周　敏　著

吉林科学技术出版社

图书在版编目（CIP）数据

组织学与胚胎学教学实践研究 / 薄双玲，赵建玲，周敏著. -- 长春 : 吉林科学技术出版社，2022.12
ISBN 978-7-5744-0135-8

Ⅰ. ①组… Ⅱ. ①薄… ②赵… ③周… Ⅲ. ①人体组织学－教学研究②人体胚胎学－教学研究 Ⅳ. ①R32-42

中国版本图书馆CIP数据核字(2022)第247580号

组织学与胚胎学教学实践研究

著 薄双玲 赵建玲 周 敏
出版人 宛 霞
责任编辑 董萍萍
封面设计 李若冰
制 版 北京星月纬图文化传播有限责任公司
幅面尺寸 170mm×240mm
开 本 16
字 数 376 千字
印 张 22.25
印 数 1–1500 册
版 次 2023年8月第1版
印 次 2023年8月第1次印刷

出 版 吉林科学技术出版社
发 行 吉林科学技术出版社
地 址 长春市南关区福祉大路5788号出版大厦A座
邮 编 130118
发行部电话/传真 0431-81629529 81629530 81629531
81629532 81629533 81629534
储运部电话 0431-86059116
编辑部电话 0431-81629510
印 刷 廊坊市印艺阁数字科技有限公司

书 号 ISBN 978-7-5744-0135-8
定 价 80.00 元

作者简介

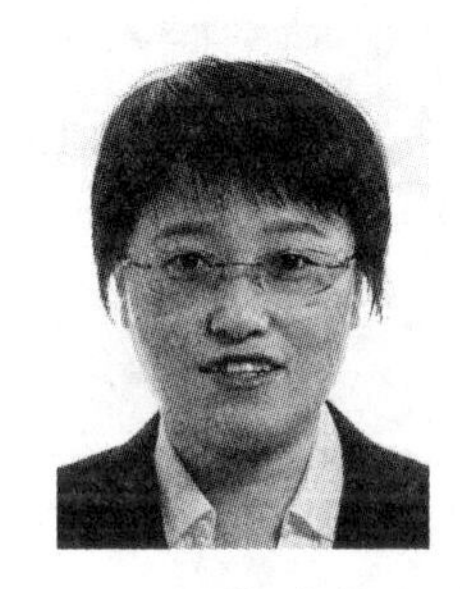

薄双玲，女，出生于1979年8月，汉族，中共党员，山西定襄人。毕业于锦州医科大学人体解剖与组织胚胎学专业，工作于山西医科大学汾阳学院，讲师，从事组织学与胚胎学教学工作18年。主持和参与省级、校级科研教改项目10余项，发表论文十余篇；多次荣获院级优秀教师、优秀党员及青年骨干教师称号；指导大学生创新创业项目3项，作为指导教师和通讯作者发表论文数篇；参与编写人民卫生出版社、北京大学医学出版社、高等教育出版社等出版的教材8部。

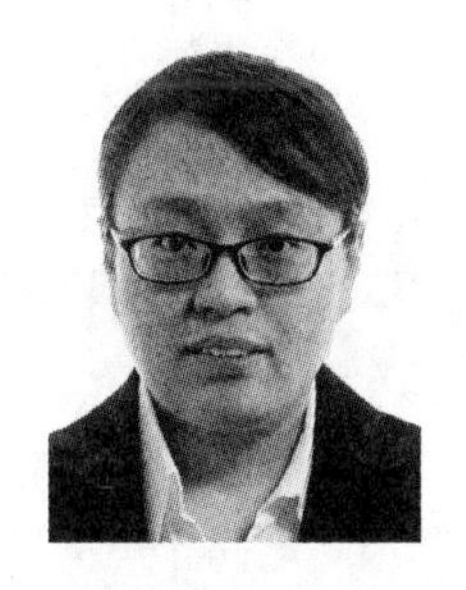

赵建玲，女， 出生于1982年9月，汉族，中共党员，山西孝义人。毕业于山西医科大学病理学与病理生理学专业，工作于山西医科大学汾阳学院，讲师，从事组织学与胚胎学教学工作17年；多次荣获中青年教师基本功比赛三等奖、多媒体课件比赛三等奖等奖项；并多次获得优秀教师称号；积极申请并参与教改课题和科研课题10余项，发表论文多篇；参与编写《组织学与胚胎学》教材4部。

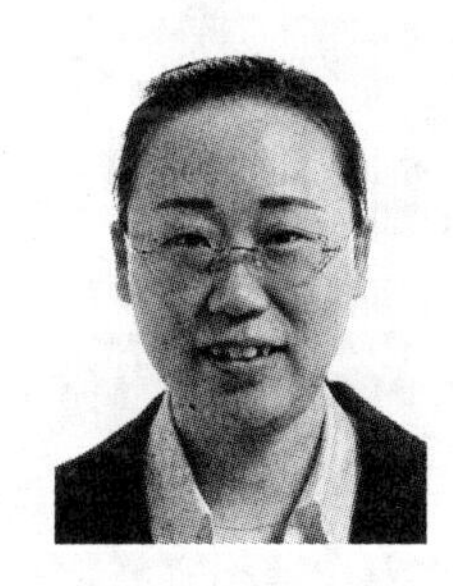

周敏，女， 出生于1983年1月，汉族，群众，山西汾阳人。毕业于山西医科大学病理学与病理生理学专业，工作于山西医科大学汾阳学院，讲师，从事组织学与胚胎学教学工作18年；多次荣获中青年教师基本功比赛三等奖、多媒体课件比赛三等奖等奖项；并多次获得优秀教师称号；积极申请并参与教改课题和科研课题10余项，发表论文多篇；参与编写《组织学与胚胎学》教材4部。

前　言

组织学与胚胎学是一门重要的医学基础课程，其研究内容为正常人体组织微细结构及相关功能和胚胎的发生发育过程，可以为解剖学、生理学、生物化学、免疫学、病理学及临床学科课程的学习奠定基础，是一门重要的医学基础课程。组织学与胚胎学属于形态学课程，其理论课内容繁杂，抽象乏味；实验教学基本为在显微镜下观察正常组织微细结构，形式也较为单一，该课程素有名词多、描述多、难记忆等教学特点，成为学生在整个基础课学习中的难点课程之一。因此，如何改进教学方法、激发学生的学习兴趣，帮助学生掌握这门课的规律，是授课教师需要解决的问题，也对授课教师提出了更高的要求。

鉴于此，笔者撰写了《组织学与胚胎学教学实践研究》一书，在内容编排上共设置上下两个篇章：上篇是组织学与胚胎学教学理论，内容涵盖组织学——基本组织、人体的系统、感觉器和胚胎学——胚胎总论、胚胎各论；下篇是组织学与胚胎学教学实践，围绕组织学与胚胎学教学的课件制作、组织学与胚胎学的教学质量研究、组织学与胚胎学教学中课程思政的融入、组织学与胚胎学教学中学生思维的培养实践、基于思维导图的组织学与胚胎学教学实践、基于混合式教学的组织学与胚胎学教学实践、显微数码互动系统在组织学与胚胎学实验教学实践、对分课堂在组织学与胚胎学的教学实践进行研究。

本书既保持教学的系统性，又体现医学专业的特异性，并转变传统教学的观念，立足岗位需要，紧密联系护理临床，力求巧妙融入教学艺术，并激发学生的学习兴趣，从而调动学生学习的积极性和主动性。本书可供同行交流和医学生学习参考。

本书由薄双玲、赵建玲、周敏撰写，具体分工如下：

绪论、第六章、第七章、第九章、第十章、第十二章、第十三章：薄双玲（山西医科大学汾阳学院），共计约13万字；

第一章、第二章、第三章：赵建玲（山西医科大学汾阳学院），共计约12.3万字；

第四章、第五章、第八章、第十一章：周敏（山西医科大学汾阳学院），共计约12.3万字。

本书在撰写时参考了很多相关专家的研究文献，也得到了许多专家和老师的帮助，在此真诚地表示感谢。虽然在成书过程中，作者翻阅了无数资料，进行了多次修改与校验，但限于作者水平，书中难免会有疏漏，恳请广大读者批评指正。

目　录

绪　论

一、组织学与胚胎学的研究内容与意义

（一）组织学的研究内容与意义

组织学（histology）是研究正常人体微细结构与其功能关系的学科。微细结构是指在显微镜下观察到的结构，包括光镜结构和电镜结构（超微结构）。组织学的研究内容包括细胞、组织、器官与系统。

第一，细胞（cell）是机体形态结构与功能的基本单位。人体约有 230 余种形态结构不同、功能各异的细胞，它们在机体内通过有序组合、相互协同，行使着新陈代谢、分裂分化、衰老死亡等生理功能，是维持机体生命活动的本质所在。

第二，组织（tissue）是由一些形态结构相似、生理功能相近的细胞和细胞间质（intracellularsubstance）组成的。细胞间质由细胞分泌产生，对细胞起支持、营养、保护等作用，同时也构筑了细胞生存的微环境。通常人体的组织可按其来源和功能差异归纳分为四种基本组织（primarytissue），即上皮组织、结缔组织、肌组织和神经组织，它们具有各不相同的形态结构和功能特点，是构建人体的基本材料。

第三，器官（organ）由不同类型的基本组织有机组合而成，具有一定的形态结构和特定生理功能，如心、肝、脾、肺、肾。任何器官均由 4 种不同类型的基本组织有机构建而成，具有各自特定的形态结构和功能。

第四，系统（system）是由形态结构不同而生理功能相似的一系列器官有机组合而成，并能完成某一连续性生理功能，如循环系统是由心脏、动脉、毛细血管、静脉、淋巴管等器官共同组成，相互协作共同完成机体血液（淋巴）

循环功能。机体按功能特点通常分为神经、循环、免疫、消化、呼吸、泌尿、内分泌、生殖和运动系统。

（二）胚胎学的研究内容与意义

人体胚胎学是研究人体出生前发生、发育过程及其规律的科学。在胚胎发育过程中，若受某些遗传因素、环境因素的干扰，则可影响胚胎的正常发育，出现各种先天性畸形。先天性畸形的发生及防治措施是胚胎学的研究内容之一。通常，人体胚胎学的研究内容包括生殖细胞发生、受精、卵裂、植入、胚层形成与分化、胚胎发育、胚胎与母体之间的关系、器官与系统的发生及其功能建立、先天性畸形等。

人体胚胎的发生发育是一连续复杂的动态发育过程，历时 38 周左右（约 266 天）。为了便于学习和研究，通常将人体胚胎发育分为三个时期：①胚前期指受精卵形成到胚胎发育的第 2 周末。②胚期指胚胎发育的第 3 周到第 8 周末，这两个时期包括受精卵形成，并迅速分裂分化发育为各器官系统与外形都初具人体雏形的“袖珍人”，此发育阶段统称为胚。③胎期（fetal stage）指胚胎发育的第 9 周至胎儿出生。此期内胎儿的各器官系统进一步发育完善，并逐渐出现不同程度的功能活动；体积、重量均明显增加。因此，胚胎发育是一个复杂、有序的动态变化过程，胚前期和胚期以质变为主，胎期以量变为主。胚期为各器官原基形成时期，是胚胎发育的关键时期，对内、外环境因素的变化十分敏感，因而，胚期决定着胚胎的分化发育方向，是胚胎学研究和学习的重点。

人体生命过程可分为出生前和出生后两个阶段，即出生前在母体内生长发育阶段和出生后生长发育、成熟直至衰老死亡阶段。出生后阶段包括婴儿期、儿童期、少年期、青年期、成年期和老年期六个时期。研究人体出生前和出生后生命全过程的科学，称为人体发育学。

综上所述，组织学的研究内容和研究水平随着现代科学技术的迅猛发展和不断深入，已从传统的普通光学显微镜水平深入当今扫描探针显微镜（scanningprobemicroscope，SPM）的分子乃至原子水平。在一些重大的医学研究前沿领域如干细胞与再生医学、细胞识别与信号转导、衰老与凋亡、增殖与分化、突变与逆转、基因与调控等，组织学正发挥着独特的优势，并与其他相关学科交叉渗透，在奠定现代病理学基础的同时，极大地推动了生理学、胚胎学、优生学和老年学的发展。机体的形态结构决定生理功能，形态结构是功能的基础。因此组织学作为一门重要的医学基础课程，是引导学生洞察人体微观世界奥秘、探索人体结构属性的有效途径，并为其他基础、临床课程奠定了基础。

二、组织学与胚胎学的目标与要求

第一，知识目标与要求。①巩固生物学有关细胞学的概念、细胞的超微结构及其相关功能；②掌握四大基本组织的光镜结构和主要超微结构，了解其相关的功能；③掌握各系统中主要器官的组织结构和重要超微结构，了解其相关的功能；④掌握人胚早期发育的基本过程以及胚胎附属结构的形成、构造和机能。

第二，能力目标与要求。①提高学习能力，学会记听课笔记，使用教学大纲、教科书和实习指导等；②熟悉石蜡切片制作和 HE 染色的基本过程，熟练使用和维护光学显微镜；③能用光镜辨认并用绘图、语言、文字正确描绘或描述观察到的细胞、组织和器官的形态结构；④“能运用组织学与胚胎学知识解释一些常见疾病及先天性发育畸形等”[①]。

第三，素质目标与要求。①树立良好的职业道德；②树立全心全意为人民服务的品质；③培养团结协作的团队精神；④培养严谨的、实事求是的科学作风。

三、组织学与胚胎学的任务与方法

通过组织学与胚胎学实训教学使学生了解组织学与胚胎学的研究方法，并能够进行简单的实训操作。在切片、电镜照片及模型等观察中对细胞、组织及器官等形态结构产生感性认识，对理论知识加以验证，有助于对理论知识的理解和记忆，促进学生理性认识的飞跃。更重要的是，通过实训教学可以让学生掌握科学的学习和研究方法，树立勇于创新探索的科学精神。以学生为主体，运用灵活的实训教学授课方式也有助于为学生提供更多思考和发挥的空间，培养学生的观察能力和提出问题、分析问题及解决问题的能力，从而为学生学习其他基础医学课程和临床医学课程奠定必要的形态学基础。

① 胡捍卫，孙宗波．组织学与胚胎学实训 [M]．南京：东南大学出版社，2014：1.

上篇：组织学与胚胎学教学理论

第一章　组织学：基本组织

第一节　上皮组织

上皮组织（epithelial tissue）简称上皮（epithelial），由大量的细胞和少量细胞间质共同组成。上皮组织在机体中分布广泛，可覆盖于体表，衬贴在体腔或腔囊器官的内表面，以及部分器官的外表面。上皮细胞朝向体表、体腔和器官腔囊的一面称游离面；与游离面相对应的另一面称基底面。上皮组织具有明显的极性，其细胞的游离面与基底面在形态结构及功能上存在明显的差异。通常游离面可分化出一些特殊结构并与其功能相适应，而基底面常借助基膜结构与其下方的结缔组织相连。

一般情况下，上皮组织没有血管。上皮组织主要通过基膜渗透的方式获取缔结组织血管中的营养物质，以此来维持自身的运转。上皮组织包含很多神经末梢，所以，感觉非常敏锐。

上皮组织的功能是感觉、吸收、保护及分泌。上皮细胞所处位置不同，具有的功能也有明显的不同。举例来说，体表位置上皮细胞的功能主要是保护人体，眼球视网膜位置上皮细胞的主要功能是提供视觉支持，消化道内置上皮细胞的主要功能是分泌吸收相关物质。以上皮组织的来源和功能作为分类标准，可以将上皮组织分成以下类型：

一、被覆上皮

除了关节腔软骨部分之外，其他腔囊器官、体腔都会被上皮组织覆盖。被覆上皮显现出典型的上皮组织功能特点、形态结构特点。根据上皮细胞排列层次的不同，可以将被覆上皮分成两种类型，即单层上皮和复层上皮。进一步依据单层上皮和复层上皮表层细胞垂直切面上的形态差异分类如下：

（一）单层扁平与立方上皮

1. 单层扁平上皮

单层扁平上皮由一层扁平细胞组成。细胞表面观，可见细胞呈不规则或多边形，表面光滑，面积较大，细胞周边呈锯齿状，相邻细胞彼此嵌合；细胞核为单个，呈圆形或椭圆形，位于细胞中央。细胞侧面观，可见细胞呈细长扁平形，胞质很薄，约为 0.2μm，仅含核部分略厚。

内皮指的是心脏、淋巴管腔以及血管上面分布着的单层扁平上皮。内皮的存在有助于管腔内部的血液流动、淋巴流动，也有利于物质交换。间皮指的是心包膜、胸膜、腹膜上面分布着的单层扁平上皮，它的存在可以避免内脏器官活动过程中的过多摩擦。

2. 单层立方上皮

单层立方上皮是由很多看起来像立方形的细胞构成的，从表面来看，细胞是多边形细胞，从垂直切面角度观察细胞可以发现，立方形细胞的细胞核是圆形，位于细胞中央，甲状腺、肾小管及一些外分泌腺导管上面覆盖着单层立方上皮。它的功能是吸收和分泌物质。

（二）单层与假复层纤毛柱状上皮

1. 单层柱状上皮

单层柱状上皮由很多看起来像棱柱状的细胞构成。细胞核是椭圆形的，大多位于细胞的基底部。在电镜下看单层柱状上皮，可以发现游离面上有一些微微的绒毛。子宫表面、输卵管表面、胃肠表面覆盖的是单层柱状上皮。它的功能是吸收和分泌。分布在肠道的单层柱状上皮间常夹有单个的杯形细胞。杯形细胞又称杯状细胞，其形似高脚酒杯，细胞核呈三角形，深染，位于细胞基底部。胞质内常充满大小不等的黏原颗粒，系多糖类物质，分泌到肠腔可以起保护和润滑上皮的作用。

2. 假复层纤毛柱状上皮

假复层纤毛柱状上皮包含很多形状不同、大小不同、高矮程度不同的细胞，有椎体细胞、柱状细胞、梭形细胞等。所以，假复层纤毛柱状上皮的细胞核处在不同的平面上，因此，它看起来像复层上皮。各种类型的细胞中，柱状细胞数量最多。杯形细胞常夹在柱状细胞之间。梭形细胞两端尖、中间宽，细胞游离面常不能到达上皮表面。锥体细胞矮小，呈三角形，细胞基底面宽大，夹在其他细胞之间。这些细胞的基底面均附于基膜上。锥体细胞是一种具有分化潜能的"储备细胞"，在一定条件下可分化为柱状细胞、杯形细胞和梭形细胞等。

假复层纤毛柱状上皮分布于喉、气管、支气管、咽鼓管、鼓室、输精管和泪囊等处，主要起保护作用。

（三）复层扁平与立方上皮

1. 复层扁平上皮

复层扁平上皮由多层形态各异的细胞组成，细胞由浅入深大致可分为三类：第一，表层数层细胞呈扁平状，常见核固缩现象。表层细胞已趋向死亡，随时可发生生理性脱落。通常复层扁平上皮因分布部位的不同，其表层细胞可分为角化和未角化两种，表层细胞细胞核消失、胞质中充满角蛋白而形成角质层者，即称其为角化上皮；否则为未角化上皮。第二，中间层由数层梭形细胞和多边形细胞组成，细胞体积较大，核圆形，位于中央。第三，基底层是一层与其下方基膜相连的立方形或矮柱状细胞，在光镜下可见胞质深染，细胞核常呈现分裂象，又称基底细胞，基底细胞的分裂增殖能力较强，新生的细胞可不断向上增殖迁移，补充表层已衰老、脱落的细胞。

复层扁平上皮具有较强抗机械性摩擦的保护作用及损伤后修复能力。角化的复层扁平上皮仅分布于体表，未角化的复层扁平上皮主要分布于口腔、食管、咽、鼻前庭、阴道等腔面。

2. 复层立方上皮

复层立方上皮由表层的立方形细胞和下方数层梭形或多边形细胞共同组成。此类上皮少见，仅分布于汗腺导管、肛管等。

（四）复层柱状与变移上皮

1. 复层柱状上皮

复层柱状上皮由表层的柱状细胞和其下方数层梭形细胞共同组成。此类上皮可分布于眼结膜穹隆部、尿道海绵体部、肛门等。

2. 变移上皮

变移上皮的细胞层数可随上皮所在器官功能状态的不同而改变。例如，分布在膀胱腔面的变移上皮，当膀胱充盈扩张时，变移上皮细胞层数约为

2 ~ 3 层；而当膀胱收缩空虚时，变移上皮的细胞层数约为 5 ~ 6 层。

通常变移上皮有三种类型的细胞，分别是表层、中间层及基底层细胞。当膀胱处于空虚状态时，表层细胞体积变大，变成伞的形状，这时，下方的中间层细胞就可以被覆盖，因此，可以把表层细胞叫作盖细胞。使用光镜观察盖细胞可以发现，盖细胞有非常丰富的细胞质，一般情况下，能够看到两个细胞核。中间层细胞没有固定的层数，一般情况下是多边形的形状，有一个细胞核，是圆形，处于细胞中央。基底层细胞外形接近于立方形，位于基膜的上面。当膀胱处于扩张状态时，上皮部分变薄，细胞逐渐变成扁平形状。变移上皮有较强的保护性，无机离子或者水等物质很难通过。输尿管、肾盏、膀胱等部位的腔面有大量的变移上皮。

二、上皮组织的特化结构

上皮组织的特化结构是指上皮组织为适应其内、外环境和功能的需要，而分化形成的特殊结构，这些特殊结构常形成于细胞的各个面上，由细胞膜、细胞质和细胞间质共同构成，这些特殊结构同样可出现在机体其他基本组织中，只是在上皮组织中表现尤为典型。

（一）上皮细胞的游离面

第一，细胞衣。细胞衣是细胞膜结构中的糖蛋白和糖脂向细胞膜外伸出的糖链，是呈绒毛状的溶胶物质，被覆在细胞膜外表面，但在细胞游离面最显著，故细胞衣是细胞膜结构的一部分。细胞衣对细胞的黏着、支持、物质交换、表面抗原性、接触抑制、识别分化、信号转导等功能均发挥着重要的作用。

第二，微绒毛。细胞游离面的细胞膜与细胞的细胞质综合向外作用的情况下，可以形成指状突起，指状突起就是微绒毛。通过电镜观察可以发现，微绒毛的直径大概是 0.1μm，长度大概 11.4μm，微绒毛当中包含平行于微绒毛长轴的微丝。微丝上面连接的是微绒毛顶端，下面连接的是细胞质当中的终末网。微丝其实是肌动蛋白丝，在连接终末网的时候，可以和其中的肌球蛋白彼此作用，这样，微绒毛就可以进行伸缩运动。微绒毛的功能是扩大细胞游离面的表面积。

第三，纤毛。使用电镜观察可以发现，纤毛的长度在 5μm 到 10μm 之间，直径在 0.3μm 到 0.5μm 之间。与此同时，可以发现轴心当中有微管平行排列于纤毛长轴。一般情况下，纤毛的中心是两条单管，单管彼此独立，周围有

9 个二联微管，因此，人们常常形容纤毛内部是“9+2”结构。纤毛底部的部位结构是基体，它的结构构成类似于中心粒，内部的主要物质是微管。因为纤毛可以按照节奏规律地摆动，所以，它能够清除异物，也能够负责物质运输。

机体某些上皮细胞纤毛并不发生摆动，称静纤毛，仅见于附睾上皮、内耳毛细胞和视网膜视细胞等处。

（二）上皮细胞的侧面

上皮细胞侧面的特殊结构常称细胞连接，尤以柱状上皮细胞侧面的结构最为典型。自细胞游离面至基底面依次可有以下四种类型：

第一，紧密连接。紧密连接也被叫作闭锁小带。在电镜下，从侧面观察可以发现相邻细胞之间的细胞膜外层有间断融合的情况出现，从表面观察可以发现细胞和细胞之间紧密连接成斑点形状。近细胞游离面将细胞紧紧环绕起来。使用冷冻蚀刻技术展开研究，发现细胞膜和细胞膜连接融合的地方有细胞膜构成的网格形状的嵴，而且处于相互对应的状态，生成封闭索。细胞和细胞的紧密连接避免了其他大分子物质进入细胞间隙，与此同时，也保护了细胞当中的组织液，避免其向外流出。可以说，紧密连接保证了机体屏障的稳定。细胞和细胞可以借助上述方式保持稳定的机械性连接。

第二，中间连接。中间连接又称黏着小带，常位于紧密连接的下方。电镜下可见相邻细胞间有 15 ~ 20nm 的间隙，间隙内含电子密度较低的丝状结构。在中间连接处的胞质面附有较高电子密度的物质，主要由糖蛋白和微丝组成；大量的微丝聚集成束，与中间连接长轴呈垂直排列，并形成胞质内的终末网结构。中间连接具有细胞间黏着、信息传递、维持细胞形状等功能。

第三，桥粒。桥粒又称黏着斑，位于中间连接的下方，常呈直径约 0.2 ~ 0.5μm 大小的斑块状。电镜下可见相邻细胞间有 20 ~ 30μm 的间隙，间隙内含糖蛋白成分的丝状结构称中央层，并在正中央形成一条与细胞膜平行的致密线称间线。桥粒处的相邻细胞膜各自胞质面可见电子密度较高的盘状结构称附着板，长约 0.2 ~ 0.3μm，厚约 30nm。细胞质当中存在大量的张力丝，直径大概在 10nm，它们贴附在板上，而且会以襻状回到细胞质当中，作用是支持和固定。综合来看，这种连接方式非常牢固。桥粒正是因为有以上结构特点，所以可以在细胞连接、细胞之间信息传递等方面稳定发挥作用。有的时候，半桥粒结构也会出现在基体基膜和上皮细胞之间。

第四，缝隙连接，被叫作通讯连接，一般情况下，处于桥粒下面，形状是斑块状。使用电镜观察分析，可以发现细胞的间隙长度只有 2 ~ 3nm。缝隙两旁的细胞膜上面有很多颗粒，颗粒呈突起状态，颗粒之间的间隔大概在 4.5nm。颗粒可以彼此靠拢，融合在一起变成连接小体。连接小体包括六个质膜镶嵌蛋白，同时，内部中间位置还有亲水通道，通道直径大概是 2nm。亲水通道的作用是为小分子物质或其他的信息分子提供细胞间的流通通道。缝隙连接方式最重要的作用是为细胞通讯提供直接渠道。

（三）上皮细胞的基底面

第一，基膜。基膜（basement membrane，BM）又称基底膜，是上皮细胞基底面与深部结缔组织间的一层薄膜样结构。基膜的化学成分主要是糖蛋白，包括层粘连蛋白（laminin，LN）、Ⅳ型胶原蛋白（type Ⅳ collagen）、纤维粘连蛋白（fibronectin，FN）等。基膜厚度约 0.1 ~ 0.2μp，经特殊染色可在光镜下显示，普通染色常不易分辨。电镜下可将基膜分为三层结构：透明板、基板（basal lamina）和网板（reticular lamina）。透明板和基板（又称致密板）由上皮细胞分泌；网板由成纤维细胞产生，又称网织层，有的基膜不含此层。基膜是半透膜，能选择性进行物质通透，在上皮细胞与结缔组织间的物质交换中发挥重要作用，同时基膜对上皮细胞起到支持、保护、固着等作用，并影响细胞的增殖、分化。

第二，质膜内褶。质膜内褶（plasma membrane infolding）是指上皮细胞基底面的胞膜向胞质内陷入，形成许多长短不等并与细胞基底面呈垂直分布的胞膜褶，构成了光镜下所见的基底纵纹结构。电镜下相邻质膜内褶间常有许多线粒体和小泡分布。质膜内褶可有效扩大上皮细胞基底面表面积，常见于物质交换频繁的细胞，如远端小管曲部上皮细胞。

三、腺上皮与腺

以分泌功能为主的细胞称腺细胞，同样以分泌功能为主的上皮称腺上皮，而以腺上皮为主要成分构成的器官称腺或腺体。

（一）腺细胞

腺细胞产生排出分泌物的过程称分泌。通常可依据腺细胞产生分泌物的化学成分不同，将腺细胞归纳分为以下方面：

第一，蛋白质分泌细胞。一般情况下，蛋白质分泌细胞是柱形形状或椎体形状，细胞核在中央位置或基地部位置。如果细胞的基底部位置嗜碱性明显，细胞质的顶部位置有很多外形是圆形的嗜酸性分泌颗粒，那么，这样的蛋白质分泌细胞就是浆液细胞。使用电镜观察，可以发现，浆液细胞基底部有粗面内质网，特征是密集排布。而且，内质网的扁平囊之间存在大量的线粒体。细胞核的上面也有很多高尔基复合体。该类细胞的分泌物较稀薄，含酶丰富。

第二，糖蛋白分泌细胞。糖蛋白分泌细胞可分泌糖蛋白，也称黏蛋白。细胞多呈锥体形或柱状，胞质中含大量黏原颗粒，在 H-E 染色切片中，因颗粒被溶解而呈泡沫状或空泡状，核周胞质弱嗜碱性。胞核常被黏原颗粒挤到细胞基底部，常呈扁圆形。具有上述结构特点的细胞称黏液细胞。电镜下黏液细胞基底部有较多粗面内质网和游离核糖体，高尔基复合体发达，位于核上方。顶部胞质中含有很多膜被分泌颗粒。该类细胞的分泌物较黏稠，一般不含酶类。

第三，类固醇分泌细胞。类固醇分泌细胞的分泌物为类固醇激素。细胞呈圆形或多边形，核圆，位于细胞中央，胞质内含有大量脂滴，在 H-E 染色切片中，因脂滴被溶解使胞质呈泡沫状。电镜下胞质内滑面内质网丰富，核旁的高尔基复合体发达，并可见许多管状嵴线粒体和含脂类小泡，但没有分泌颗粒。

第四，肽分泌细胞。肽分泌细胞多为圆形、多边形或锥形，胞质着色浅，基肤部含大小不等的分泌颗粒，故又称基底颗粒细胞，H-E 染色标本中颗粒不易辨认，但可被银盐或铬盐着色。肽分泌细胞能产生胺，合成肽，属 APUD 细胞。电镜下基底部颗粒依细胞类型不同而有差异，胞质含少量粗面内质网及高尔基复合体，滑面内质网及游离核糖体较丰富。分泌物以胞吐或分子渗出方式释放到细胞外。

（二）外分泌腺

腺按其形态结构、分泌方式等不同，可分为外分泌腺和内分泌腺两大类。此处仅探讨外分泌腺。

1. 外分泌腺的组成

机体内除少数外分泌腺由单个腺细胞构成单细胞腺，除杯形细胞外，绝大多数外分泌腺均由多个腺细胞构成多细胞腺。多细胞腺一般由分泌部和导管两部分组成。

（1）分泌部：分泌部又称腺末房或腺泡，是外分泌腺分泌物产生的场所。腺泡通常由单层腺细胞围成，大小形态各异，其周围有基膜包裹，中央的腔称腺泡腔。有些腺泡与基膜间还有肌样上皮分布，此类上皮具有收缩功能，有利于腺泡分泌物进入导管。

（2）导管：导管是由单层或复层上皮细胞围成的中空性管状结构。导管的一端与腺泡相连；另一端开口于体表或器官的腔面。导管除有输送分泌物作用外，通常还兼有吸收、分泌或排泄水、电解质、代谢废物等功能。

2. 外分泌腺的类别

（1）依据腺泡分泌物性质：分为浆液腺、黏液腺和混合腺三类。①浆液腺：由浆液腺细胞构成腺泡，如腮腺、胰腺等。②黏液腺：是指由黏液腺细胞构成的黏液腺泡，如子宫腺、十二指肠腺等。③混合腺：由浆液腺泡、黏液腺泡和由浆液腺细胞、黏液腺细胞两者组成的混合腺泡共同构成，其分泌物兼有浆液腺和黏液腺的特点。混合腺常以黏液腺细胞为主，少量浆液腺细胞可分布于腺泡末端呈半月状包绕黏液腺细胞，称此结构为柴半月，常见于舌下腺、下颌下腺等处。

（2）依据分泌部及导管的形态：依据分泌部的形态可分为管状、泡状和管泡状等类型；依据导管的形态可分为单管、复管状腺等类型。

（3）依据分泌物分泌形式：①全质分泌腺：成熟的腺细胞内充满分泌物，分泌时整个细胞崩溃解体与分泌物一起排出，如皮脂腺。②顶质分泌腺：分泌时细胞顶部连同分泌物一起排出，引起细胞的局部破坏，如乳腺。③局质分泌腺：又称漏出分泌腺，是指腺细胞的分泌物以胞吐方式排出后，腺细胞仍保持结构的完整性，如胰腺、肠腺等。

四、感觉上皮

感觉上皮是指某些上皮细胞在分化过程中，形成了具有接受特殊刺激功能的上皮细胞，如鼻黏膜中的嗅觉上皮能接受气体中不同化学分子的刺激而产生嗅觉；舌黏膜中的味蕾上皮能接受食物中不同物质刺激产生味觉；视网膜中的视觉上皮（又称神经上皮）能接受光信号刺激引起视觉；内耳中的听觉上皮能接受声波信号刺激引起听觉等。

五、上皮组织

上皮组织具有较强的再生与修复能力。上皮组织的再生可分为生理性再生和病理性再生两类。上皮组织在生长过程中出现衰老、死亡、脱落的同时，又有新生的上皮细胞经少量的幼稚细胞（干细胞）增殖而得到补充，称此为生理性再生。“当上皮组织因各种致病因素导致损伤后，可经周围未损伤的上皮细胞通过增殖分化予以补充，称此为病理性再生或修复”[①]。

上皮组织的再生与修复除受机体年龄因素影响外，机体外环境如生存气候、自然条件以及机体内环境中内分泌激素、神经递质、神经调质，尤其是对上皮细胞产生调节作用的一些相关细胞因子等，均能对上皮组织的再生与修复产生重要的影响。

第二节 结缔组织

结缔组织[②]具有连接、支持、防御、保护、运输和营养等功能。其形态多样、分布广泛，但它们之间都有着共同的特点：细胞间质多，由基质和纤维构成，成分复杂、功能多样；细胞数量少，种类多，形态多样，无极性地分散于细胞间质之中。

胚胎时期，间充质经过演化之后就可以变成结缔组织。此处提到的间充质指的是间充质细胞以及没有定型的稀薄基质。间充质外形是星星形状，细胞和细胞通过突起连接在一起，细胞核比较大，有非常明显的核仁，细胞质弱。间充质细胞因为没有高程度分化，所以，仍然具备较强的分化能力，经过胚胎发育可以分化成其他细胞，如可以分化成平滑肌细胞、内皮细胞、结缔组织细胞等类型。即使基质组织已然成型，内部还是会有一定数量的间充质细胞没有分化。

从基质物理性状的角度分析，可以发现广义层面的结缔组织包括三种组织：第一，基质是胶体形状的固有结缔组织；第二，基质是液体形状的淋巴以及血液；第三，基质是固体形状的骨、软骨组织。狭义层面的结缔组织只有固体结缔组织。具体来讲，可以将结缔组织分成以下类型：

---

① 刘黎青．组织学与胚胎学 [M]．北京：中国中医药出版社，2015：23.

② 结缔组织是四大基本组织中形式最多样的组织，由细胞和大量细胞间质构成。

一、固有结缔组织

固有结缔组织分布广泛，按其结构和功能的不同可分为疏松结缔组织、致密结缔组织、网状组织和脂肪组织。

（一）疏松结缔组织

疏松结缔组织也叫作蜂窝组织，细胞数量相对较少，但是，种类丰富，以分散的形式分布在细胞间质当中，包含很多基质，以稀疏的状态排列。疏松结缔组织可能会出现在细胞之间组织之间或器官之间，它的作用是修复、防御、连接。

1. 细胞

疏松结缔组织中包括的细胞有血细胞、成纤维细胞、肥大细胞、巨噬细胞、脂肪细胞、间充质细胞等。疏松结缔组织的功能状态、存在部位有差异的情况下，细胞的分布位置、分布数量也会不同。

（1）成纤微细胞：该细胞对于疏松结缔组织来讲至关重要，是所有细胞当中最重要的细胞。一般情况下，分布在胶原纤维旁边。使用光镜观察，可以发现细胞不规则、扁平，细胞质丰富，有较大的细胞核，有明显的核仁。使用电镜观察，可以发现细胞质当中有很多粗面内质网、高尔基复合体，还有很多游离的核糖体，这些构成内容说明成纤维细胞具有较强的蛋白质合成功能。比如，可以合成弹性蛋白、胶原蛋白，同时，也能分泌基质。

如果成纤微细胞所具备的功能不发挥作用，那么这时的细胞就是纤维细胞。细胞外形是长梭形，无论是细胞还是细胞核都相对较小，包含的细胞质也比较少。使用电镜观察可以发现，包含的粗面内质网比较少，也没有发达的高尔基复合体。如果外在条件发生变化，那么适合的情况下，纤维细胞可以向成纤维细胞转化，合成或分泌细胞需要的物质。

（2）巨噬细胞：它是免疫细胞的一种，具备较为强大的吞噬功能，在人体内大量存在。使用光镜观察，可以发现功能状态不同时，细胞形态也有所不同。功能状态相对活跃的巨噬细胞外形总会出现不规则变化，细胞核比较小，看起来像卵圆形，没有明显的核仁，有丰富的细胞质。一般情况下是嗜酸性。如果机体当中有墨汁注入或染料注入，那么，巨噬细胞的吞噬功能将会启动，会将墨汁或染料吞噬到细胞质当中。使用电镜观察可以发现，细胞表面存在皱褶，还有一些微绒毛。细胞质当中包含很多吞噬体、溶酶体、线粒体，还有一些吞饮泡和残余体。

巨噬细胞由血液、单核细胞转化而来，疏松结缔组织当中固定存在的巨噬细胞也被叫作结缔组织的组织细胞。一般分布在胶原纤维旁边。巨噬细胞可以参与免疫应答，在机体运行过程中发挥防御功能：首先，趋化运动。如果巨噬细胞发现周围存在细菌产物或存在变性蛋白等物质，那么，会受到一定程度的刺激，将伪足伸出，并且向浓度更高的方向移动，最终到达物质出现的地方。可以说，在这个过程中，巨噬细胞慢慢地变成了可以游走在细胞当中的活化细胞。巨噬细胞显现出的上述鲜明特征就是细胞的趋化性，可以刺激巨噬细胞移动的物质叫作趋化因子。其次，吞噬作用。具体来讲，吞噬作用有两种：一种是特异性吞噬作用，发挥特异性吞噬作用时，需要巨噬细胞先识别要吞噬的物质，识别需要利用识别因子，识别之后，可以通过粘附的方式吞噬物质。特异性吞噬主要用于吞噬异体细胞、细菌、病毒或者受伤细胞。另一种是非特异性吞噬作用，这一吞噬作用的完成不需要使用识别因子，吞噬细胞可以自主完成粉尘、个别细菌、衰老细胞或死亡细胞的吞噬。再次，在免疫应答中的作用。巨噬细胞可以捕捉抗原，加工处理抗原，并且将抗原传送给淋巴细胞。淋巴细胞获得抗原之后，可以启动免疫应答。最后，分泌作用。分析巨噬细胞可以发现，分泌功能非常活跃，分泌的物质非常多，可以分泌溶菌酶、分泌白细胞介素 -1 等。

（3）浆细胞：疏松结缔组织当中的浆细胞数量相对较少，使用光镜观察可以发现大部分是圆形，包含较多的细胞质，细胞核一般情况下位于细胞一侧，为圆形；染色质相对较粗，通常出现在核膜处，看起来像车轮。使用电镜观察可以发现，细胞质当中有很多粗面内质网，还有游离核糖体。此外，细胞核旁边的浅染区还分布着中心体和高尔基复合体。

B 淋巴细胞经过转化之后，可以形成浆细胞，它能够分泌抗体和细胞因子，也是体液免疫需要使用的重要细胞。结缔组织当中不会出现较多数量的浆细胞，但是，因为其与免疫有关，所以，一些慢性炎症部位有大量的浆细胞。

（4）肥大细胞：肥大细胞光镜下细胞较大，圆形或卵圆形，胞质丰富，充满易溶于水的异染性嗜碱性颗粒，胞核小而圆，染色深，位于中央。电镜下，胞质中的颗粒大小不一，电子密度不等，呈圆形或卵圆形，表面有膜包被，高尔基复合体发达。

肥大细胞分布广，常沿小血管分布，特殊颗粒中含有肝素、组织胺、白三佛和嗜酸性粒细胞趋化因子等。肝素具有抗凝血作用。组织胺和白三烯可使微静脉和毛细血管扩张，通透性增加，血浆蛋白和液体溢出，导致组织水肿，形成荨麻疹；可使气管平滑肌痉挛，引起哮喘。嗜酸性粒细胞趋化因子能吸引嗜酸性粒细胞聚集到过敏反应部位。所以，肥大细胞与过敏反应关系密切。

（5）未分化间充质细胞：未分化间充质细胞是保留在成体结缔组织内的一些较原始细胞，形态上很难与成纤维细胞区别，它保留着间充质细胞多向分化的潜能，在炎症或创伤修复时可增殖分化为成纤维细胞、脂肪细胞以及新生血管壁上的内皮细胞和平滑肌细胞等。

除以上细胞外，疏松结缔组织内还可见到脂肪细胞和各种游走到组织中的白细胞。其中，游走到结缔组织中的单核细胞将分化为巨噬细胞。

2. 纤维

疏松结缔组织中的纤维主要有以下三种：

（1）胶原纤维。它是疏松结缔组织当中数量最多的纤维。新鲜的胶原纤维是白色，有一定的光泽，所以也经常被叫作白纤维，在 H-E 染色标本上表现出较强的嗜酸性。纤维直径差异较大，在 1μm 和 20μm 之间不等。胶原纤维的分支连接在一起就会形成纤维网。胶原纤维的构成成分是Ⅰ型胶原蛋白、Ⅲ型胶原蛋白。使用电镜观察可以发现，胶原纤维内部有很多平行存在的细丝，这些细丝其实是胶原原纤维。一般情况下，直径在 20nm 到 200nm 之间不等。明暗细丝交替连接形成周期性横纹。胶原纤维可以抵抗较大的力量拉扯，有较好的韧性。

（2）弹性纤维。虽然弹性纤维的数量没有胶原纤维多，但是，分布广泛。新鲜的弹性纤维是黄色的，也因此被叫作黄纤维，在 H-E 染色标本上呈现为淡红色，显现出了较强的遮光性，和胶原纤维比较相像，很难被区分。弹性纤维直径在 0.2μm 到 1.0μm 之间，总体来看比较纤细，断端经常呈现为卷曲形状，纤维表面光滑。使用电镜观察，可以发现弹性纤维的核心部分是弹性蛋白，电子密度相对较低，但是，外面的一层微原纤维电子密度比较高，直径可以达到 12nm。微原纤维的主要构成物质是原纤维蛋白。弹性纤维弹性很强，牵拉时可伸展拉长，除去外力后，又回复原状。

弹性纤维和胶原纤维交织在一起，使疏松结缔组织既有弹性又有韧性，有利于所在器官和组织保持形态和位置的相对恒定，又具有一定的可变性。

（3）网状纤维。该纤维的特点是相对较细，直径范围是 0.2μm 到 1.0μm，在 H-E 染色标本上基本不会着色，但是，使用银盐之后能够变成黑色，所以，被叫作嗜银纤维，有嗜银性。使用电镜观察可以发现，网状纤维当中也存在周期性横纹，结构基本类似于胶原纤维、网状纤维，主要出现在结缔组织和别的组织的交界位置，也会出现在网状组织当中。

3. 基质

基质是由生物大分子构成的有黏性的无定形胶状物，包括蛋白多糖、糖蛋白及组织液等。

（1）蛋白多糖：也被叫作黏多糖。基质当中的主要构成内容就是蛋白多糖。蛋白多糖是蛋白质和多糖分子复合而成的物质，其中的多糖是糖胺多糖。这种多糖没有分支，来自于纤维细胞。对其进行类别划分，可以将其分成两种：首先，非硫酸化类，这种类型基本是透明质酸，透明质酸在自然状态下是曲折形式绕在一起的长链大分子，长度有2.5μm，蛋白多糖复合物的组成主干就是透明质酸；其次，硫酸化类，主要包括硫酸角质素、软骨素、肝素等几种类型，它们在结合时，把蛋白质轴当作结合的中心，最终形成的蛋白多糖亚单位造型类似于试管刷。

蛋白多糖亚单位利用结合蛋白连接透明质酸长链分子，二者的结合可以生成蛋白多糖聚合体。蛋白多糖聚合体大量聚集在一起就能生成有诸多孔隙的分子筛。水、气体、激素、营养物或者代谢物质等比孔隙小的物质可以从孔隙当中通过。但是，细菌或其他的大分子物质就没有办法通过。在这样的情况下，基质就成为了天然的防御屏障，能够避免细菌或肿瘤细胞等有害物质进入。但是，有一些细菌当中包含透明质酸酶，这样的细菌可以将蛋白多糖聚合体主干部分分解，这样，防御屏障就会遭到破坏，细菌就可以大范围扩散。

（2）糖蛋白：糖蛋白是指除纤维性糖蛋白之外，以蛋白为主并附有多糖（含分支多糖）的生物大分子，具有与多种细胞、胶原及蛋白多糖相结合的化学基团，又称结构性黏附糖蛋白，种类多达数十种，在细胞识别、黏附、迁移和增殖中发挥着重要作用。

（3）组织液：指的是毛细血管动脉当中渗透出来的血浆。渗透过程中也会有一些营养成分随着血液渗透出来，组织液从动脉端渗出之后会经过静脉端和毛细淋巴管重新返回到淋巴。组织液的更新加快了组织细胞和血液之间的物质交换，所以，组织液是细胞生存需要依赖的体液内环境。当组织液的渗出和回流失去平衡时，基质中的组织液含量可增多或减少，导致组织水肿或脱水。

（二）脂肪组织

脂肪组织当中包含很多脂肪细胞，脂肪细胞之间的分隔屏障是疏松结缔组织，按照脂肪细胞功能差异、结构差异可以对脂肪组织进行类别划分，将脂肪组织分成以下两种：

第一，黄色脂肪。黄色脂肪就是正常情况下人们提到的脂肪组织。脂肪细胞的外形轮廓是圆形，细胞当中包含一个大脂滴，它位于细胞中央，所以，细胞的细胞核和细胞质只能分布在细胞边缘。常规染色过程中，脂滴因为被溶解会变成空泡状，所以，这时的脂肪细胞和常规脂肪细胞不同，人们把这样的细胞叫作单泡脂肪细胞。一般情况下，它分布在网膜皮下等位置。脂肪细胞是人体最大的能量储存库，可以保持体温，为人体供能，也能起到保护和缓冲作用。

第二，棕色脂肪。棕色脂肪的特点是有大量的毛细血管。脂肪细胞当中有很多分散形式的小脂滴，线粒体较大，细胞核为圆形，这样的细胞也经常被叫作多泡脂肪细胞。成人体内很少有棕色脂肪组织，一般情况下，新生儿的肩颈后面、腋窝下面分布着一定数量的棕色脂肪组织。在寒冷条件下，棕色脂肪组织可以分解脂肪，为人体供能。

（三）网状组织

网状组织由网状细胞、网状纤维和基质组成。网状细胞是有突起的星形细胞，相邻细胞的突起相互连接成网，胞质丰富，粗面内质网发达，胞核较大，呈圆形或卵圆形，着色浅，常见 1 ～ 2 个核仁。网状细胞产生网状纤维，网状纤维交织成网，是网状细胞依附的支架。网状组织主要分布于骨髓、脾、淋巴结等处，为血细胞发生和淋巴细胞发育提供适宜的微环境。

（四）致密结缔组织

致密结缔组织属于固有结缔组织的一种，它的主要成分是纤维，纤维的特点是紧密排列，较为粗大。致密结缔组织的功能是连接与支持。按照纤维性质及纤维排列方式的差异，可以将致密结缔组织分成以下三种类型：

第一，规则致密结缔组织：主要出现在韧带肌腱部位，包括很多粗大纤维束。规则致密结缔组织当中的细胞大部分是腱细胞，该细胞的形态相对特殊，它属于成纤维细胞的一种，细胞核相对较扁，外形为圆形，着色较深。

第二，不规则致密结缔组织：该组织一般出现在真皮器官、被膜、硬脑膜等部位，是粗大的胶原纤维交织结合在一起而形成的板层结构。纤维和纤维之间存在一小部分成纤维细胞和基质。

第三，弹性组织：指的是以弹性纤维为主的致密结缔组织。弹性纤维可能以平行的方式排列成束，也可能通过编织的方式聚集在一起成膜。

二、软骨与骨

（一）软骨

软骨是由软骨组织及其周围的软骨膜构成的。软骨是固态结缔组织，有一定的支持和保护作用。

1. 软骨组织

软骨组织由软骨细胞、软骨基质和纤维共同构成。

（1）软骨细胞：位于软骨陷窝。陷窝旁边的基质包含较多的含硫酸软骨素。软骨膜周围的软骨细胞比较幼稚，细胞体积较小，独立分布。和软谷中央部距离越近的软骨细胞成熟度越高，细胞越大，细胞形状也更类似于圆形，而且细胞是成群分布的。一群包括的细胞数量在两个到八个之间，这些细胞都来自于同一个细胞，它们通过分裂的方式形成，因此，被叫作同源细胞群。软骨细胞核是椭圆形，核仁能够被清晰看见。电镜下，软骨细胞具有典型的蛋白质分泌细胞的结构特点，具有分泌软骨基质的能力。软骨细胞主要以糖酵解方式获得能量。

（2）软骨基质：软骨基质由无定形基质和纤维组成，呈凝胶状。其化学成分主要是蛋白多糖和水，具有较好的渗透性。软骨内无血管，但由于软骨基质内富含水分（约占软骨基质的 75%），通透性强，故软骨深层的软骨细胞仍能获得必需的营养。

（3）纤维：在不同的软骨组织中因纤维种类和含量不同，使软骨组织结构存在差异。各类纤维成分均埋于基质中，使软骨具有韧性和弹性，其折光率与基质总体相似，故在光镜下难以分辨纤维的种类。

2. 软骨分类

根据软骨组织所含纤维种类与含量的不同，可将软骨分为透明软骨、纤维软骨和弹性软骨三种。

（1）透明软骨：包括关节软骨、呼吸道软骨和肋软谷。透明软谷为新鲜状态时，相对较脆，看起来是半透明形状。透明软谷直径范围是 10nm 到 20nm，透明软谷的遮光率基本接近于基质的折光率。所以，使用光镜观察时很难分辨。软骨囊本身是强嗜碱性，但是，因为软骨囊之间有很多的胶原纤维，故呈弱嗜酸性，基质较丰富。

（2）纤维软骨：纤维软骨分布于椎间盘、关节盘及耻骨联合等处，具有很强的韧性和抗拉力。结构特点是有大量呈平行或交错排列的胶原纤维束，软骨细胞体积较小，数量少，常成行分布于纤维束之间。

（3）弹性软骨：通常情况下出现在耳廓等位置，弹性软谷的胶原纤维比较少，但是，有很多的弹性纤维，所以，弹性软谷整体来看弹性较好。

3. 软骨膜

除关节面的关节软骨外，软骨的表面均覆有较致密的结缔组织，即软骨膜，其含有血管、淋巴管及神经，具有营养和保护作用。外层软骨膜包含的胶原纤维比较多，弹性纤维比较少，主要功能是保护功能，内层软鼓膜弹性纤维细胞比较多，纤维较少。

4. 软骨生长方式

软骨来源于胚胎时期的中胚层间充质。软骨的生长通常有两种方式：间质生长和外加生长间质生长或称软骨内生长，常见于年幼的软骨，使软骨从内向外生长增大。外加生长或称软骨膜下生长，使软骨逐渐增厚，发育中的软骨和成熟的软骨常以此种方式生长。

（二）骨

骨由骨组织、骨膜及骨髓等构成。骨组织坚硬并具有一定韧性，是机体钙、磷的贮存库。

1. 骨组织的结构

骨组织由大量钙化的细胞间质及细胞组成。钙化的细胞间质称为骨基质。骨组织的细胞有四种，骨细胞最多，位于骨基质内，骨祖细胞、成骨细胞、破骨细胞均位于骨组织的边缘。

（1）骨基质：即骨的细胞间质，由有机成分和无机成分构成，含水极少。有机成分由成骨细胞分泌形成，包括大量胶原纤维及少量无定形基质。其中胶原纤维占 90%，主要由 I 型胶原蛋白构成。基质呈凝胶状，内含糖胺多糖及多种糖蛋白、骨钙蛋白、骨磷蛋白等，前者有黏着胶原纤维的作用，后者参与调节骨的钙化与吸收及钙的运输。无机成分又称骨盐，主要为轻基磷灰石结晶〔$Ca_{10}(PO_4)_6(OH)_2$〕，呈细针状，长 10 ~ 20nm，沿胶原纤维长轴规则排列并与之结合。有机成分与无机成分的紧密结合，使骨十分坚硬又有韧性。

骨基质各种成分共同构成薄的板层状结构，称为骨板。同一骨板内的纤维相互平行，相邻骨板的纤维则相互垂直，成层排列的骨板犹如多层木质胶合板。这种骨板排列方式有效地增强了骨的强度。

（2）骨组织的细胞：①骨祖细胞：骨祖细胞又称骨原细胞，是骨组织中的干细胞，位于骨膜内层。细胞较小，呈梭形，细胞核呈椭圆形，细胞质少且呈弱嗜碱性，仅含少量核糖体和线粒体。当骨组织生长、改建或骨折愈合时，骨祖细胞分裂活跃，并分化为成骨细胞。②成骨细胞：成骨细胞常单层排列于骨组织，细胞较大，呈矮柱状或椭圆形，细胞表面有细小突起，核圆形，胞质呈嗜碱性，电镜下，可见内含大量粗面内质网和高尔基复合体。成骨时，成骨细胞分泌骨基质的有机成分，形成类骨质。同时细胞向类骨质中释放基质小泡，其内容物释放到类骨质后即可形成羟基磷灰石结晶，故基质小泡是使类骨质钙化的重要结构。成骨细胞还分泌一些细胞因子调节骨组织的生成、吸收和代谢，当成骨细胞被类骨质包埋后，则转变为骨细胞。③骨细胞：骨细胞数量最多，单个分散于骨板内或骨板之间。骨细胞是有许多细长突起的细胞，胞体较小，呈扁椭圆形，位于骨陷窝内，突起位于骨小管内。相邻骨细胞的突起以缝隙连接相连，骨小管则彼此连通。骨陷窝和骨小管内含组织液，可营养骨细胞、输送代谢物。在机体需要时，Ca^{2+} 可释放入骨陷窝的组织液中，对维持正常血钙浓度起一定的调节作用。④破骨细胞：破骨细胞主要分布在近骨组织表面，数目较少，无分裂能力。直径约 100μm，是由多个单核细胞融合而成，属多核巨细胞，含有 2 ～ 50 个核，胞质呈嗜酸性。电镜下，可见丰富线粒体和溶酶体，细胞近骨基质一侧有许多不规则的微绒毛，称为皱褶缘。破骨细胞功能活跃时，皱褶缘可向外释放多种水解酶及有机酸，使骨基质溶解，被溶解的骨基质可被皱褶缘以吞饮泡和吞噬体方式吸收，故破骨细胞在溶解骨基质的同时还可以吸收骨基质。

2. 长骨的结构

长骨包括两部分：一个是骨干；另一个是骨骺。具体来讲，长骨的构成内容有：

（1）骨松质：位于骨骺位置，主要是骨小梁通过连接方式构建出的多孔隙网架结构。骨小梁的构成物质有平行排列的多层骨板和骨细胞。骨小管穿行表层骨板开口于骨髓腔，骨细胞利用骨小管吸收营养、排出代谢产物。

（2）骨密质：位于长骨骨干和骨骺的外侧。骨密质中的骨板按照规律排列。根据排列方式的差异，可划以将其分成三种：①环骨板：位于长骨干的外侧面，还有的位于近骨髓腔的内侧面，根据位置的不同还可以将其分成外环骨板、内环骨板两种形式。外环骨板相对较厚，层次为 10 ~ 40，骨干外侧面整齐排列。内环骨板相对较薄，骨板层数只有几层，不按规律排列。小血管、神经、骨膜成分想要进入骨密质内，需要使用骨干中的横向小管也就是穿通管作为通道。②骨单位：骨单位又被叫作哈弗斯系统，能够支持长骨干，位置在内环骨板和外环骨板之间，骨单位比较多，形状是筒状，由 10 层至 20 层的同心圆排列骨板构建而成。骨板和骨板之间存在骨细胞。骨单位的中轴有一中央管，或称哈弗斯管，与穿通管相通连，其管壁含有骨膜组织，管腔内含毛细血管和神经。各个骨单位表面都有一层含骨盐多而胶原纤维少的骨基质，在骨单位的横断面标本中呈折光较强的轮廓线，称黏合线。每一骨单位中的骨小管周边部的骨小管均在黏合线以内返回，最内层的骨小管均开口于中央管，有利于营养物的获得。内、外环骨板与骨单位交界处的黏合线不甚明显。③间骨板：间骨板是填充在骨单位之间或骨单位与环骨板之间不规则的平行骨板，是原有的骨单位或内、外环骨板在骨生长和改建过程中未被吸收的残留部分。

（3）骨膜：骨膜会覆盖在骨的内表面和外表面，但是，不会覆盖在关节面。骨外膜包括两部分：一个是纤维比较粗并且比较密集的外层；另一个是组织相对疏松包含很多骨原细胞神经和小血管的内层。骨膜具有营养骨组织、提供成骨细胞的作用。

三、血液

血液是循环流动于心血管系统内的液态结缔组织。成人血液总量约为 5L，约占体重的 7%。血液由血浆、血细胞和血小板三部分组成。通常采用涂片和瑞特或姬姆萨染色制成血液标本，便于镜下观察。对血液中各类血细胞和血小板的形态、结构、分类、数量、比例，以及血红蛋白含量的观察测量称血象。血象是临床诊断疾病的重要依据之一，人体血象正常值及血液的组成如下：

（一）血浆

血浆约占血液总量的 55%，pH 为 7.3 ~ 7.4，渗透压为 313mOsm，主要成分为水（约占 90%）、有机物和无机物。有机物包括各种血浆蛋白，如白蛋白、球蛋白和纤维蛋白原等，以及脂类、糖、激素、酶、维生素和多种代谢产物；无机物包括 K^+、Na^+、Ca^{2+}、等各种无机离子。血浆相当于其他结缔组织类型中的细胞间质，为血细胞和血小板提供了适宜生存的内环境。

使用抗凝剂对血液进行静置处理之后，可以发现血液包括三部分：首先，上层是血浆，颜色是淡黄色；其次，中间层是血小板与白细胞，颜色是灰白色；最后，下层是红细胞，颜色是红色。血液凝固变成血块之后，会渗出一些透明液体，该液体是淡黄色的血清。血浆当中包含纤维蛋白原，但是血清当中没有。

（二）血细胞

1. 红细胞

红细胞（eyhoeyte, red bloocll, RBC）在光镜下呈圆形，直径约 7 ~ 8μm，中央呈浅红色，周边呈深红色。扫描电镜下红细胞呈两面凹陷的扁盘状，中央较薄，约 1μm，周边略厚，约 2μm，该形态使红细胞的表面积增加 20% ~ 30%，达 $140μm^2$。

成熟红细胞无核，也无任何细胞器，胞质内充满血红蛋白（hemoglobin, Hb），约占红细胞重量的 33%。血红蛋白是红细胞中重要的功能蛋白，具有携带、运输 O_2 和 CO_2 的功能。

红细胞的形态具有一定的可塑性，这是由于红细胞膜的胞质面有许多血影蛋白和肌动蛋白共同形成的红细胞膜骨架可发生变形所致。

红细胞膜的镶嵌蛋白具有抗原性，人类为 ABO 血型抗原系统。因血液中有抗 ABO 血型抗原的抗体，若错配血型，则在补体作用下，红细胞膜即可破裂，致使胞质内容物血红蛋白溢出，称溶血，溶血后残留的红细胞膜呈空囊状，称血影。正常情况下，红细胞的寿命约为 120 天，衰老的红细胞由于携带 O_2 和 CO_2 功能的下降和红细胞膜表面抗原性的改变，随血液循环经脾脏时，大部分被脾脏的巨噬细胞吞噬清除。

若用煌焦油蓝染色后，则少量红细胞质内可呈现蓝色细小颗粒状或细丝状结构，此种红细胞称网织红细胞。网织红细胞胞质内的上述结构系核糖体退化、消失过程中的残留物，进入外周血约 1 ~ 3 天后即可完全消失，此时网织红细胞成为成熟红细胞。网织红细胞在成人血液中数量较少，新生儿和缺铁性贫血时其数量可增加。

2. 白细胞

以细胞质当中是否包括特殊颗粒为划分标准，可以将白细胞分成有粒和无粒两种。

按照有粒白细胞当中所包含的特殊颗粒的嗜色性，可以把有粒白细胞分成以下三种类型：

（1）中性粒细胞：中性粒细胞约占白细胞总数的 50% ~ 70%，细胞呈圆形，直径为 10 ~ 12μm；核呈深染的分叶状，常见为 2 ~ 5 叶，叶间有纤细的染色质丝相连。通常核分叶越多，表明细胞越接近衰老。

中性粒细胞细胞质的颜色是粉红色，颜色较浅，包含的细小颗粒比较多，其中浅红色颗粒数量比浅紫色颗粒的数量多。使用光镜观察浅紫色颗粒，可以发现其体积相对较大，直径大概在 0.6μm，颗粒接近于圆形。浅紫色颗粒被叫作嗜天青颗粒，本质是溶酶体，包含很多酶，具有吞噬功能，可以消化一些异物或细菌。中性粒细胞当中的浅红色颗粒是特殊颗粒，数量占总数的 80%，直径大概在 0.3μm，形状类似于哑铃，属于分泌颗粒的溶菌酶之一，可以将细菌表面存在的糖蛋白溶解；吞噬素又称防御素，为一组富含精氨酸的阳离子蛋白，具有免疫抗菌作用。

中性粒细胞具有活跃的变形运动和吞噬功能，吞噬对象以细菌为主，也能吞噬异物。中性粒细胞在吞噬、分解大量细菌后，自身也解体而死亡，称脓细胞。中性粒细胞从骨髓进入血液约停留 8 小时后进入疏松结缔组织中，在组织中可存活 2 ~ 3 天。

（2）嗜碱性粒细胞：嗜碱性粒细胞是血液中数量最少的白细胞，占白细胞总数的 0 ~ 1%。细胞呈球形，直径为 10 ~ 12μm，胞核着色浅，呈分叶状，S 形或不规则形。胞质内含有嗜碱性特殊颗粒，呈蓝紫色，大小不等，分布不均，可覆盖于核表面，故嗜碱性粒细胞的核常不明显。嗜碱性颗粒属于分泌颗粒，电镜下分泌颗粒中充满细小微粒呈均匀状分布。分泌颗粒内含肝素、组胺、嗜酸性粒细胞趋化因子等活性物质，胞质内有白三烯，与肥大细胞相似，也参与过敏反应。嗜碱性粒细胞从骨髓入血后很快进入疏松结缔组织中，在组织中可存活 12 ~ 15 天。

（3）嗜酸性粒细胞：嗜酸性粒细胞占白细胞总数的 0.5% ~ 3%，细胞呈圆形，直径为 10 ~ 15μm，核多为两个分叶状，细胞胞质内充满粗大的橘红色嗜酸性颗粒，直径 0.5 ~ 1μm，分布均匀。电镜下颗粒多呈椭圆形，有膜包被，内含结晶体。

嗜酸性颗粒为一种特殊的溶酶体，除含酸性磷酸酶、过氧化物酶等一般溶酶体酶外，还含有组胺酶、芳基硫酸酯酶以及其他细胞溶酶体没有的四种阳离子蛋白。嗜酸性粒细胞也能做变形运动，并具有趋化性。它能吞噬抗原抗体复合物，释放组胺酶灭活组胺，从而减弱过敏反应；嗜酸性粒细胞还能借助抗体与某些寄生虫结合，释放颗粒内物质，杀灭寄生虫，故嗜酸性粒细胞具有抗过敏和抗寄生虫作用。近年来发现，嗜酸性粒细胞可分泌多种细胞因子。嗜酸性粒细胞从骨髓进入血液后大约停留 6 ~ 10 小时，此后离开血管进入疏松结缔组织，在组织中可存活 8 ~ 12 天。

依据细胞的形态结构和功能特点，可以将无粒白细胞分为单核细胞和淋巴细胞两种。

单核细胞：单核细胞约占白细胞总数的 3% ~ 8%，是所有白细胞当中体积最大的细胞，直径可以达到 14μm 到 20μm。形状近似圆形，细胞核有较多的形态，可能是马蹄形，也可能是卵圆形，还有一些是不规则形状。细胞核当中的染色质颗粒松散分布，着色比较浅。单核细胞具有活跃的趋化性和很强的吞噬功能。单核细胞从骨髓进入血液约 1 ~ 2 天后即可穿越血管壁进入周围组织中，并进一步分化形成巨噬细胞。

淋巴细胞：淋巴细胞占白细胞总数的 20% ~ 30%，圆形或椭圆形，大小不等。依据淋巴细胞的体积大小，可将其分为大淋巴细胞、中淋巴细胞、小淋巴细胞三种。血液中的淋巴细胞大部分为直径 5 ~ 8μm 的小淋巴细胞，少部分为直径 9 ~ 12μm 的中淋巴细胞，直径为 13 ~ 20μm 的大淋巴细胞在血液中极少，多存在于淋巴结、脾等淋巴器官和组织中。小淋巴细胞的核为圆形或椭圆形，一侧有浅凹，染色质致密呈粗块状，着色深。细胞核较大，胞质很少，核质比约为 9 ∶ 1，胞质嗜碱性，呈蔚蓝色，含少量嗜天青颗粒。电镜下淋巴细胞胞质内主要含大量游离核糖体，其他细胞器均不发达。

淋巴细胞依据细胞发生来源和细胞表面标志及功能的不同，可分为三类：胸腺依赖淋巴细胞（thymus dependent lymphocyte，T cell）简称 T 细胞，来源于胸腺，占血液淋巴细胞总数的 70% ~ 75%，具有细胞免疫功能；骨髓依赖淋巴细胞（bonemarrowclepenclent lymphocyte，B cell）简称 B 细胞，来源于骨髓，占血液淋巴细胞总数的 10% ~ 15%，B 细胞受抗原刺激后增殖分化为浆细胞，分泌抗体，具有体液免疫功能；自然杀伤细胞（naluteldllercell）简称 NK 细胞，来源于骨髓，占血液淋巴细胞总数的 10%，能独立灭活抗原。各类淋巴细胞是机体主要的免疫细胞，在机体防御、稳定、监护等免疫功能中发挥着重要作用。

（三）血小板

血小板由骨髓巨核细胞局部胞质脱落而成，无核，有完整的质膜包裹，进入血液后称血小板。血小板有两种功能状态：一种是未激活的单个血小板，呈双凸圆盘状，直径 2 ～ 4μm；另一种是当血管受到机械或化学刺激时，被激活的血小板可伸出突起，呈不规则形。

电镜下血小板中央分布有蓝紫色颗粒，称颗粒区；周边呈均质浅蓝色，称透明区。颗粒区含有特殊颗粒、致密颗粒和少量溶酶体，其中特殊颗粒又称 α 颗粒，体积较大，内含多种细胞因子；致密颗粒较小，电子密度大，内含 5- 羟色胺、ADP、ATP、钙离子、肾上腺素等。透明区含有微管和微丝，主要参与血小板形状的维持。血小板内还有大量的膜性小管结构，可分为开放小管系和致密小管系两种。开放小管系的管道与血小板表面胞膜连续，有利于颗粒内容物的释放。致密小管系能收集钙离子和合成前列腺素等。

血小板在止血和凝血过程中起着重要作用。当血管受损时，血小板表面黏度增大，成团聚集在受损处，形成栓子堵塞受损处，即发挥止血作用；同时在血小板释放的凝血因子作用下，血浆与血细胞共同形成凝血块，即起到凝血作用。血小板释放的生长因子还可刺激血管内皮增生，有利于血管的修复。血小板的寿命通常为 7 ～ 14 天。

第三节　肌组织

肌组织主要由肌细胞组成，肌细胞和肌细胞之间存在血管、神经、淋巴管及结缔组织。肌细胞的形状是圆柱形，相对细长，也被叫作肌纤维。肌细胞的细胞质叫作肌浆，细胞膜叫作肌膜。肌浆中包括的肌丝数量比较多，肌丝的作用是为肌纤维的舒张及收缩等活动提供物质方面的支持。

一、骨骼肌

骨骼肌[①] 主要位于躯干部位、头颈部位及四肢部位，一般情况下，依托肌腱存在于骨骼之上。所有骨骼肌纤维外面都有结缔组织，但是，结缔组织

① 骨骼肌（skeletal muscle），是横纹肌的一种，附着在骨骼上的肌肉。

的数量相对较少，一定数量的肌纤维在平行的情况下可以排列构成肌束。当肌束数量达到一定程度时就可以形成肌肉。结缔组织膜当中都含有一定数量的神经和血管，其作用是为肌纤维群体活动提供营养支持、连接支持和协调支持。

（一）骨骼肌纤维

1. 骨骼肌纤维的光镜结构

骨骼肌纤维是圆柱形，一般情况下，直径长度是 10 微米到 100 微米，整体高度是 1 毫米到 40 毫米。肌膜外面还有基膜。二者之间存在肌卫星细胞，它的特点是扁平状。如果肌纤维受到损伤，则可以通过分化的方式变成肌纤维。骨骼肌纤维细胞是多核细胞，包括的细胞核数量在几十到几百之间不等。细胞核是椭圆形状的，没有较深的染色痕迹。肌浆当中有很多肌原纤维，从横切面的角度观察，它以点状的方式分布，并且还会聚集在一起，以区域的方式分布呈现。不同的肌原纤维之间存在很多线粒体，此外，还有一部分的脂滴。

肌原纤维的形状是细丝状，直径大概在 1 微米到 2 微米之间。肌原纤维上面有明暗对比强烈的条带，而且肌原纤维因为以紧密的方式排列在一起，所以从平面角度来看，肌纤维有非常明显的明暗横纹。明带可以叫作 I 带，暗带可以叫作 A 带。明带的中心位置有一条 Z 线，颜色较深，暗带的中心位置有一条 H 带，颜色较浅，H 带的中心位置有一条 M 线，颜色较深。相邻的 Z 线和 Z 线之间存在肌原纤维，该肌原纤维被称作肌节。肌节的组成内容是：半条 I 带、一条 A 带、半条 I 带。如果处于非收缩状态下，那么长度范围是 2 ~ 2.5μm。肌原纤维是构成骨骼肌形态、发挥骨骼肌功能的基本结构单位。

2. 骨骼肌纤维的超微结构

（1）肌原纤维。其组成内容是：粗、细肌丝，它们以平行的方式排列，数量较多，排列规律。粗肌丝的长度大概在 1.5μm，宽度大概在 15nm，位置是肌节 A 带，粗肌丝的中央以固定的方式存在于 M 线上，但是，两端不固定，以游离方式存在。细肌丝长度大概是 1μm，宽度大概是 5nm，其中，一端以固定的方式存在于 Z 线上，另一端以游离的方式存在于 H 带外缘位置。所以，I 带的组成内容是细肌丝，H 带的组成内容是粗肌丝，A 带的组成内容是粗肌丝和细肌丝。从横切面的角度观察，一根粗肌丝旁分布着 6 根细肌丝，一根细肌丝旁分布着 3 根粗肌丝。

粗肌丝的分子结构：粗肌丝的构成分子是肌球蛋白分子，该分子以平行的方式分布排列，并且聚集在一起变为束，这样就可以构建出一条粗肌丝：肌球蛋白的外形类似于豆芽，可以分成两部分：一个是头部；另一个是杆部，在头部、杆部连接的地方以及杆部有一个结构类似关节，它的存在能有效屈动 M 线旁的肌球蛋白分子，让其保持对称排列。肌球蛋白分子头部位于粗肌丝表面之上，使用电镜观察时，可以看见明显的横桥，而且，头部具备 ATP 酶活性。

细肌丝的分子结构：组成内容有肌动蛋白分子、原肌球蛋白分子、肌耗蛋白分子。其中，肌动蛋白分子的外形类似于球形，蛋白分子单体连接之后呈串珠状，显现出了极性特点。全部单体上都留有结合肌球蛋白的位置。肌动蛋白的组成内容是两列球形肌动蛋白单体，两列单体以缠绕的方式结合在一起形成双股螺旋链。原肌球蛋白的双股螺旋多肽链长度相对较短，两个链条首尾连接在一起，原肌球蛋白的位置是肌动蛋白双螺旋两侧浅沟内。肌钙蛋白包括以下几种球形亚单位：TnT 亚单位、Tnl 亚单位、TnC 亚单位。

（2）横小管。横小管也可以叫作 T 小管，形成于肌膜向肌浆内凹陷，横小管和肌膜表面是垂直关系。哺乳动物和人体当中的骨骼肌横小管所处位置是 I 带和 A 带的相交位置，在同一个水平面的横小管会以相互环绕的方式缠绕在肌原纤维的旁边。横小管具备的作用是同步传递肌膜的电兴奋。

（3）肌浆网。肌浆网位于肌纤维的内部，属于滑面内质网的一种。肌原纤维旁边的纵向的管状结构叫作纵小管。横小管旁边的肌浆网在向外扩张之后可以形成一个环行的扁囊，该扁囊就是终池，终池之间有纵小管，并且纵小管彼此吻合。横小管连接两侧的终池就可以构建出一个三联体。横小管的肌膜连接终池的肌浆网膜，可以完成三联体连接，肌浆网的膜表面存在钙栗蛋白，其本质是 ATP 酶。所以，横小管膜在电兴奋之后，肌浆网膜的钙通道就会受到连锁刺激而开启，肌浆网内部的 Ca^{2+} 也会迅速移向肌浆并且释放，这时肌浆内的 Ca^{2+} 浓度也会快速升高。如果肌处于舒张状态，那么肌浆网膜表面的钙泵可以让肌浆内部的 Ca^{2+} 再返回到肌浆网的内部，同时结合钙螯合蛋白，这时，肌浆内部的 Ca^{2+} 浓度会有效降低。肌浆网的作用是调整肌浆内部的 Ca^{2+} 浓度。

（二）骨骼肌收缩

骨骼肌收缩遵循的原理是肌丝滑动原理，具体来讲，步骤如下：①神经冲动途经运动终板完成传递，让冲动到达肌膜；②肌膜变为兴奋状态途经横小管到达终池；③肌浆网膜表面的钙通道打开，Ca^{2+} 以快速的方式释放，并且进入肌浆；④肌钙蛋白 TnC 结合 Ca^{2+} 导致构象出现变化，在此基础上改变原肌球蛋白的所处位置；⑤肌动蛋白表面结合肌球蛋白头部的位置暴露，并且快速接触肌球蛋白头部；⑥肌球蛋白 ATP 酶处于激活状态，可以水解处理 ATP，然后将能量释放出来；⑦肌球蛋白头部屈曲并且转动，肌动蛋白向 M 线转移；⑧细肌丝向粗肌丝之间移动，I 带及 H 带逐渐变窄，A 带在此过程中保持长度的稳定不变，肌节逐渐变短，肌纤维逐渐紧缩；⑨收缩结束之后，肌浆网膜钙泵抽肌浆内部的 Ca^{2+} 到肌浆网的内部，肌浆内部的 Ca^{2+} 浓度逐渐降低，同时，肌钙蛋白构象慢慢复原到原来状态，原肌球蛋白重新回到原始位置并且将肌动蛋白的上面位置点掩盖起来，肌球蛋白头脱离肌动蛋白，肌节逐渐恢复原来状态，肌纤维逐渐舒张。

二、心肌

心肌的位置是心脏与心脏旁的大血管近端的血管壁。心肌收缩显现出的明显特性是自动节律性，特征是缓慢，但是持久，是不随意肌的一种。

心肌纤维是短柱形状，彼此连接在一起构建出网。心肌细胞彼此相连的位置叫作闰盘，在 H-E 染色标本中表现出的形状是横行状或阶梯状。心肌纤维细胞核为卵圆形，一般数量是 1 个或 2 个，细胞核在细胞中央位置。肌浆相对丰富，包括线粒体、少量脂滴、糖体及脂褐素；脂褐素为溶酶体的残余体，随年龄增长而增多。心肌纤维也有明暗相间的周期性横纹，但肌原纤维和横纹都不如骨骼肌明显。在心肌横切面上，核周围肌原纤维分布量少，染色浅，肌原纤维多分布于外周部，故染色深。

心肌纤维超微结构与骨骼肌相似，有如下特点：①大量纵行排列的肌丝组成粗细不等的肌丝束，肌丝束间含有大量纵行排列的线粒体，不形成明显的肌原纤维。②横小管较粗，位于 Z 线水平。③肌架网较稀疏，纵小管不甚发达，终池少而小，横小管多与一侧终池相贴组成二联体，故心肌肌浆网储存 Ca^{2+} 能力较差。④闰盘位于 Z 线平面，由相邻心肌纤维的突起嵌合而成，在横向连接的部分有中间连接和桥粒；在纵向连接部分有缝隙连接，便于细胞间信息传导，保证心肌纤维同步收缩；扫描电镜下见闰盘呈梯田状。⑤心房肌纤维胞质内含有分泌颗粒，可分泌心钠素，具有排钠、利尿功能。

三、平滑肌

平滑肌广泛分布于内脏器官和血管壁，收缩较缓慢而持久，属不随意肌。

平滑肌纤维呈长梭形，收缩时扭曲呈螺旋状。平滑肌纤维一般长200μm，直径为8μm，不同器官平滑肌纤维大小不一，短的只有20μm，长的可达500μm。一条平滑肌纤维有一个细胞核，呈杆状或椭圆形，位于细胞中央，核两端肌浆较丰富。平滑肌纤维横切面呈大小不等的圆形断面，大的断面中央可见核的横切面。平滑肌纤维可单独存在，多数是成束、成层分布的。

平滑肌纤维的肌膜向肌浆内凹陷形成数量众多的小凹，相当于横纹肌的横小管。肌浆网不发达，呈稀疏的小管状，位于肌膜下邻近小凹。细胞核两端肌浆较多，含有线粒体、高尔基复合体、粗面内质网、游离核糖体、糖原及脂滴。平滑肌细胞内没有肌原纤维，不形成明显的肌节。平滑肌骨架系统非常发达，其组成为密斑、密体及中间丝。密斑、密体都属于电子致密小体的类型，密斑的位置是肌膜内面，密体的位置是胞质内部，密斑和密体依托中间丝连接在一起。平滑肌纤维肌浆既包括粗肌丝，也包括细肌丝。较多数量的粗、细肌丝连接在一起就会构建出肌丝单位或收缩单位。相邻平滑肌纤维之间有缝隙连接，便于细胞间信息传递，使众多平滑肌纤维收缩时成为功能整体。

第四节　神经组织

神经组织的组成为神经细胞和神经胶质细胞。其中，神经细胞为神经系统功能的发挥、结构的构建提供基本支持。神经细胞也叫神经元，可以感受内部和外部的神经刺激，还可以对信息进行整合处理、传导冲动。除此之外，一些特别的神经细胞具备内分泌功能。神经组织中的神经胶质细胞数量比神经细胞多，大概在10倍到50倍之间，神经胶质细胞可以支持神经细胞、保护神经细胞，为神经细胞提供营养，修复神经细胞。

一、神经元

神经元指的是分化程度比较高的细胞。不同的神经元之间存在明显的神态和大小方面的差异，小一点的神经元直径只有五微米，大一点的神经元直径可以达到 100 微米。神经元由两部分组成：一个是胞体部分，一般位于中枢神经系统的灰质位置或神经系统旁边的分散者的神经节位置；另一个是突起部分，该部分是构成中枢神经系统神经网络和通路的重要内容。

（一）神经元的胞体

神经细胞的胞体主要为神经细胞功能作用的发挥提供支持，负责神经细胞的营养代谢。当神经细胞位于不同的部位时，呈现出的胞体形态也有差异。一般情况下是锥形、圆形或星星形状。神经细胞的胞体外面是细胞膜，里面包含的是细胞质和细胞核。

第一，细胞膜。细胞膜的特点是非常薄，厚度只有六纳米左右。判断神经元细胞膜的类型或性质，需要分析细胞膜当中包含的蛋白质数量、蛋白质种类以及蛋白质所发挥的功能作用。细胞膜上有一些蛋白是离子通过的通道，有一些是细胞接受其他物质的受体。神经元细胞膜是可兴奋细胞膜的一种，当遇到刺激时可以接受刺激，也能够传导冲动。

第二，细胞核。细胞核大而圆，位于胞体中央。核内异染色质少，故核着色浅，核膜明显，核仁清晰。

第三，细胞质。细胞质中包括的物质比较多，有线粒体、溶酶体或者高尔基复合体等细胞器，还有一些神经元纤维和尼氏体。

首先，尼氏体：位于胞体和树突内，光镜下为嗜碱性斑块或细颗粒结构。不同神经元尼氏体的数量、形态和大小均不相同，举例来说，脊髓前角运动神经元中包括的尼氏体形状类似于斑块，看起来相对粗大，而且数量较多。但是，脊神经节内神经元中的尼氏体形状看起来就相对细小，像颗粒一样。使用电镜观察，可以发现尼氏体的组成内容有粗面内质网和游离核糖体。它在细胞中的主要作用是合成蛋白质，可以为细胞器的更新提供结构蛋白，还可以为神经递质的合成提供酶类或肽类神经调质。神经元将化学信息传递给其他的神经元时，需要使用神经递质作为传递载体，而神经调质可以降低或提升神经元在接触神经递质时的反应程度。可以通过尼氏体来判断神经元的功能状态。

其次，神经原纤维，使用光镜对镀银标本进行观察分析时可以发现，神经元胞质中有一些颜色为棕黑色的细丝，按照网状的方式排列在一起，并且还会延伸到突起中，这就是神经原纤维。使用电镜观察，可以发现神经原纤维一共包括两部分：一个是神经丝，也就是神经丝蛋白组成的中间丝；另一个是神经微管。对于神经元细胞来讲，神经原纤维是骨架，同时承担了神经元内部物质的运输工作。

最后，脂褐素。它是细胞中包含着的物质，一般情况下是颗粒形状，黄棕色，产生于主任物质代谢的过程中。在人类年纪逐渐增长的过程中，脂褐素也会越来越多。

（二）神经元的突起

依据神经元突起的形态、结构和功能上的差异，突起可分为树突和轴突两种。

第一，树突。一个神经元中包括的树突数量并不固定，可能只有一个，也可能有很多个。在起始部分，树突相对较粗，随着分支的增多会慢慢变细，类似于树木和树枝。分支之后的树突上面会有很多小小的突起，在两微米左右，这些突起叫作树突棘。神经元主要是借助该部位进行彼此之间的联络。人类小脑浦肯野细胞的树突上约有 10 万个以上的树突棘。电镜下观察，树突棘内有数层滑面内质网形成的板层结构称棘层，树突棘表面的细胞膜上含有较多的受体蛋白。树突的主要功能是接受刺激，并将刺激引起的神经冲动传入胞体。

第二，轴突。神经元中的轴突只有一个，轴突的形状特点是细长，有的可以达到 1 米左右。但是，也有的非常短，长度只有几微米。整体来看，轴突表面大部分非常光滑，只是末端有一些细小分支，分支使得末端看起来像爪子一样，这些分支叫作轴突终末。该位置负责联络其他神经元或其他的效应细胞。轴突起始位置看起来像圆锥一样的区域叫作轴丘，特点是没有尼氏体。轴突表面的细胞膜称轴膜，轴突内的细胞质称轴质。轴质内因无尼氏体和高尔基复合体，不能合成蛋白质。轴质内的物质运输称轴突运输，是轴突与胞体间进行物质交换的一种运输方式。轴膜更新所需的蛋白质、合成神经递质所需的酶、小泡内的神经调质及线粒体等，均由胞体合成后向轴突末端呈顺向运输；同时，轴突末端内的代谢产物或由轴突末端从周围摄取小分子物质如营养因子等，也可向胞体逆向运输，此种双向运输的方式以 100 ~ 400mm/d 的速度进行，称为快速轴突运输。

（三）神经元的分类

依据神经元形态、功能及释放神经递质种类的不同，神经元常有以下分类方法：

1. 按突起数量分类

（1）多极神经元：有一个轴突和多个树突。

（2）双极神经元：有一个轴突和一个树突。

（3）假单极神经元：胞体中发出一个突起，然后分成两个分支，分支呈现为 T 字形。其中，中枢神经系统中出现的分支叫作中枢突，周围组织器官中出现的分支叫作周围突。两个中枢神经分支有不同的作用，中枢突负责传出冲动，所以，它是轴突，但是，周围突负责接受外来刺激，是树突。虽然树突和轴突存在传导冲动方向等方面的不同，但是它的形态也是细长的，所以也有人把它叫作轴突。

2. 按轴突长度分类

（1）长轴突大神经元又称高尔基Ⅰ型神经元（Golgi type Ⅰ neuron），最长的轴突可达 lm 以上的大神经元。

（2）短轴突小神经元又称高尔基Ⅱ型神经元（Golgi type Ⅱ neuron），最短的轴突仅有数微米的小神经元。

3. 按功能分类

（1）感觉神经元，也经常被人们叫作传入神经元。一般情况下是假单极神经元。感觉神经元的胞体在脑脊神经节当中，感觉神经元周围突末梢主要在肌肉部位或皮肤部位，可以感受并且接受各种各样的刺激，而且传递刺激到中枢位置。

（2）运动神经元也叫传出神经元。通常情况下是多极神经元。它的胞体位置在脊髓脑部或者是植物神经元当中，作用是传递神经冲动。

（3）中间神经元也叫联合神经元，一般情况下是多极神经元。它的作用是信息联络、信息传递，它位于感觉神经元和运动神经元之间。如果进化程度相对较高，那么，就会产生更多的中间神经元。人类神经元当中包含的中间神经元数量可以达到总数的 99%。也正是因为中间神经元的存在，所以，中枢神经系统的网络结构才异常复杂，中枢神经系统才能发挥记忆、思考或学习的作用。

4. 按释放的神经递质与神经调质分类

（1）胆碱能神经元：释放乙酰胆碱。

（2）胺能神经元：释放多巴胺、5- 兹色胺、组胺、肾上腺素、去甲肾上腺素。

（3）氨基酸能神经元：释放谷氨酸、天冬氨酸、甘氨酸、γ- 氧基丁酸、牛磺酸。

（4）肽能神经元：释放脑啡肽、β- 内啡肽、缓激肽、胰多肽、P 物质、血管紧张素等 30 余种肽类物质。

此外，一氧化氮（NO）已被认定是一种神经递质。通常一个神经元只释放一种神经递质，同时还可释放一种神经调质。

二、神经

神经（nerve）由大量神经纤维集合而成，可分为中枢神经和周围神经两类，其中的周围神经又有脑神经、脊神经和植物神经之分。神经在形态结构上可同时含有髓神经纤维和无髓神经纤维，在功能上因多数神经同时含感觉、运动和植物性神经纤维而表现出多种生理效应。神经的外表面有致密结缔组织线束膜织包裹称神经外膜。神经外膜伸入神经内，将神经分隔成粗细不等的神经束。神经束外表面的结缔组织称神经束膜。神经束膜再伸入，包绕在每条神经纤维外表面，称神经内膜。神经外膜中的血管、淋巴管分支可延伸至神经内膜，并形成毛细血管网及毛细淋巴管网。

三、突触

突触指神经元与神经元之间或神经元与非神经元（肌细胞或腺细胞）之间特化的细胞连接。一个神经元通过突触实现与其他细胞之间的信息传递，并在神经元之间形成复杂的神经网络和通路。按两个神经元间发生的连接部位不同，可形成轴 - 树突触、轴 - 棘突触、轴 - 体突触、轴 - 轴突触、树 - 树突触、体 - 体突触等连接方式，其中前三种方式最为常见。一个神经元所形成突触数量的多少视不同类型神经元有较大差异，如小脑的颗粒细胞只有几个突触，而浦肯野细胞多达 10 万个以上。按突触传递信息方式的不同，可将突触分为化学突触、电突触和混合型突触三类。

（一）化学突触

以释放神经递质实现信息传递的突触称化学突触，通常所说的突触即指此类。光镜观察的镀银染色标本中，可见神经元轴突末端膨大呈环扣状紧贴于另一神经元胞体或树突表面，称突触结。电镜观察，化学突触由突触前成分、突触后成分、突触间隙三部分组成。

1. 突触前成分

突触前成分为轴突末端膨大部分，主要结构包括突触小泡和突触前膜。①突触小泡：突触小泡的轴质内含有较多的线粒体、微管、微丝等。突触小泡形态多样、大小不一，直径约为 20 ~ 160nm，外有质膜包裹，表面附有突触素 I（synapsin I），能使突触小泡相互聚集并附着在细胞质骨架上。小泡内含神经递质如肽类递质或非肽类递质及神经调质。②突触前膜：突触前膜为轴突末端的轴膜，并出现特化性增厚，主要为胞质面附有一些致密物质所致。电镜下，突触前膜胞质面有电子密度较高、排列规则的锥形致密突起（dense projection）（属膜蛋白），致密突起间可容纳突触小泡的嵌入。突触前膜还富含电位门控通道。

2. 突触后成分

突触后成分是与突触前膜相对应的另一神经元胞体膜或树突膜部分，又称突触后膜。此处的细胞膜也出现特化性增厚，并含有能与突触小泡内神经递质、神经调质特异性结合的受体蛋白，发挥化学门控通道作用，使突触后膜产生兴奋或抑制性变化。

3. 突触间隙

突触间隙是位于突触前膜与突触后膜之间的狭小间隙，宽约 15 ~ 30nm，内含能消化、水解小泡内各种神经递质的酶。神经元的兴奋或抑制主要取决于神经递质和受体的种类。一个神经元可与许多其他神经元或效应细胞形成突触，如一个运动神经元可同时支配上千条骨骼肌纤维。而一个神经元也可接受来自众多其他神经元的突触信息，如小脑的一个浦肯野细胞的树突上有数十万个突触。这正是神经元信息传递功能复杂性的形态学基础。

（二）电突触

电突触是指两神经元间存在的缝隙连接。突触前神经元的信息可经电信号直接通过缝隙连接到达突触后神经元。电突触电阻低、不依赖神经速质，因而具有双向传导和传导速度快等特点。电突触在哺乳动物中较少，多见于无脊椎动物。

（三）混合型突触

混合型突触是指两神经元之间同时存在化学突触和电突触。在人类极少见，多见于动物的周围和中枢神经系统。

四、神经胶质细胞

神经胶质细胞又称胶质细胞或神经胶质，体积较小，形态各异，有突起，但无轴突和树突之分，广泛分布于神经元周围。神经胶质细胞对神经元除具有支持、营养、保护功能外，还对神经元的正常生理活动、发育、代谢、修复等起重要的维持和调节作用。同时，还能参与血－脑屏障的形成。

（一）中枢神经系统胶质细胞

依据中枢神经系统胶质细胞形态特征和分布部位的不同，可将其分为以下四种：

1. 星形胶质细胞

星形胶质细胞又称星形胶质。星形胶质细胞较大，呈星状，核较大而圆，着色浅。胞体产生的突起在持续分支的情况下，末端就会变膨胀，会形成脚板。脚板所处位置是毛细血管壁，它是构建血－脑屏障的重要内容。除此之外，它还可以出现在脑部或脊髓的表面，绝缘外部物质，从而保护脑部和脊髓。星型胶质细胞的作用是合成并且将神经营养因子分泌出来，除此之外，还可以传递大脑内部的抗原，储存钾离子，积极参与神经递质代谢。它对于神经元的生存、神经元损伤的修复及神经元功能的体现来讲至关重要。纤维性星形胶质细胞的特点是突起部分细长，没有较多的分支，细胞质中有较多数量的胶质丝，分布于脑和脊髓白质中。原浆性星形胶质细胞突起短而粗，分支多，表面粗糙，胞质内含胶质丝少，分布于脑和脊髓灰质。

2. 小胶质细胞

小胶质细胞又称小胶质，是神经胶质细胞中体积最小、数量最少的一种，胞体呈细长或椭圆形，核小着色深，胞质中含有大量的溶酶体，胞体发出的突起细长有分支，表面可形成许多小棘，主要分布于大、小脑和脊髓灰质中。小胶质细胞是机体单核吞噬细胞系统分布在中枢神经系统的成员，具有吞噬功能。当中枢神经系统损伤时，小胶质细胞可在损伤区吞噬细胞碎片及变性的髓鞘。

3. 少突胶质细胞

少突胶质细胞又称少突胶质。细胞较小，胞体呈梨形，核圆着色深，因胞体发出的突起较少而得名。胞质内胶质丝较少，但含有较多的微管和其他细胞器。突起末端可呈叶片样膨大，包绕神经元的轴突形成中枢有髓神经纤维的髓鞘。少突胶质细胞主要分布于脑、脊髓的灰、白质中，具有参与神经递质的代谢、抑制再生神经元突起生长等作用。

4. 室管膜细胞

室管膜细胞呈立方或柱状，细胞游离面可特化形成微绒毛或纤毛，基底部伸出细长的突起，进入脑和脊髓的深部。室管膜细胞呈单层被覆于脑室和脊髓中央管腔面，形成室管膜，可防止脑脊液直接进入脑、脊髓组织中，对神经元具有支持、保护和主动运输作用。

（二）周围神经系统胶质细胞

第一，神经膜细胞。神经膜细胞的特点是外形为椭圆形，一串一串地排列于神经纤维的外表面。神经膜细胞外常有基膜附着，对神经的再生起着重要作用。该细胞可分泌神经营养因子。

第二，卫星细胞。卫星细胞又称被囊细胞，是神经节内包裹节细胞外表面的一层扁平或立方形细胞，核卵圆形，着色较深。卫星细胞外侧有基膜附着。卫星细胞对神经元具有支持、保护作用。

（三）血－脑屏障

脑内毛细血管与机体其他部位毛细血管相比，具有明显的结构特点，即脑内毛细血管是连续性毛细血管，有完整的内皮外基膜。而且，基膜外面围绕着星形胶质细胞脚板，也正是因为具有以上的结构特征，血管壁才能发挥屏障作用，才能抵御细菌或其他有害物质的渗透，才能保护脑组织。通常情况下，血－脑屏障中的重要结构是血管内皮，它会严格控制物质的流通和渗透，具有较高的选择性，只有被选择的物质才能进入大脑内部。

五、神经纤维

神经纤维的组成物质有两种：一个是神经元的长凸起；另一个是神经元外面的神经胶质细胞。在中枢神经系统中，神经纤维是脑部和脊髓联合纤维以及传导束的构成基础，也是周围神经系统中植物神经、脑神经及脊神经的构成基础，它的作用是传导冲动。参与神经纤维构成的神经胶质细胞，在中枢和周围神经系统中分别为少突胶质细胞和神经膜细胞。依据神经胶质细胞是否形成髓鞘结构，可以将神经纤维分为无髓神经纤维和有髓神经纤维两种类型。

（一）无髓神经纤维

1. 周围神经系统的无髓神经纤维

周围神经系统的无髓神经纤维因轴突外仅有单层神经膜细胞的细胞膜包绕，故不形成髓鞘。一个神经膜细胞常可包绕多个轴突，形成多条无髓神经纤维。电镜下可见轴突被不完全包埋在神经膜细胞的凹陷中，部分轴膜可出现裸露现象，由于相邻的神经膜细胞衔接紧密，故无郎飞结存在。无髓神经纤维主要分布于内脏器官。

2. 中枢神经系统的无髓神经纤维

无髓神经纤维的轴突不存在于外鞘膜，所以，轴突以裸露的方式出入有髓神经纤维细胞和神经胶质细胞。

神经纤维的作用是传导神经冲动，传导发生在轴膜上。有髓神经纤维在传导神经冲动时使用跳跃式传导方式，传导特点是有较快的速度。如果有髓神经纤维的轴突的粗细程度比较粗，那么髓鞘也会随之变厚；如果结间体比较长,那么神经冲动跳跃距离会随之变大,传导速度也会随之变大,反之亦然。无髓神经纤维没有髓鞘和郎飞结，因此，传导神经冲动时必须沿轴膜传导，此时传导速度相对较慢。

（二）有髓神经纤维

1. 周围神经系统的有髓神经纤维

光镜下，周围神经系统的有髓神经纤维，纵切面上可见中央有轴突穿行又称轴索，轴突外有节段样包裹的髓鞘。各节段间无髓鞘处呈弧形缩窄区，称郎飞结，相邻两个郎飞结之间的一段神经纤维称结间体，长度为 0.8 ~ 1.4μm。髓鞘是由神经膜细胞的细胞膜呈同心圆包卷轴突而成，其主要化学成分是 60% 的髓磷脂（类脂约占 80%）和 40% 的蛋白质。新鲜髓鞘呈闪亮的白色，光镜下，H–E 染色标本的髓鞘因磷脂成分被标本制作时所用的有机溶剂溶解，故呈粉红色絮状结构。若标本用锇酸固定和染色，髓磷脂保存，则髓鞘呈黑色，在其纵切面上常见一些漏斗样斜裂，称施 – 兰切迹。神经膜细胞的核呈椭圆形，其长轴与轴突平行，位于髓鞘的外缘，核周围胞质较少，最外层细胞膜与其外方的基膜合称为神经膜。神经膜对神经纤维具有营养、保护作用，尤其在神经纤维的再生、修复过程中发挥着重要作用。

2. 中枢神经系统的有髓神经纤维

中枢神经系统中有髓神经纤维的髓鞘，是由少突胶质细胞的突起末端呈叶片状包绕轴突而成。一个少突胶质细胞多个突起末端的叶片状突起可分别包绕多个轴突，形成多条有髓神经纤维，而少突胶质细胞胞体位于有髓神经纤维之间。少突胶质细胞外常无基膜，髓鞘内也无施－兰切迹，因而中枢神经系统的神经纤维受损后不易再生。

六、神经末梢

神经纤维末端分布在组织器官内，形成具有特殊结构和功能的神经末梢，又称神经末梢装置。按其功能不同，可将神经末梢分为感觉神经末梢和运动神经末梢两类。

（一）感觉神经末梢

感觉神经末梢又称感受器，是指感觉神经元的树突终末与其分布区的组织共同构成感受器，能接受机体内、外各种刺激，并将刺激转为神经冲动传至中枢神经系统，产生相应的感觉。依据感觉神经末梢形态结构的差异，可将其分为以下两种类型：

1. 游离神经末梢

游离神经末梢是指感觉神经纤维接近末端处，其外表的神经膜细胞及其髓鞘消失，裸露的树突反复分支后分布在表皮、角膜、黏膜上皮、浆膜及结缔组织中，能感受温度、物理、化学物质刺激，产生冷热、疼痛和轻触等感觉。

2. 被囊神经末梢

被囊神经末梢形态多样，大小不等，但结构上均具有两个共同特点：①外包结缔组织被囊；②神经纤维入被囊前失去髓鞘，以裸露状态进入被囊，常见有以下方面：

（1）触觉小体：触觉小体呈卵圆形，分布于皮肤真皮的乳头内，以手指、足趾的掌侧为多，其长轴与皮肤表面垂直。被囊内有许多扁平样触觉细胞，裸露的神经纤维围绕在扁平样触觉细胞之间，能感受应力刺激，产生触觉。

（2）环层小体：环层小体的体积较大，呈卵圆形或圆形，广泛分布于手掌、足趾的皮下组织以及外生殖器、韧带、关节囊和肠系膜等处。被囊内有数十层呈同心圆排列的扁平细胞，其中央有一均质样的柱状体，裸露的神经纤维穿行于柱状体内，能感受较强应力刺激，产生震动、张力和压觉感。

（3）肌梭：肌梭是指分布在骨骼肌内的感觉神经末梢，为外包结缔组织被囊的梭形小体。被囊内有数条呈梭形排列的骨骼肌纤维称梭内肌纤维，细胞核主要在肌纤维中段，特点是肌浆数量多，肌原纤维数量少。

（二）运动神经末梢

运动神经末梢是指运动神经元的轴突终末与其分布区的肌组织或腺细胞共同构成效应器，以支配肌纤维的收缩或腺体的分泌活动。依据运动神经末梢分布区域的不同，可将其分为躯体运动神经末梢和内脏运动神经末梢两种类型。

1. 躯体运动神经末梢

躯体运动神经末梢指的是位于骨骼肌纤维位置的运动神经末梢。使用电镜观察，连接在运动终板处位置的肌纤维包含较多的肌浆、细胞核及线粒体，此处的肌膜凹陷形成突触槽，突触槽内的肌膜再向肌质内凹陷形成皱褶称连接襞，富含突触小泡的轴突末端嵌入突触槽内，轴膜与肌膜间约有 30 ~ 50nm 的间隙。此处的轴膜为突触前膜，槽底的肌膜为突触后膜，其上有乙酰胆碱 N 型受体，轴突终末内有大量含乙酰胆碱的圆形突触小泡以及线粒体、微管、微丝等。神经冲动一接触到运动终板，突触小泡就会转移到突触前膜，然后会释放乙酰胆碱，一般情况下，乙酰胆碱会与受体相互结合，结合之后，肌膜两侧离子兴奋，肌纤维会随之收缩。

运动神经元兴奋时产生的冲动，经运动终板引起骨骼肌纤维收缩或舒张。一个运动神经元最少支配的骨骼肌纤维是一条或两条，最多可支配数千条，但是，骨骼肌纤维不同，一般情况下，只能受到一个轴突分支支配。运动神经元和受它支配的骨骼肌纤维共同构成运动单位。

2. 内脏运动神经末梢

内脏运动神经末梢是指分布在内脏及血管壁的平滑肌、心肌和腺细胞处的运动神经末梢。植物神经系统的节后神经元发出的轴突，为无髓神经纤维。其分支末端常呈串珠或膨大的小结样，称膨体，与效应细胞形成突触连接，以支配平滑肌、心肌的收缩与舒张或腺细胞的分泌。

七、神经组织溃变与再生

神经元系进行了高度分户，如果神经元遭遇创伤，那么神经元胞体或突起会产生变性反应，也叫溃变反应。如果胞体遭受到直接损伤，那么整个神经元可能会快速衰亡；近胞体处的突起受损，也可引起神经元死亡：若远离胞体处的突起受损如被切断，则在胞体仍保留代谢功能的前提下，溃变后的突起断端可逐步再生。

溃变和再生之间存在紧密联系。两个进程存在时间上的重叠，再生过程是细胞生命活动中的正常现象，神经组织也会再生，神经元胞体负责神经元的营养代谢，只有在胞体没有死亡、受损后得到修复的前提下，神经元的突起才能发生再生。

第二章　组织学：人体的系统

第一节　循环系统

循环系统是人体的管道系统，将循环系统进行划分，可以分为心血管系统和淋巴管系统，其中，心血管系统包括心脏、动脉、毛细血管和静脉，心脏是人体的重要器官，能够推动血液循环流动。淋巴管系统由毛细淋巴管、淋巴管和淋巴导管组成，管道内流动着的淋巴，经淋巴导管注入血液循环，为单向循环。

一、血管

（一）血管壁的结构

除毛细血管外，血管的管壁从管腔内向外依次分为三层，即内膜、中膜和外膜。

1. 内膜

内膜最薄，包括内皮、内皮下层和内弹性膜。

（1）内皮：为衬贴于心血管腔面的单层扁平上皮。光镜下，内皮细胞的长轴多与血液流动的方向一致，除有核的部位略凸向腔面外，其余部分很薄，其基底面附着于基膜上。电镜下，内皮细胞腔面有稀疏不等的胞质突起，相邻细胞间有紧密连接和缝隙连接。细胞质中含有丰富的吞饮小泡又称质膜小泡，起运输作用。还有一种外包单位膜的杆状小体，称 W-P 小体。W-P 小体是内皮细胞特有的结构，一般而言它与凝血有关。内皮细胞和基膜构成了通透性屏障，可选择性地使液体、气体和大分子物质透过。血管内皮细胞能合成和分泌多种生物活性物质。

（2）内皮下层：内皮下层主要由薄层结缔组织构成，内含少量胶原纤维、弹性纤维。

（3）内弹性膜：由弹性蛋白组成的内弹性膜，膜上有许多小孔。血管的横断面上，内弹性膜呈波浪状，是由于收缩所致，它常作为动脉内膜和中膜的分界。

2. 中膜

中膜位于内膜和外膜之间，其成分和厚度在不同部位有明显差异。如小动脉与中动脉以平滑肌为主，中间有少量弹性纤维和胶原纤维；大动脉以弹性纤维为主。血管平滑肌可与内皮细胞形成肌内皮连接，从而接受血液或内皮细胞的化学信息。胶原纤维起维持张力的作用，弹性纤维可使扩张的血管回缩。

3. 外膜

外膜主要由疏松结缔组织构成。其中含有血管、淋巴管、神经等。营养血管壁的血管叫作滋养血管。有些动脉的中膜和外膜的交界处还有弹性纤维组成的外弹性膜。

（二）毛细血管

毛细血管[①]是微动脉的终末分支，是管径最细、管壁最薄、分布最广的血管，它们分支并互相吻合成网。

心、肺、肾等代谢旺盛的器官，毛细血管网分布较密集；骨、肌腱和韧带等代谢较低的组织或器官，毛细血管网稀疏。此外，同一器官在不同生理状态下，其毛细血管血流量也不尽相同。

1. 毛细血管的结构

根据管径大小，可以将毛细血管分为细的毛细血管和粗的毛细血管，从横切面的角度看，细的毛细血管由一个内皮细胞围成，粗的毛细血管由 2 个或 3 个内皮细胞围成，内皮细胞的基底面出现细胞突起，此种细胞称为周细胞，周细胞能够增殖分化，在机体受到损伤时，周细胞可分化成内皮细胞和

① 毛细血管是连于微动脉和微静脉之间的微细血管，是血液与周围组织和细胞进行物质交换的场所。它遍布全身（角膜、毛发、牙釉质和部分软骨除外），数量和分支最多，管壁最薄，管径最小，并相互连通成网。毛细血管网在不同的器官和组织中，其疏密程度差异很大。

成纤维细胞，这两种细胞还可以参与组织再生。

2. 毛细血管的分类

通过光镜观察可知，无论是人体各组织的毛细血管，还是不同器官的毛细血管，它们的结构并没有明显差异性，但是，毛细血管中的内皮细胞有结构上的不同，基于此，可以将毛细血管分为以下其不同的类别：

（1）连续毛细血管。此类毛细血管的细胞之间没有空隙，内皮细胞紧密相连，基膜相对完整连续，这也是连续毛细血管的特点之一，内皮细胞含有大量的吞饮小泡，这些吞饮小泡在细胞游离面或基底面形成，再向对侧细胞膜运输，通过胞吐的方式，将内容物释放出来，因此，吞饮小泡为组织液和血液之间的交换提供了条件，连续毛细血管常见于结缔组织和肌肉组织中，以及胸腺和肺等不同器官中。

（2）有孔毛细血管。各种组织和器官的毛细血管结构大致相同，有孔毛细血管也包含内皮细胞和基膜，内皮细胞相互连续，除了细胞核之外的其他部分，内皮细胞都非常薄，毛细血管中有很多窗孔，这些窗孔对于血管内外的物质交换起到了促进作用，为中小分子物质的交换提供了有利条件，有孔毛细血管分布于肾血管球、胃肠黏膜及内分泌腺等部位。

（3）血窦。血窦也称窦状毛细血管，明显不同于以上类别的毛细血管，窦状毛细血管的形状不规则，内皮细胞不连续，细胞之间存在间隙，直径可达数百纳米，基膜不连续或完全缺失，周细胞偶见。血窦主要分布在大分子物质交换旺盛的器官如肝脏，以及血细胞不断穿过（进出）血管壁的器官如肝、脾及骨髓等，并且不同器官内的血窦结构有较大差别。

3. 毛细血管与物质交换

毛细血管是血液与周围组织进行物质交换的主要部位。人体毛细血管的总面积很大，在体循环约为 $60m^2$，而在肺循环可达 $40m^2$。毛细血管的管壁很薄，有利于物质交换的进行。

物质透过毛细血管管壁的能力称毛细血管通透性。毛细血管的结构与其通透性的大小密切相关，如连续毛细血管主要以吞饮小泡方式在血液与组织间进行物质交换；有孔毛细血管的内皮窗孔有利于血管内外中、小分子物质的交换；而血窦内皮细胞之间较大的间隙，则有利于大分子物质或血细胞出入血液。

（三）静脉

静脉由细至粗逐级汇合，管壁也逐渐增厚。依据管径大小，静脉可分为微静脉、小静脉、中静脉和大静脉。与同等大小的动脉相比，静脉数量多，管壁薄，管腔大而不规则。不同静脉管壁的结构具有明显的差异，即使是在同一条静脉上，不同分段的静脉管壁也有很大差别，静脉管壁包含三层细胞膜，三层细胞膜之间的界限没有动脉明显，平滑肌和弹性组织成分较少，然而，静脉管壁的结缔组织却非常丰富，将静脉管壁做成切片标本时可以发现，静脉管壁呈现出不规则形态。

（四）动脉

动脉分为大动脉、中动脉、小动脉和微动脉四级，管径的大小和管壁的结构是渐变的，其间并无明显的分界。其管壁结构从腔面向外依次分为内膜、中膜和外膜。大动脉管壁中含有丰富的弹性纤维，心脏收缩时，其管壁扩张，而心脏舒张时，其管壁回缩，维持血液匀速、持续地流动。

中动脉管壁的平滑肌相对发达，血管管径随着平滑肌的收缩和舒张产生相应的变化，平滑肌处于收缩状态，血管管径缩小；平滑肌处于舒张状态，血管管径扩大。平滑肌的收缩和扩张具有调节血流量的作用，小动脉和微动脉的收缩或扩张也具有相同功能，同时对维持正常血压有重要作用。其中，以中动脉管壁的三层结构最为典型。

1. 中动脉

除大动脉以外，凡在解剖学上命名的、管径大于 1mm 的动脉大都属于中动脉，又称肌性动脉、结构如下：

（1）内膜：内膜的组成成分包括内皮、内皮下层和内弹性膜，在中动脉的管壁结构中，内膜是最内层的细胞膜，也是最薄的一层细胞膜，内皮的特殊之处在于细胞质中包含吞饮小泡和 W-P 小体，吞饮小泡也称质膜小泡，内皮细胞的表面非常光滑，这一点有利于血液的运输和循环。内皮下层与内皮相贴，厚度和内皮相似，主要成分为结缔组织，含有少量的胶原纤维、弹性纤维及纵行平滑肌。内弹性膜是由弹性蛋白形成的膜状结构，在电镜下可见膜上有很多大大小小的窗口，观察内弹性膜的横切面可见波纹状。

（2）中膜：中动脉的中膜相对较厚，由多层环形平滑肌组成，最多的层数可达 40 层，最少的层数也不会少于 10 层，在环形平滑肌之间可见部分弹性纤维和胶原纤维，有些中膜可见少量的成纤维细胞。

（3）外膜：外膜和中膜都比内膜厚，而且两者厚度相近，外膜内含滋养血管和神经纤维，两种成分具有调节血管舒缩的作用，在外膜和中膜的交界处有外弹性膜，但是不够清晰。

2. 大动脉

大动脉的结构特点是富有弹性膜和弹性纤维，故又称弹性动脉。弹性动脉的管壁结构特点如下：

（1）内膜：在内膜的组成成分中，内皮由内皮细胞构成，内皮下层较厚，由胶原纤维、弹性纤维和平滑肌纤维构成，内弹性膜清晰可见。

（2）中膜：中膜位于内膜和外膜之间，中膜含有大量的弹性膜，不同的个体，大动脉中膜所含的弹性膜层数数量不等，由于中膜的弹性膜和内膜的内弹性膜相连，因此，内膜和中膜之间没有明确的界限。

（3）外膜：大动脉的中膜很厚，外膜相对较薄，在外膜的结构成分中，没有清晰可见的外弹性膜，胶原纤维含量占据很高的比例，包含少量的弹性纤维，此外，还包含淋巴管和平滑肌纤维等其他成分。

3. 小动脉

小动脉的管径大小维持在一定范围之内，最小的管径不小于 0.3mm，最大的管径不大于 1mm，对于管径较大的小动脉，内膜中可见清晰的内弹性膜，中膜主要由平滑肌纤维构成，通常外膜缺乏外弹性膜。

4. 微动脉

微动脉与小动脉相连，是小动脉的一个分支，微动脉内膜中包含中膜和外膜，没有内弹性膜，外膜要相对薄一些，中膜由 1 层或 2 层平滑肌纤维构成。

（五）微循环

微循环是微动脉和微静脉之间的血液循环通路，是心血管系统的终末部分。组成微循环的血管是直径在 50μm 以下的细微血管，通称微血管系统。小动脉分支成为细小的微动脉，微动脉进而分支为真毛细血管，由此血液汇入微静脉。血液也能从微动脉经动静脉吻合直接流入微静脉，除短的动静脉吻合外，还有称为直捷通路的血管，它能比真毛细血管更为快捷地使血液从微动脉注入微静脉，因此，血液流经微循环的途径基本上有三条：①微动脉 – 真毛细血管 – 微静脉；②微动脉 – 直捷通路 – 微静脉；③微动脉 – 动静脉吻合 – 微静脉。

第一，中间微动脉。中间微动脉是微动脉的分支，为动脉系统的终末部分，其血流较真毛细血管快。微动脉和中间微动脉是微循环的阻力血管，被认为是微循环的“总闸门”，因为其平滑肌的收缩或舒张决定着外周阻力的大小和舒张压。

第二，真毛细血管。真毛细血管为中间微动脉分支，即通常所称的毛细血管，是血液与细胞间物质交换的主要场所，由于真毛细血管的容量大，在真毛细血管的起始部，有平滑肌细胞围绕形成毛细血管前括约肌，对调节静脉回流具有一定作用，故有“分闸门”之称。

第三，直捷通路。直捷通路是中间微动脉的延伸部分，直接连通到微静脉，其管壁构造与毛细血管相同，只是管径较大。血液可由微动脉经中间微动脉和直捷通路直接进入微静脉，形成一条微动脉和微静脉直接贯通的“直路”，故经常处于开放状态。因路程较短，流速较快，很少与组织和细胞进行物质交换，它的主要功能是使一部分血液能迅速通过微循环，由静脉回流入心。静息状态时，大部分血流通过此通路回流入心，使血流不至于过多滞留于真毛细血管网内。直捷通路在骨骼肌等组织内较多见，而在某些区域如甲皱襞、皮肤等处则少见。

第四，动静脉吻合。在血流可发生很大变动的许多组织和器官内，微动脉可通过管径较大的动静脉吻合，直接与微静脉连通。人体各器官内基本上都有动静脉吻合，而以皮肤（尤其是指、趾尖皮肤）、肝（肝动脉和相伴行的门静脉间）、肺、脾、唇、鼻、小肠、甲状腺和勃起组织更为多见。

第五，微静脉。从真毛细血管到微静脉的过渡是逐渐的。与相伴行的微动脉相比，微静脉管壁较薄，管腔不规则或塌陷。

二、心脏

心脏主要由心壁、心腔及心脏传导系统组成。心壁很厚，主要由心肌构成；心壁内有特殊心肌纤维构成传导系统；心腔分为左、右心房和左、右心室四部分。心脏自主节律性收缩，赋予血液在血管中流动的能量。

（一）心壁的构成

心壁由心内膜、心肌膜和心外膜构成。

第一，心内膜。心内膜中的内皮由单层细胞构成，呈扁平形态，表面光滑，对血液运输有促进作用，内皮细胞仅在细胞核处偏厚，出现微微隆起的情况，内皮也称单层扁平上皮；内皮下层的组成成分大多是细密的结缔组织，此外，还含有少量的平滑肌纤维。心内膜下层主要包含结缔组织、小血管和神经，其中，结缔组织为疏松的结缔组织。

第二，心肌膜。心肌纤维是心肌膜的重要组成成分，可以分为内纵、中环和外斜三层，形态呈螺旋状排列，心肌纤维含有大量的毛细血管，以及数量不等的结缔组织，心肌膜处于不同的部位，厚薄程度也不一样，心房处要相对薄一些，左心室部位的心肌膜最厚。心骨骼是由结缔组织构成的支架结构，位于心房肌和心室肌之间。相比于心室肌纤维，心房肌纤维要更短、更细。此外，部分心房肌纤维含有心房特殊颗粒和心房钠尿肽，其中，心房钠尿肽不仅利于人体排尿排钠，还具有扩张血管和降低血压的功能。

第三，心外膜。心外膜的表面是一层间皮，深面是疏松的结缔组织，也称浆膜，浆膜较薄。心外膜由血管、神经和脂肪组织构成。

第四，心瓣膜。心瓣膜的形成来源于心内膜，即心内膜向腔内凸起，心瓣膜的表面是一层内皮，深面是致密的结缔组织，在心房或心室收缩时，心瓣膜能够防止血液逆流，这是心瓣膜的功能体现。

（二）心脏传导系统

心壁内有传导系统，传导系统的主要成分为心肌纤维，心肌纤维可以集聚成结或集聚成束，比如，窦房结、房室结、房室束和左右束，窦房结是心脏的起搏点，分布在上腔静脉和右心耳交界处，即心外膜深部，而房室结、房室束和左右束等其他部分位于心内膜下层。

第二节　免疫系统

免疫系统的组成成分有淋巴器官、淋巴组织、免疫细胞和免疫活性分子。其中，淋巴器官可以分为中枢淋巴器官和外周淋巴器官，中枢淋巴器官具体指胸腺和骨髓，而外周淋巴器官指的是淋巴结、脾和扁桃体，淋巴组织呈分散的状态，消化系统、呼吸系统和生殖系统中都有淋巴组织，具体分布于系统中的粘膜处；免疫细胞的组成成分非常丰富，除了包括淋巴细胞之外，还有粒白细胞、浆细胞和肥大细胞，这些细胞的生长环境不同，比如，粒白细胞分布于血液中，浆细胞和肥大细胞分布于结缔组织中。免疫活性分子来源于免疫细胞，由免疫球蛋白、补体和细胞因子构成。免疫系统的组成成分分散于不同器官和组织，通过血液运输和淋巴循环，免疫系统能够有效发挥自身的防御功能，识别和清除侵入机体的病毒和细菌，以及细胞变异形成的肿瘤细胞等。

免疫系统的作用体现在以下方面：当抗原侵入机体时，免疫系统会识别和清除，这是免疫系统防御作用的体现，常见的抗原有病原微生物、异体细胞和异体大分子；机体表面细胞会出现受病毒感染的情况，或者是细胞发生变异形成肿瘤细胞，若出现这些情况，则免疫系统有监视的作用，并能清除变异细胞。除此之外，免疫系统还具有维持机体稳定的功能，可以识别和清除衰老与死亡的细胞。

一、免疫细胞

第一，淋巴细胞。淋巴细胞是构成免疫系统的主要细胞群体，是执行免疫功能的主要成员。淋巴细胞种类繁多，分工极细，具有不同的分化阶段和功能表现。在光镜下，淋巴细胞的形态相似，并没有显著的差异性，各种淋巴细胞之间的差异需要采取一定的方法予以鉴别，如免疫细胞化学方法等。由于淋巴细胞的免疫功能不同，发生来源也不同，因此人们常常根据淋巴细胞这些方面的差异将其分类。

第二，抗原呈递细胞。抗原呈递细胞是指能捕获、加工和处理抗原，并将抗原呈递给 T 细胞，使 T 细胞活化、增殖的一类免疫细胞，也是免疫应答起始阶段的重要辅佐细胞，分布在机体的许多部位，并有多种类型，主要有 R 噬细胞和树突状细胞等。

第三，单核吞噬细胞系统。此系统主要包括两部分，一部分是单核细胞，另一部分是由单核细胞经过分化形成的细胞，这类细胞能够吞噬病毒和细菌，具有明显的吞噬作用。根据单核细胞的来源，也就是器官和组织的不同，还可以将这类细胞进行具体划分，比如，可以划分为神经组织的小胶质细胞、淋巴组织的巨噬细胞，皮肤组织的朗格汉斯细胞等。

二、淋巴组织

淋巴组织的形态结构是网状的，淋巴组织的成分丰富，含有多种不同的细胞，主要包含淋巴细胞、浆细胞、巨噬细胞和肥大细胞，这些细胞分布于淋巴组织的网眼中。淋巴组织可以分为两种，一种是弥散淋巴组织，另一种是淋巴小结。

第一，弥散淋巴组织。弥散淋巴组织由 T 细胞和 B 细胞构成，T 细胞的含量占很大的比例，远远多于 B 细胞的含量，弥散淋巴组织和周围其他组织之间没有界限，弥散淋巴组织中，通过光镜观察，可以发现毛细血管和淋巴管，以及毛细血管后微静脉，由于其内皮细胞呈柱状或立方形，因此，后微静脉还被称为高内皮微静脉，其功能是为淋巴细胞运输至淋巴组织提供通道。在抗原的刺激下，弥散淋巴组织出现扩大现象。

第二，淋巴小结。淋巴小结又称淋巴滤泡，呈椭圆形小体，与周围的界限清楚，主要由 B 细胞密集而成，也含一定量的 Th 细胞。未受抗原刺激的淋巴小结较小，称为初级淋巴小结。淋巴小结受抗原刺激后增大，并在中央出现一个浅染的区域，称生发中心。有生发中心的淋巴小结称次级淋巴小结，一般可分为暗区、明区和小结帽部分。暗区主要由许多刚转化的体积较大的 B 细胞和部分 Th 细胞组成，由于细胞的嗜碱性很强而使暗区着色较深；明区主要是中等大小的 B 细胞，还有一些滤泡树突状细胞和巨噬细胞；小结帽处主要为一层密集的小淋巴细胞，含幼浆细胞、初始 B 细胞和记忆性 B 细胞。滤泡树突状细胞的表面能聚集抗原，并呈递给 B 细胞。

当机体受到抗原侵入时，随着淋巴组织的扩大，淋巴小结也增多增大，免疫系统识别抗原并清除之后，淋巴小结的数量开始减少，体积也逐渐变小。次级淋巴小结是基于 Th 细胞而形成。比如，艾滋病患者无法形成次级淋巴小结，因为体内缺乏 Th 细胞。

三、淋巴器官

淋巴器官[①]分为中枢淋巴器官和外周淋巴器官。器官是淋巴细胞生长发育的场所，中枢淋巴器官由胸腺和骨髓组成，淋巴干细胞在不同的发育场所形成的分化细胞也不同，淋巴干细胞在胸腺中经过分化逐渐形成初始 T 细胞，在骨髓中形成初始 B 细胞，在淋巴干细胞分化的过程中，即使机体受到抗原的侵入，淋巴细胞的增值也能够顺利进行，不会受到直接影响。外周淋巴器官包括淋巴结、脾和扁桃体，一般在机体出生后数月才逐渐发育完善，是进

① 淋巴器官（lymphoid organ）是以淋巴组织为主的器官，在体内实现免疫功能，故称免疫器官，包括胸腺、脾、扁桃体等，都由淋巴组织构成，其功能与淋巴结相似，它们都能产生淋巴细胞。胸腺位于胸腔上部，心脏的上方。脾位于腹腔左上部，是人体最大的淋巴器官。扁桃体是在舌根和咽部周围。

行免疫应答的主要场所。由中枢淋巴器官输送而来的初始淋巴细胞在此可受抗原刺激或接受抗原呈递，然后增殖分化为效应细胞。无抗原刺激时这些淋巴器官较小，受抗原刺激后则迅速增大，结构也发生变化，免疫应答结束后可恢复原状。

（一）胸腺

刚出生的新生儿的胸腺（thymus）相对重量较大，幼儿期达到高峰，进入青春期后，随年龄增长，胸腺逐渐缩小和退化，到达老年时期，大部分胸腺被脂肪组织代替。

1. 胸腺的结构

胸腺的表面有一薄层结缔组织，称被膜。被膜结缔组织成片状伸入胸腺实质形成小叶间隔，将胸腺实质分隔成许多不完整的胸腺小叶。每个小叶又分为皮质和髓质两部分，由于小叶间隔分隔不完全，使各小叶内皮质是隔开的，而髓质则在小叶中央相连。皮质内胸腺细胞密集，故着色较深；髓质含较多的胸腺上皮细胞，胸腺细胞较少，故着色较浅。胸腺内还有少量巨噬细胞、嗜酸性粒细胞、肥大细胞和成纤维细胞等，统称为胸腺基质细胞。

2. 胸腺的功能

胸腺是培育 T 细胞的重要器官。胸腺能分泌胸腺趋化素，吸引干细胞并诱导其分裂和分化；胸腺上皮细胞能分泌多种激素，包括胸腺素和胸腺生成素，并参与形成微环境，促进初始 T 细胞形成。

（二）淋巴结

淋巴结呈豆形，成群分布于肠系膜、肺门、腹股沟及腋下等处，均位于淋巴回流的通路上，是机体滤过淋巴和产生免疫应答的重要器官。

1. 淋巴结的结构

淋巴结表面有薄层致密结缔组织构成的被膜，其内常见输入淋巴管穿过被膜与被膜下淋巴窦相通。淋巴结的一侧凹陷称为门部，此处有较疏松的结缔组织、血管、神经和输出淋巴管。被膜和门部的结缔组织伸入淋巴结实质形成相互连接的小梁，构成淋巴结的粗支架，其间填充着网状组织，构成淋巴结的微细支架。淋巴结的实质分为皮质和髓质。

（1）皮质：位于被膜下方，由浅层皮质、副皮质区及皮质淋巴窦构成，与深部的髓质无明显界限。

首先，浅层皮质：由淋巴小结及小结之间的薄层弥散淋巴组织组成，为皮质的B细胞区。淋巴小结可分为初级淋巴小结和次级淋巴小结两种。发育良好的次级淋巴小结，有明显的生发中心。

其次，副皮质区：位于皮质的深层，为较大片的弥散淋巴组织，主要由T细胞聚集而成。新生动物切除胸腺后，此区即不发育，故此区又称胸腺依赖区。副皮质区还有一些交错突细胞、巨噬细胞和少量B细胞。细胞免疫应答时，此区体积增大，并且多见细胞的分裂象。副皮质区内存在有毛细血管后微静脉，其内皮细胞呈立方形或低柱状，它是血液内淋巴细胞进入淋巴组织的重要通道，血液流经此段时，约有10%的淋巴细胞穿越内皮细胞进入副皮质区，再迁移到淋巴结的其他部位。

最后，皮质淋巴窦：是被膜下方和与其连通的小梁周围的淋巴窦，分别称被膜下窦和小梁周窦。被膜下窦是包围整个淋巴结实质的大扁囊，其被膜侧有数条输入淋巴管通入。小梁周窦的末端常为盲端，仅部分与髓质淋巴窦直接相通。被膜下窦和小梁周窦位置不同，但结构相似。淋巴窦壁由扁平的内皮细胞衬里，内皮外有薄层基膜、少量网状纤维及一层扁平的网状细胞。淋巴窦内有呈星状的内皮细胞支撑窦腔，腔内含有淋巴细胞，并有许多巨噬细胞附着于内皮细胞表面。淋巴在窦内缓慢流动，巨噬细胞可清除进入腔内的细菌、异物及捕获抗原物质。若有大量抗原进入淋巴窦，则窦内巨噬细胞可急剧增多。

（2）髓质：由髓索及其间的髓窦组成。①髓索是相互连接呈条索状的淋巴组织，索内主要含B细胞、浆细胞和巨噬细胞。当淋巴回流区有慢性炎症时，髓索内的浆细胞明显增多并在抗原刺激下分泌抗体。②髓窦为髓质淋巴窦，与皮质淋巴窦的结构相同，但腔更大，腔内的巨噬细胞较多，故有较强的过滤作用。

2. 淋巴结内的淋巴通路

淋巴从输入淋巴管进入被膜下窦和小梁周窦，部分渗入皮质淋巴组织，然后进入髓窦，部分经小梁周窦直接流入髓窦，继而汇入输出淋巴管。淋巴流经一个淋巴结一般约需数小时，含抗原越多则流速越慢。淋巴经淋巴结滤过后，其中的细菌等抗原即被清除，而输出的淋巴中则含有较多的淋巴细胞和抗体。

3. 淋巴细胞再循环

外周淋巴器官和淋巴组织内的淋巴细胞可经淋巴管进入血流，循环于全身，它们又可通过弥散淋巴组织内的毛细血管后微静脉再返回淋巴器官或淋巴组织，如此周而复始，使淋巴细胞从一个淋巴器官到另一个淋巴器官，从一处淋巴组织至另一处淋巴组织。这种现象称为淋巴细胞再循环。淋巴细胞再循环有利于识别抗原，促进细胞间的协作，使分散于全身的免疫细胞成为一个相互关联的有机统一体。

4. 淋巴结的功能

（1）滤过淋巴：当带有细菌、病毒等抗原物质的淋巴缓慢地流过淋巴结时，可被淋巴窦内的巨噬细胞清除，正常淋巴结对细菌的清除率可达99%，但对病毒及癌细胞的清除率却很低。

（2）免疫应答：抗原进入淋巴结后，巨噬细胞、交错突细胞及滤泡树突状细胞可捕获与处理抗原，交错突细胞将抗原呈递给 Th 细胞，Th 细胞在副皮质区增殖，同时效应 T 细胞增多，引发细胞免疫；而位于生发中心的滤泡树突状细胞将抗原呈递给 B 细胞，B 细胞接触抗原刺激后，在 Th 细胞的辅助下于浅层皮质处增殖分化，淋巴小结增多增大，髓索中浆细胞增多，输出淋巴管内所含抗体量明显上升，引起体液免疫。淋巴结内细胞免疫应答和体液免疫应答常同时发生。

（三）脾

脾是体内最大的淋巴器官，位于血液循环的通路上，是机体滤过血液和产生免疫应答的重要器官。

1. 脾的结构

脾表面包有结缔组织的被膜，脾实质由大量淋巴组织构成。在新鲜状态下，脾实质切面大部分呈红色，称红髓；其间有散在分布的灰白色点状区域，称白髓；红髓与白髓交界处是边缘区。

（1）被膜与小梁：脾的被膜较厚，由富含弹性纤维及平滑肌的致密结缔组织构成，表面覆有间皮被膜可伸入脾实质内形成小梁，构成脾的粗支架，小梁之间的网状组织构成脾的微细支架。被膜和小梁内的平滑肌细胞收缩可调节脾的血量。脾动脉和脾静脉从脾门进入实质后，随小梁分支形成小梁动脉和小梁静脉。

（2）白髓：由动脉周围淋巴鞘和淋巴小结组成。动脉周围淋巴鞘是围绕中央动脉（即小梁动脉的分支）分布的弥散淋巴组织，由大量 T 细胞、少量巨噬细胞与交错突细胞构成，相当于淋巴结的副皮质区，但无毛细管后微静脉。当发生细胞免疫应答时，动脉周围淋巴鞘内的 T 细胞分裂增殖，鞘也增厚。中央动脉旁有一条伴行的小淋巴管，它是鞘内 T 细胞经淋巴迁出脾的重要通道。淋巴小结又称脾小体，位于动脉周围淋巴鞘的一侧，主要由大量 13 细胞构成。初级淋巴小结在抗原刺激后可形成具有生发中心的次级淋巴小结，呈现明区、暗区和小结帽，小结帽朝向红髓。健康人脾内淋巴小结很少，当抗原侵入时，淋巴小结数量剧增。

（3）边缘区：位于白髓和红髓交界处，宽约 100μm。该区含有 T 细胞及 B 细胞，但淋巴细胞较白髓稀疏，较脾索密集，并混有少量红细胞。中央动脉侧支末端在白髓和边缘区之间膨大形成的小血窦，称边缘窦，它是血液内抗原以及淋巴细胞进入内髓的重要通道，白髓内的淋巴细胞也可经此区进入血窦，参与再循环。边缘区含较多的巨噬细胞，是脾内首先接触抗原、捕获抗原和诱发免疫应答的重要部位，具有较强的滤血作用。

（4）红髓：分布于被膜下、小梁周围及边缘区外侧的广大区域，由脾索和脾血窦组成。脾索由富含血细胞的淋巴组织构成，呈不规则的条索状并相连成网。脾索内含较多 B 细胞、浆细胞、巨噬细胞和树突状细胞。当中央动脉主干穿出白髓进入脾索后，分支形成笔毛微动脉，大部分开口于脾索，侵入血中的抗原可被脾索内的巨噬细胞和树突状细胞捕获和处理，脾索是脾内进行滤血的主要场所。脾血窦是一种静脉性血窦，宽约 12 ~ 40μm，形态不规则。纵切面上，血窦壁如同一种多孔隙的栅栏状，由一层平行排列的长杆状内皮细胞围成，内皮外有不完整的基膜和环行网状纤维；横切面上，可见内皮细胞沿血窦壁排列，核突入管腔，细胞之间有 0.2 ~ 0.5μm 宽的间隙，脾索内的血细胞可经此穿越间隙进入血窦。血窦外侧有较多的巨噬细胞，其突起可通过内皮间隙伸向窦腔。

2. 脾的血液通路

脾动脉从脾门入脾后分支形成小梁动脉，进入动脉周围淋巴鞘再分支形成中央动脉，其侧支沿途分支末端膨大形成边缘窦，主干在进入脾索时分支形成形似笔毛的笔毛微动脉。笔毛微动脉在脾索内可分为三段，即髓微动脉、鞘毛细血管和动脉毛细血管，其中大部分开放于脾索后汇入血窦，少数直接连通于血窦，血窦汇入髓微静脉后，再汇入小梁静脉，最后在门部汇成脾静脉出脾。

3. 脾的功能

（1）滤过血液：脾内的脾索和边缘区含有大量的巨噬细胞和树突状细胞，可对血液中的病原体和衰老的血细胞进行吞噬清除。

（2）免疫应答：侵入血液的病原体，如细菌、疟原虫和血吸虫等，可引起脾内发生免疫应答，脾的体积和内部结构也发生变化。体液免疫应答时，淋巴小结增多增大，脾索内浆细胞增多；细胞免疫应答时，动脉周围淋巴鞘显著增厚。

（3）造血：胚胎早期的脾有造血功能，成年后，脾内仍含有少量造血干细胞，当机体严重缺血或某些病理状态下，脾可以恢复造血功能。

（4）储血：人脾可储血 40mL，主要储于脾血窦内。脾肿大时，其储血量也增大，当机体需血时，脾被膜和小梁的平滑肌的收缩可将所储的血排入血循环，脾随即缩小。

第三节 内分泌系统

内分泌系统是人体的重要调节系统，它与神经系统共同维稳人体内部环境，在调节人体生长发育及各种新陈代谢的同时，对行为和生殖产生巨大影响。独立的内分泌腺、内分泌细胞、细胞是内分泌系统的重要组成部分，腺细胞排列成索状、团状或围成滤泡状，无排送分泌物的导管，毛细血管丰富是内分泌腺的结构特点。

内分泌细胞分泌出来的物质称为激素。大部分内分泌细胞的激素可借助血液循环间接作用于较远的特定细胞，只有少部分内分泌细胞的激素需要通过组织液而直接作用于距离较近的细胞，这种形式称为旁分泌。根据内分泌细胞分泌的激素的化学性质，可以将激素分为两大类，即类固醇激素和含氮激素。

类固醇激素具有脂溶性，细胞质中含有光滑的内质网、脂滴和与合成代谢激素相关的线粒体，且线粒体嵴多为囊状，无分泌颗粒是类固醇激素分泌细胞的超微结构特征，其可通过胞膜直接扩散出细胞。前体内质网和与合成激素相关的高尔基复合体，以及有膜包被的分泌颗粒等，是氮分泌细胞的超微结构特征。当各种激素作用于目标器官或细胞时，此细胞就被称为该激素的靶器官或靶细胞。靶细胞包含与相应激素结合的生物大分子物质，这种物质在与相应激素结合时，就会产生生理效应。类固醇激素的生物大分子物质通常位于靶细胞的细胞质中。而氮激素的生物大分子物质位于靶细胞的膜上。

一、甲状腺

甲状腺表面包有薄层结缔组织被膜，体态类似 H 形，分为左右两叶，中间以峡部相连。甲状腺滤泡和滤泡旁的细胞是组成甲状腺的重要物质，滤泡之间分布着丰富的毛细血管和少量的结缔组织。

（一）甲状腺滤泡

甲状腺滤泡直径 0.02 ~ 0.9mm，大小不等，呈圆形、椭圆形或不规则形。滤泡由单层立方的滤泡上皮细胞围成，滤泡腔内充满透明的胶质。滤泡上皮细胞因功能状态而有形态变化，功能活跃时，细胞增高呈低柱状，腔内胶质减少；反之，细胞变矮呈扁平状，腔内胶质增多。胶质是滤泡上皮细胞的分泌物，即碘化甲状腺球蛋白，在切片上呈均质状，嗜酸性。

电镜观察，滤泡上皮细胞有较发达的粗而内质网，线粒体和溶酶体也较多，散布于胞质内，高尔基复合体位于核上区。顶部胞质内有电子密度中等、体积很小的分泌颗粒，还奋从滤泡腔摄入的低电子密度的胶质小泡 3 滤泡上皮游离面有微绒毛，基底面有完整的基膜，滤泡周围的结缔组织内富含有孔毛细血管和毛细淋巴管。

甲状腺滤泡可合成和分泌甲状腺激素。合成、贮存、碘化、重吸收、分解和释放等步骤为甲状腺激素合成和分泌的基本过程。滤泡上皮细胞从血液中摄取氨基酸，而后在粗面内质网中合成甲状腺球蛋白前体，再将糖基加入至高尔基复合体中，浓缩形成腺球蛋白颗粒，最后经胞外作用排入滤泡腔贮存；滤泡上皮细胞还从血液中摄取 I-，经过氧化物酶活化后进入滤泡腔与甲状腺卵中的碘化甲状腺球蛋白结合。滤泡上皮细胞在促甲状腺素作用下，通过胞饮作用将碘化甲状腺球蛋白重新吸收到胞质中，形成胶质小泡。胶质囊泡与溶酶体融合，囊泡内的甲状腺碘化球卵被水解酶溶解形成甲状腺素（T_3 和 T_4）并通过滤泡上皮基底释放至毛细血管。

甲状腺素不仅能促进机体的新陈代谢，还能刺激机体生长发育，使神经系统处于兴奋状态。甲状腺素决定了婴儿中枢神经系统和骨骼的发育情况。儿童甲状腺功能低下，可导致瘫痪，患儿容易出现身材矮小、智力低下等问题。

（二）滤泡旁细胞

滤泡旁细胞一般位于滤泡和滤泡上皮细胞之间。虽然滤泡旁细胞胞体稍大，但位于滤泡上皮细胞之间的滤泡旁细胞顶部，往往被相邻的滤泡上皮细胞所覆盖。滤泡旁细胞在 H-E 染色切片中胞质着色较淡，通过镀银方法可以看到细胞质中的银颗粒，颗粒中含有降钙素，以胞吐形式被释放。降钙素不仅可以促进成骨细胞的活动，使骨盐积聚在类骨质中，还能使血钙下降，降钙素水平较低会导致骨质疏松症，属于多肽的一种。

二、甲状旁腺

甲状旁腺有上下两对，呈扁椭圆形，位于甲状腺左右叶的背面腺体，表面包有薄层结缔组织被膜，被膜下方的腺细胞排列成索团状，其间富含有孔毛细血管腺细胞，包括主细胞和嗜酸性细胞两种。

第一，主细胞。主细胞数量最多，呈多边形，核圆，居中，H-E 染色胞质着色浅。主细胞分泌甲状旁腺激素。甲状旁腺激素属含氮激素，主要作用于骨细胞和破骨细胞，使骨盐溶解，并能促进肠及肾小管吸收钙，从而使血钙升高。甲状旁腺激素和降钙素的共同调节，维持着血钙的稳定。

第二，嗜酸性细胞。嗜酸性细胞常单个或成群存在于主细胞之间。嗜酸性细胞比主细胞大，核较小，染色较深，胞质呈强嗜酸性，此细胞的机能意义不明。

三、垂体

脑下垂体位于蝶鞍的脑下垂体窝，重量在 0.5g 左右。垂体由神经垂体和腺垂体组成，被结缔组织膜覆盖。腺垂体分为远端部、中部部、结节部三部分。神经垂体分为两部分，即神经和漏斗，漏斗连接至下丘脑。远端部分又被称为前叶，神经部分和中间部分被统称为后叶。

（一）腺垂体

1. 远端部

远端腺样细胞呈束状排列，少数腺样细胞围合成小滤泡。细胞间分布着少量结缔组织和丰富的窦状毛细血管。在 H-E 染色切片中，腺细胞根据着色的不同可分为嗜色细胞和嗜色细胞。嗜色细胞又可以分为两类，即嗜酸性细胞和嗜碱性细胞。

（1）嗜酸性细胞。与其他细胞相比，嗜酸性细胞数量较多，形状呈圆形或囊状，细胞质含有嗜酸性颗粒。嗜酸性细胞分催乳激素（PRL）细胞和生长激素（GH）细胞两种。催乳激素（PRL）细胞，存在于两性的脑下垂体中，但女性中更多。催乳素能促进乳腺发育和乳汁分泌。生长激素（GH）细胞数量丰富，可合成和释放生长激素。生长激素能促进体内多种代谢过程，特别是能刺激骨骺软骨的生长，使骨骼生长。在儿童时期，生长激素分泌不足可导致脑垂体侏儒症，生长激素分泌过多可导致巨人症，成年后可导致肢端肥大症。

（2）嗜碱性细胞。嗜碱性细胞数量较嗜酸性细胞少，呈椭圆形或多边形，胞质嗜碱性。嗜碱性细胞分为三种：①促甲状腺激素细胞，可分泌促甲状腺激素（TSH），能促进甲状腺激素的合成和释放；②促肾上腺皮质激素细胞，分泌促肾上腺皮质激素（ACTH），可促进肾上腺皮质分泌糖皮质激素；③促性腺激素细胞，分泌卵泡刺激素（FSH）和黄体生成素（LH）。卵泡刺激素在女性促进卵泡的发育，在男性则刺激生精小管的支持细胞合成雄激素结合蛋白，以促进精子的发生。黄体生成素在女性促进排卵和黄体形成，在男性则刺激睾丸间质细胞分泌雄激素，故又称间质细胞刺激素（ICSH）。

（3）嫌色细胞。嫌色细胞数量丰富，着色浅，体积小，细胞界限比较模糊。它们可能是脱颗粒的嗜色细胞，也可能是处于嗜色细胞形成的早期阶段。

2. 中间部

中间部由滤泡及周围的嫌色细胞和嗜碱性细胞组成，滤泡由立方上皮细胞围成，腔内含有胶质，功能不详。嗜碱性细胞能分泌黑素细胞刺激素（MSH），可促进黑色素的合成和扩散，使肤色变黑。

3. 结节部

结节围绕神经垂体漏斗，漏斗前面较厚，后面较薄或无。细胞小，以厌色细胞为主，还有少数嗜酸性细胞和嗜碱性细胞。这里的嗜碱性粒细胞分泌促性腺激素（FSH 和 LH）。

4. 垂体门脉系统腺

脑下垂体主要由脑下垂体上动脉供应，脑下垂体上动脉由脑基底环发出。

垂体上动脉从结节上端进入神经垂体漏斗，在那里分叉形成一个窦状毛细血管网，被称为一级毛细血管网。这些毛细血管网络向下延伸至结节，聚集形成若干个垂体门脉小静脉，再向下延伸至远端，再次形成一个窦状毛细血管网络，被称为二级毛细血管网络。垂体门静脉和两端的毛细血管网构成垂体门系统。次级毛细血管网最终汇聚成小静脉，流入垂体周围的静脉窦。

5. 下丘脑与腺垂体的关系

下丘脑的弓状核等核团的一些神经元具有内分泌功能，称为神经内分泌细胞，其轴突伸至垂体漏斗。细胞合成的多种激素经轴突释放入漏斗处的第一级毛细血管网内，继而经垂体门微静脉输至远端部的第二级毛细血管网，分别调节远端部各种腺细胞的分泌活动。其中对腺细胞分泌起促进作用的激素，称释放激素（RH）；对腺细胞分泌起抑制作用的激素，则称为释放抑制激素（RIH）。目前已知的释放激素有：生长激素释放激素（GRH）、催乳激素释放激素（PRH）、促甲状腺激素释放激素（TRH）、促性腺激素释放激素（GnRH）、促肾上腺皮质激素释放激素（CRH）及黑素细胞刺激素释放激素（MSRH）等。释放抑制激素有：生长激素释放抑制激素（或称生长抑素，SOM）、催乳激素释放抑制激素（P1H）和黑素细胞刺激素释放抑制激素（MSIH）等。下丘脑神经内分泌细胞分泌的释放激素或释放抑制激素，调节腺垂体相应腺细胞的分泌活动，腺垂体分泌的各种激素又调节相应靶细胞的分泌和其他功能活动。此外，靶细胞的分泌物或某种物质（如血糖、血钙等）的浓度变化，反过来又可影响腺垂体和下丘脑的分泌活动，这种调节称为反馈。机体通过正、负反馈调节以维持内环境的相对稳定和正常的生理活动。

（二）神经垂体

神经胶质细胞和无髓神经纤维是神经垂体的重要组成部分，含有丰富的窦状毛细血管。下丘脑前区有视上核和室旁核两个神经内分泌核团，是神经部无髓神经纤维的来源。除了普通神经元的结构外，这些细胞核中的神经内分泌细胞还含有许多分泌颗粒。分泌颗粒沿着细胞的轴突被运送到神经部。在此过程中，分泌颗粒经常聚集在轴突末端，使轴突呈珠状肿胀。在光学显微镜下，它们表现为不同大小的嗜酸性物质，被称为海灵菌。神经中的神经胶质细胞，也被称为垂体细胞，有各种形状和大小，功能是支持和滋养神经纤维。

四、肾上腺

肾上腺表面覆盖着结缔组织，少量结缔组织与血管、神经一起延伸至腺体实质。肾上腺实质由两部分组成，即外周皮层和中央髓质。

（一）皮质

皮质约占肾上腺体积的 80% 至 90%。皮质细胞根据自身的形态结构和排列特征，可分为三个基本区域，即球状区、束状区、网状区。

第一，球状带。球状带位于囊层下方，较薄。细胞呈球团状或弓形排列，细胞小，且外形呈短柱状或圆锥状，细胞核小且染色深，细胞质少，有少量脂滴。细胞团之间有窦状毛细血管）。球状带细胞分泌盐性糖皮质激素，如酸酮等，可促进肾远曲小管和集管对 Na^+ 的再吸收和 K^+ 的排泄，使血液中 Na^+ 浓度升高，K^+ 浓度降低。肾素 – 血管紧张素系统调节球状带细胞。

第二，束状带。束状带位于球根带之下，是皮质最厚的一层。束状带细胞体积大，呈多边形，既可排列成单排，又可排列成双行细胞索，细胞束间有窦状毛细血管和少量结缔组织。胞核呈圆形，体积大，着色浅，细胞质中含大量脂滴。常规切片标本脂滴溶解，染色浅，呈泡沫状。束状细胞分泌糖皮质激素，主要是皮质醇和皮质酮，促进蛋白质和脂肪的分解并将其转化为糖，并抑制免疫反应和抗炎症。束状细胞受垂体前叶分泌的促皮质激素的调节。

第三，网状带。皮质的最内层是网状带的栖息之地，细胞索与窦状毛细血管和网络之间的少量结缔组织相吻合。与其他细胞相比，网状带细胞体积较小，胞核小而着色较深，细胞质呈嗜酸性，内含少量脂滴和较多脂褐素。网状带细胞以分泌雄激素为主，以分泌少量雌激素和糖皮质激素为辅。类固醇激素是肾上腺皮质细胞分泌的主要激素，所以有分泌类固醇激素细胞的超微结构特点，其中束状带细胞最为典型。

（二）髓质

髓质细胞是肾上腺髓的主要组成部分，多以团状或绳状体态排列呈现，并有窦状毛细血管和少量结缔组织。髓质中心有一条中央静脉。髓质细胞是多边形，其中含有嗜铬颗粒，所以被命名为嗜铬细胞。此外，髓质中还分布有少量交感神经节细胞分布于髓质内。

在电子显微镜下，髓质细胞最显著的特征是细胞质中含有许多高电子密度的膜分泌颗粒。髓质细胞有两种类型，这取决于颗粒所含的物质。一种是肾上腺素能细胞，约占人肾上腺髓质细胞的 80%，颗粒中含有肾上腺素。另一种是去甲肾上腺素细胞，它含有去甲肾上腺素颗粒。髓细胞的分泌活动受交感节前纤维的调节。肾上腺素可以增加心率并扩张心脏和骨骼肌的血管；去甲肾上腺素可以收缩小血管并增加血压。

五、松果体

松果体也被称为脑上腺，形状扁平而圆，用一个细柄连接到第三脑室的顶部。松果体被软膜覆盖，软结缔组织与血管一起延伸到腺体实质中。实质分为许多小叶，主要由松果体细胞、胶质细胞和无髓神经纤维组成。

与神经内分泌细胞类似，松果体细胞在 H-E 染色切片中，胞体呈圆形或不规则形状，核体较大，胞质少，呈弱嗜碱性。基于银染切片中的细胞有突起，长而粗的突起大多终止于血管周围间隙，短而细的突起终止于相邻细胞之间。人体内褪黑素多由松果体细胞合成，褪黑素主要负责调节机体的昼夜生物节律、情绪、性成熟、睡眠等生理活动。脑砂多居于成人松果体内，它是松果体细胞分泌物经钙化而成的产物，呈同心圆结构，意义尚不明朗。

第四节 消化系统

消化系统由消化管和消化腺构成。消化管从口腔至肛门，其主要功能是消化食物、吸收营养和排泄食物残渣。消化管壁中富含淋巴组织，对随饮食进入消化管的病原微生物具有重要的防御作用；胃肠上皮中还有大量的内分泌细胞，对消化功能具有重要的调节作用。

消化腺包括小消化腺和大消化腺两种。小消化腺位于消化管壁内，如胃腺和肠腺等。大消化腺位于消化管之外，独立形成器官，借导管开口于消化管腔，如大唾液腺、胰腺和肝脏。大消化腺由腺上皮（实质）和结缔组织（间质）组成。结缔组织在腺的表面形成被膜，并伸入腺体实质将腺分成若干小叶，血管、淋巴管和神经也随之进入腺内。消化腺可以分泌消化液，能消化各种食物，有的尚兼有内分泌或其他重要功能。

一、消化管的一般结构

消化管各段因发挥的功能不同，在结构上各有其特点，但大体结构相似，除口腔外一般均可分为四层，从内向外依次为黏膜、黏膜下层、肌层和外膜。

第一，黏膜。黏膜被覆于消化管的内表面，与食物直接接触，是执行消化、吸收等功能最重要的结构。黏膜由上皮、固有层和黏膜肌层三部分组成。

第二，黏膜下层。黏膜下层为连接黏膜与肌层的疏松结缔组织，内含丰富的血管、淋巴管和数量不等的淋巴组织，固有层中的淋巴组织常穿过黏膜肌层抵达黏膜下层。黏膜下层中还有黏膜下神经丛，由多极神经元和无髓神经纤维构成，可调节黏膜肌的收缩和腺体的分泌在食管与十二指肠，此层分别含食管腺与十二指肠腺。

第三，肌层。肌层除消化管两端（口腔、咽、部分食管及肛门）为骨骼肌外，其余各部均为平滑肌，一般分为内环行肌和外纵行肌两层（胃壁为三层），两层之间有少量结缔组织和肌间神经丛，可调节肌层的运动，结构与黏膜下神经丛相似。在消化管的各括约肌处，环行肌明显增厚，肌纤维排列成密集的螺旋状，而纵行肌则呈稀疏的螺旋形排列。

第四，外膜。位于腹膜内位的胃、大部分小肠及部分大肠的外膜称浆膜。表面润滑，利于脏器的活动。咽、食管和大肠末端的外膜仅由疏松结缔组织组成，称为纤维膜，直接与邻近器官相连。

二、食管与胃

（一）食管

食管的功能是将咽下的食物经机械性蠕动较快地转运到胃。其黏膜突向管腔形成纵行皱襞，食物通过时，皱襞暂时消失。食管壁的结构如下：

第一，黏膜：表层为复层扁平上皮；固有层为细密结缔组织，含有血管和淋巴管及丰富的淋巴细胞。在食管下端的固有层内可见黏液性的食管贲门腺。黏膜肌层由一层纵行的平滑肌构成。

第二，黏膜下层：为疏松结缔组织，含有许多血管、淋巴管和食管腺。食管腺分泌黏液，润滑黏膜。

第三，肌层：分内环、外纵两层。在食管上段由骨骼肌构成，中段由骨骼肌和平滑肌组成，下段全为平滑肌。

第四，外膜：由纤维膜构成，含有较大的血管、淋巴管及神经。

（二）胃

胃是消化管的膨大部分，可暂时贮存食物并对其进行初步消化，继而推动食糜进入十二指肠，且有吸收部分无机盐、水、醇和某些药物的功能。胃壁组织结构由内向外分为四层。胃空虚时，腔面会形成许多不规则的皱襞。充盈时，皱襞几乎消失。

1. 胃黏膜

胃黏膜在新鲜时呈淡红色。黏膜表面有许多纵横沟纹，将黏膜分成许多胃小区，每区有许多由上皮向间有层凹陷形成的胃小凹，每一小凹底部有 3 ～ 5 条胃腺开口。

（1）上皮。黏膜表面覆以单层柱状上皮，主要由表面黏液细胞构成，该细胞核椭圆形，位于细胞基部。细胞顶部充满黏原颗粒，在 H–E 染色标本上着色浅呈透明状，上皮细胞分泌含高浓度 HCCV 的不可溶性黏液，覆盖于上皮表面，有重要保护作用。胃上皮细胞不断脱落，由胃小凹深部未分化细胞补充，约 3 ～ 5 天更新一次。

（2）固有层。在结缔组织中含有大量呈管状的胃腺，是由上皮凹陷入固有层后转化而成。根据所在部位及结构不同，胃腺可分为胃底腺、贲门腺和幽门腺。

胃底腺。胃底腺分布于胃底和胃体，是胃的主要腺体，开口于胃小凹底部，为分支管状腺，每个腺可分为颈、体和底三部，由主细胞、壁细胞、颈黏液细胞、未分化细胞和内分泌细胞组成（表 2–1）。

表 2–1　胃底腺的组成

组成	内容
主细胞	主细胞又称胃酶细胞，数量最多，分布于腺的体部和底部。主细胞具有典型的蛋白质分泌细胞的结构特点，细胞呈柱形或锥体形，核圆形位于基部，胞质基部嗜碱性，顶部充满酶原颗粒，在 H–E 染色标本上，此颗粒不易保存，故多呈泡沫状。电镜观察，细胞表面有短而不规则的微绒毛，核周胞质内含有大量的粗面内质网和发达的高尔基复合体，酶原颗粒为圆形或卵圆形，外包单位膜。主细胞分泌胃蛋白酶原。婴儿的主细胞还分泌凝乳酶，以利于乳汁的分解。

组成	内容
壁细胞	壁细胞又称泌酸细胞，数量较少，多分布在胃底腺上段，细胞较大，呈卵圆形或三角形，核圆形，位于细胞中央，常见双核，胞质呈强嗜酸性。电镜观察，细胞膜向胞质内凹陷形成大量迂曲分支的小管系统，称细胞内分泌小管，从小管腔面伸出许多细长的微绒毛，扩大了壁细胞的表面积。胞质内尚有许多管泡状滑面内质网，称微管泡系统。当分泌旺盛时，分泌小管的微绒毛增多，微管泡系统的管泡数则剧减；在分泌静止时，分泌小管微绒毛减少，微管泡系统却极发达，故这两种结构可互相转化，微管泡系统是分泌小管膜的储备形式。胞质还有较多的线粒体。 壁细胞的功能主要是合成和分泌盐酸。盐酸是胃液的重要组成成分，它能激活胃蛋白酶原成为胃蛋白酶，并有杀菌作用，还能刺激胃肠胰内分泌细胞的分泌和促进胰液的分泌。人的壁细胞尚可分泌一种糖蛋白，称内因子，它与维生素B12（抗恶性贫血因子，或称外因子）结合成复合物，使维生素B12在肠道内不被水解酶消化，促使回肠吸收维生素B12入血，供红细胞生成所需。若内因子缺乏，则维生素B12吸收障碍，可影响骨髓红细胞的成熟过程，导致恶性贫血。
颈黏液细胞	颈黏液细胞数量较少，主要分布于腺的颈部，夹在壁细胞间。细胞呈低柱状，核扁图形位于细胞基部。细胞顶部充满黏原颗粒，其分泌物为可溶性酸性黏液。
未分化细胞	未分化细胞又称干细胞，位于胃底腺颈部至胃小凹底部，普通H–E染色难以辨认。以放射自显影术研究发现其处于活跃的增殖状态，可分化成其他三种胃底腺细胞。

贲门腺与幽门腺。贲门腺（cardiac gland）位于胃贲门部间有层内，为黏液腺；幽门腺位于胃幽门部固有层内，为分支管状的黏液腺，分泌物较黏稠。

（3）黏膜肌层。黏膜肌层较厚，一般为内环行和外纵行两层平滑肌。胃黏膜的自我保护机制为：胃液中 H^+ 浓度高出血液300万～400万倍，腐蚀力极强；胃蛋白酶则能分解细胞自身的蛋白质。而正常情况下胃黏膜不会受到破坏，这主要是由于胃黏膜表面存在着黏液–碳酸氢盐屏障，该屏障主要由胃黏膜表面黏液细胞产生的一层含大量 HCO_3^- 的不可溶性黏液凝胶构成，其厚度为0.25～0.5mm，黏液凝胶可减慢 H^+ 和胃蛋白酶的逆向弥散，将它们与上皮隔离，黏液凝胶内含的 HCO_3^- 可与 H^+ 发生中和反应，因此凝胶层内的pH值近腔面约为2，近上皮侧约为7，呈梯度递增，从而保护胃上皮。此外，胃上皮细胞的快速更新，也使胃黏膜表面因酒精、药物及一些有害物质的侵蚀引起的损伤能及时得到修复。黏液–碳酸氢盐屏障的破坏，是消化性溃疡发病的病理生理学基础。

2. 黏膜下层及外膜

（1）黏膜下层。黏膜下层由疏松结缔组织构成．含有较大的血管、淋巴管和神经丛。

（2）肌层。胃壁肌层很发达，由内斜、中环和外纵行三层平滑肌组成，环行平滑肌在幽门部特别增厚，形成幽门括约肌。

（3）外膜。外膜由浆膜组成。

三、小肠与大肠

（一）小肠

小肠是消化和吸收的主要场所，在胰液、胆汁及肠腺分泌的消化酶的作用下，食物中的大分子物质转变成小分子，被小肠上皮吸收细胞吸收入血液、淋巴。小肠可分为十二指肠、空肠、回肠三段，各段没有明显的分界，但组织结构各具特点。

1. 小肠黏膜

黏膜表面有许多由黏膜和黏膜下层向肠腔突出形成的环行皱襞上皮和同有层向肠腔突出形成的细小突起，称肠绒毛，是小肠特有的结构：肠绒毛的表面为单层柱状上皮（肠上皮），中轴为疏松结缔组织。绒毛于十二指肠较宽大呈叶状，于空肠较细长呈指状，于回肠则呈短锥形。环行皱襞和绒毛使小肠表面积扩大 20 ~ 30 倍。

（1）上皮。上皮为单层柱状上皮，覆盖于绒毛表面，由吸收细胞、杯形细胞和少量内分泌细胞组成。

吸收细胞：数量最多，呈高柱状，核卵圆形位于细胞基部。细胞游离面有明显的纹状缘，电镜观察，纹状缘是由细胞表面密集而规则的微绒毛构成。每个吸收细胞有微绒毛 2000 ~ 3000 根，使细胞游离面面积扩大约 30 倍在微绒毛表面尚有一层细胞衣，它是吸收细胞产生的糖蛋白，其中含有水解酶，包括磷酸酶、双糖酶和肽酶等，促进食物的进一步分解和吸收。胞质中尚有丰富的线粒体和大量滑面内质网，一些粗面内质网和高尔基复合体，可将细胞吸收的脂类物质结合形成乳糜微粒，然后从细胞的侧面释出。此外，微绒毛的细胞膜尚有某些特殊受体，有利于相应物质的吸收。相邻细胞顶部之间由紧密连接等构成连接复合体，可阻止肠腔内物质从细胞间隙进入组织，保证选择性吸收的进行。吸收细胞的主要功能是吸收已消化的营养物质。其寿命一般为 2 ～ 4 天，上皮细胞脱落后，由小肠腺的未分化细胞增殖补充。

杯形细胞：散在分布于吸收细胞之间，分泌黏液，起润滑和保护肠黏膜的作用。

（2）固有层。固有层由富含血管、淋巴管的细密结缔组织构成。除含大量小肠腺外，还有较多的淋巴细胞、浆细胞、R 噬细胞和肥大细胞等。

肠绒毛中轴的固有层内含有 1 ～ 2 条纵行的毛细淋巴管称中央乳糜管，肠上皮吸收细胞释出的乳糜微粒主要经中央乳糜管运送。在乳糜管周围有丰富的有孔毛细血管网，肠上皮吸收的氨基酸与单糖主要进入血流。肠绒毛还有来自黏膜肌层的少数平滑肌纤维，它可使肠绒毛产生收缩运动，以利于营养物质的吸收和淋巴、血液的运行。

固有层内除有大量分散的淋巴细胞外，尚有淋巴小结。十二指肠和空肠内多为孤立淋巴小结，回肠则多为若干淋巴小结聚集成集合淋巴小结，可穿过黏膜肌层至黏膜下层。

小肠腺是小肠上皮向固有层内凹陷所形成的管状腺，肠腺与肠绒毛上皮是连续的，故肠腺直接开口于肠腔。构成肠腺的细胞除吸收细胞、杯形细胞及内分泌细胞外，还有潘氏细胞、未分化细胞。

潘氏细胞又称帕内特细胞，位于肠腺基部，人潘氏细胞数量从小肠近端到远端有增多趋势。该细胞常三五成群，细胞较大，呈锥体形，核卵圆形位于细胞基部，最显著的特征是顶部胞质含粗大的嗜酸性分泌颗粒，电镜下具有蛋白质分泌细胞的结构特点。潘氏细胞分泌颗粒含有与防御功能有关的蛋白，包括防御素（又称隐窝素）、溶菌酶等，颗粒内容物释放入小肠腺腔，对肠道微生物有杀灭作用，故潘氏细胞具有免疫功能。

未分化细胞是肠上皮的干细胞，位于肠腺基部，夹在其他细胞之间。细胞较小，呈柱状，胞质嗜碱性，电镜观察具有蛋白质分泌细胞的结构特点。细胞不断地增殖并向上方迁移，分化成吸收细胞和其他肠腺细胞，并补充绒毛顶部经常脱落的上皮细胞。

（3）黏膜肌层。黏膜肌层由内环行和外纵行两层平滑肌组成。

2. 黏膜下层及外膜

（1）黏膜下层。黏膜下层由疏松结缔组织构成，内含较大的血管、淋巴管和神经丛。十二指肠含有的十二指肠腺为黏液腺，分泌碱性黏液，可保护十二指肠黏膜免受酸性胃液和胰液的消化及侵蚀。此腺还分泌表皮生长因子，释入肠腔，促进小肠上皮细胞增殖。

（2）肌层。肌层由内环行和外纵行两层平滑肌构成。

（3）外膜。除十二指肠后壁为纤维膜外，其余小肠均为浆膜。

（二）大肠

大肠分为盲肠、阑尾、结肠、直肠和肛管，主要功能是吸收水分和电解质，将食物残渣形成粪便。

第一，盲肠、结肠与直肠。盲肠、结肠与直肠的结构基本相同，具体从四个方面进行探讨：首先，黏膜表面光滑，没有肠绒毛。上皮是单层柱状上皮，杯形细胞很多，分泌黏液以润滑黏膜。直肠下段上皮变为复层扁平上皮。固有层中含有大量直管状肠腺，肠上皮除吸收细胞和杯形细胞外，在腺体底部有少量未分化细胞及内分泌细胞，但无潘氏细胞间有层内尚有散在的孤立淋巴小结，并常常可伸入至黏膜下层。其次，黏膜下层是疏松结缔组织，内有血管、淋巴管及较多的脂肪细胞。再次，肌层由内环行和外纵行平滑肌构成。外纵肌沿大肠 K 轴集中形成三条增厚的平滑肌束，称结肠带，带间的纵行肌很薄；内环行平滑肌呈节段性增厚而形成结肠袋。最后，外膜大部分是浆膜，常含有大量脂肪组织，形成肠脂垂。

第二，阑尾。阑尾管腔狭窄而不规则，固有层中肠腺短而稀少，有丰富的淋巴组织并形成许多淋巴小结，是阑尾最显著的组织学特征，淋巴组织常穿入黏膜下层，使黏膜肌层不完整。肌层很薄，外覆浆膜。

第三，肛管。在齿状线以上的肛管黏膜结构和直肠相似，但在齿状线处，黏膜上皮渐由单层柱状上皮变为轻度角化的复层扁平上皮，大肠腺及黏膜肌层消失白线以下为角化的复层扁平上皮，含有许多色素。近肛门处的固有层中有环肛腺，属于顶质分泌的大汗腺。黏膜下层由富于弹性纤维的结缔组织组成。其中富含血管网，尤其是静脉丛，无静脉瓣，易发生淤血、曲张而形成痔。肌层由两层平滑肌构成，内环肌在肛管处增厚形成肛门括约肌，外纵肌不形成结肠带在肛门缘处外纵肌外侧的骨骼肌形成肛门外括约肌。

四、唾液腺与胰腺

（一）唾液腺

唾液腺可分为小唾液腺和大唾液腺两类，均经导管开口于口腔小唾液腺包括唇腺、颊腺和腭腺等，腺体小，分布于口腔黏膜固有层、黏膜下层和肌层之中。大唾液腺包括腮腺、下颌下腺及舌下腺三对，分布于口腔周围。

1. 大唾液腺的结构

大唾液腺均为复管泡状腺，腺实质由腺泡和导管构成腺泡为腺的分泌部，有浆液性腺泡、黏液性腺泡和混合性腺泡三种类型。腺细胞和部分导管上皮细胞与基膜之间有肌上皮细胞，其收缩有助于分泌物的排出。导管包括：

（1）闰管。闰管直接与腺泡相连，管径最细，管壁为单层扁平或单层立方上皮。

（2）分泌管。分泌管又称纹状管，由闰管汇集而成，管径粗，管壁为单层柱状上皮，核圆形常靠近细胞游离面分布，胞质嗜酸性，细胞基部有明显的纵纹。

（3）小叶间导管和总导管。分泌管汇合成小叶间导管并逐级汇合增粗，最后形成总导管，开口于口腔。管壁由单层柱状上皮移行为假复层柱状上皮，近口腔处管壁上皮渐变为复层扁平上皮与口腔上皮相延续。

2. 大唾液腺的结构特点

（1）腮腺。腮腺为纯浆液性腺，由浆液性腺泡构成。闰管长，分泌管较短，腺间质内有较多的脂肪细胞。分泌物含唾液淀粉酶。

（2）舌下腺。舌下腺为混合腺，以黏液性腺泡和混合性腺泡为主，浆半月多见。无闰管，纹状管也较短。分泌物以黏液为主。

（3）下颌下腺。下颌下腺为混合腺，以浆液性腺泡为主，黏液性腺泡与混合性腺泡较少，闰管短，分泌管较长。分泌物含淀粉酶较少，黏液较多。

（二）胰腺

胰腺表面覆有薄层结缔组织被膜，被膜伸入腺实质，将其分隔成许多分界不明显的小叶。胰腺由外分泌部和内分泌部构成。外分泌部是重要的消化腺，可以分泌胰液，在食物消化中起重要作用。内分泌部分泌激素，主要参与体内糖代谢的调节。

1. 外分泌部

外分泌部为浆液性复管泡状腺，由腺泡和导管构成。

（1）腺泡。腺泡由一层锥体形的腺泡细胞构成，外有基膜，但无肌上皮细胞。腺泡细胞核呈圆形，位于细胞基部。基部胞质呈嗜碱性，顶部胞质中有酶原颗粒，H-E 染色呈嗜酸性。电镜下腺泡细胞具有典型的蛋白质合成细胞的超微结构特点，可见丰富的粗面内质网、游离核糖体和发达的高尔基复合体，线粒体丰富。酶原颗粒聚集在细胞顶部，内含多种消化酶。酶原颗粒含量因细胞的机能状态而异，消化活动旺盛时，酶原释放，颗粒减少。腺泡腔内可见数个扁平或立方形细胞，胞质着色较淡，核扁圆形，称泡心细胞，它们是伸入腺泡腔内的闰管上皮细胞。

腺泡细胞分泌多种消化酶，如胰蛋白酶原、糜蛋白酶原、胰淀粉酶、胰脂肪酶等，腺泡细胞尚分泌一种胰蛋白酶抑制因子，防止胰蛋白酶原和糜蛋白酶原在胰腺内被激活，若这种自我制约机制失调，则可引发急性胰腺炎。

（2）导管。闰管较长，与腺泡相连，管腔小，无纹状管，闰管直接汇合成小叶内导管。小叶内导管在小叶间汇合成小叶间导管，最后汇集成胰管，贯穿胰腺全长，在胰头部与胆总管汇合，开口于十二指肠乳头。从小叶内导管至主导管，管腔逐渐增大，上皮由单层立方渐变为单层柱状，主导管为单层高柱状上皮，上皮内可见杯形细胞。导管上皮细胞（包括泡心细胞）可分泌大量的水和碳酸氢盐等多种电解质。导管上皮间有散在的内分泌细胞，如PP细胞、B细胞和A细胞。

2. 内分泌部

内分泌部也称胰岛，散在分布于外分泌部腺泡之间，胰岛细胞呈团、索状排列，细胞间有丰富的有孔毛细血管。人胰岛主要有A、B、D、PP四种细胞，在H-E染色标本中不易区分各种细胞，用特殊方法染色如Mallory－Azan可显示胰岛主要有A、B、D三种细胞。近年多用电镜和免疫细胞化学法显示和研究胰岛各类细胞。

（1）A细胞。A细胞约占胰岛细胞总数的20%，多分布于胰岛的周边。细胞体积较大，呈多边形，胞质内含有很多粗大的鲜红色分泌颗粒，核圆形。电镜观察，分泌颗粒呈圆形或卵圆形，外包有质膜，内含一偏位的致密芯，芯和膜之间有电子密度较低的晕。A细胞分泌高血糖素（glucagon），能促进细胞内的糖原分解为葡萄糖，并抑制糖原合成，使血糖升高。

（2）B细胞。B细胞约占胰岛细胞总数的75%，多分布于胰岛中央。细胞体积较小，分界不清，胞质内有细小的橘黄色颗粒，核小，圆形。电镜观察，分泌颗粒有质膜包被，大小不一，分布不匀，其内有一个至多个杆状或不规则的致密芯。B细胞分泌胰岛素（insulin），胰岛素参与糖代谢，能促进组织、细胞对葡萄糖摄取和利用，促进葡萄糖合成糖原或转变为脂肪贮存，从而使血糖降低。在B细胞与A细胞的协同作用下，机体的血糖水平保持相对稳定。若胰岛素分泌不足，可致糖尿病。胰岛 B 细胞肿瘤或功能亢进时，则可引发低血糖症。

（3）D 细胞。D 细胞约占胰岛细胞总数的 5%。D 细胞为卵圆或梭形，核卵圆形，胞质内含大量蓝色颗粒。电镜观察，D 细胞与 A、B 细胞间有缝隙连接，分泌颗粒较大，内含物呈均质状。D 细胞分泌生长抑素（somatostatin），可经旁分泌作用于邻近的 A、B、PP 细胞，抑制它们的分泌生长抑素也可进入血液循环对其他靶细胞起调节作用。

（4）PP 细胞。PP 细胞能分泌胰多肽（pancreatic polypeptide，PP），故称为 PP 细胞。其数量很少，主要分布于胰岛，也见于外分泌部的导管上皮内或腺泡细胞间。胰多肽可抑制胰液分泌、胃肠运动及胆囊收缩。

除上述细胞外，人胰岛的周边还可见少量 D 细胞，可以分泌血管活性多肽，能促进胰腺腺泡和 A、B 细胞的分泌活动。

五、肝脏与胆囊

（一）肝脏

肝是人体最大的腺体，成人肝约占体重的 2%。肝细胞分泌胆汁经胆管输入十二指肠，参与脂类和脂溶性物质的消化，故通常将肝列为消化腺，但肝具有不同于其他消化腺的独特的结构特点和极其复杂多样的生物化学功能。肝内进行的生物化学反应超过 500 种，肝除合成分泌胆汁外，还合成多种蛋白质及其他物质直接分泌人血，参与糖、脂类、药物、激素等的代谢，并有防御、造血的功能。

肝表面覆以致密结缔组织被膜，大部分为浆膜，内含丰富的弹性纤维。肝门处的结缔组织随门静脉、肝动脉和肝管的分支伸入肝实质，将整个肝脏分隔成许多肝小叶。肝小叶间各种管道聚集的部位为门管区。

1. 肝小叶

肝小叶是肝脏的基本结构和功能单位，外形呈多角形棱柱体，横切面为多边形，长约 2mm，宽约 lmm，成人肝有 50 万 ~ 100 万个肝小叶。小叶之间有结缔组织，人肝小叶周围的结缔组织少，仅占肝体积的 4% 左右，所以肝小叶界限不明显。每个肝小叶中央有一条贯通其长轴的中央静脉，肝细胞以中央静脉为中心，呈放射状排列，形成肝板，其断面呈索状称肝索，肝板凹凸不平有分支且相互吻合成网。肝小叶的周围有一层环形肝板，称为界板。

肝板之间的不规则空隙内有肝血窦（hepatic sinusoid），血窦经肝板上的孔互相连通。相邻肝细胞局部胞膜各自向胞质内凹陷形成微细的胆小管，穿行于肝板内并互相连接成网。肝板、肝血窦和胆小管围绕中央静脉共同组成肝小叶的复杂的立体网络结构。

（1）中央静脉。中央静脉位于肝小叶中央，管壁由内皮细胞围成，内皮外有少量结缔组织，因有肝血窦开口，管壁不完整。中央静脉接受肝血窦的血液，然后汇入小叶下静脉。

（2）肝细胞。肝细胞是肝的实质性细胞，占肝内所有细胞的90%，肝小叶体积的80%。肝细胞呈多面体形，直径15 ~ 30μm。肝细胞有三种不同的功能面：相邻肝细胞的连接面、胆小管面和肝血窦面。每个肝细胞可有多个血窦面。胆小管面和肝血窦面有发达的微绒毛，使细胞表面积增大。肝细胞通过这三种不同的邻接面实现多种生理功能。

肝细胞核大而圆，可有双核细胞（约25%），常染色质丰富，故着色较浅，核膜、核仁清楚，说明合成蛋白质的功能活跃。多倍体细胞多是肝的特点之一，肝细胞核DNA含量分析发现，正常成人肝的四倍体细胞占60%以上，还有八倍体或十六倍体肝细胞，其生理和病理意义尚不完全清楚，一般认为与肝细胞长期保持活跃的功能活动及旺盛的物质更新有关，而且可能与肝潜在的强大再生能力密切相关。

（3）肝血窦。肝血窦位于肝板之间，腔大而不规则，相互吻合成网，小叶间动脉和小叶间静脉的终末支穿过界板将血液汇入肝血窦，故肝血窦内为混合血，窦内血液由小叶周边向中央单向性流动，汇入中央静脉。肝血窦壁由内皮细胞围成，窦腔内有肝巨噬细胞和大颗粒淋巴细胞。

内皮细胞：细胞扁而薄，含核的部分略厚凸向窦腔。电镜观察，内皮细胞间常有间隙，窗孔无隔膜，胞质内细胞器少，有丰富的吞饮小泡内皮外无基膜，仅有少量网状纤维附着，故肝血窦通透性很大，除血细胞外，肝细胞分泌的蛋白质和血液中的血浆成分等均可通过内皮细胞窗孔和细胞间隙，有利于肝细胞与血液间的物质交换。

肝巨噬细胞：又称库普弗细胞，形态不规则，从胞体伸出许多板状或丝状伪足附于内皮细胞表面，或穿过内皮细胞窗孔、细胞间隙伸入窦周隙。细胞表面有许多皱褶和微绒毛，胞质内含大量的溶酶体，并常见吞噬体和残余体，细胞核较大。肝巨噬细胞由血液单核细胞分化而来，是体内最大的巨噬细胞群体。肝巨噬细胞具有变形运动和活跃的吞饮、吞噬能力，在清除从门静脉进入肝的病原微生物、异物，清除衰老血细胞及监视肿瘤等方面发挥着重要作用。

大颗粒淋巴细胞：大颗粒淋巴细胞（large granular lymphocyte，LGL）是肝特有的NK细胞，附着在内皮细胞或库普弗细胞上。细胞近圆形，表面有伪足样突起，突起可穿过内皮孔或间隙进入窦周隙，与肝细胞表面的微域毛相接触。核偏位，有齿状凹陷。胞质内有较多的致密颗粒，偶见LGL从血窦进入窦周隙内。肝LGL具有NK细胞活性，能溶解和杀伤多种肿瘤细胞，还具有抗病毒作用，人外周血LGL可杀伤感染肝炎病毒的肝细胞。

窦周隙与PT：脂细胞寨周隙是位于内皮细胞与肝细胞之间的狭小间隙，又称Disse间隙，宽约0.4μm。由于肝血窦壁通透性大，血浆成分透入窦周隙，肝细胞血窦面大量微绒毛伸入窦周隙，浸浴于血浆中，窦周隙是肝细胞与血液之间进行物质交换的场所窦周隙内有贮脂细胞或称肝星形细胞（HSC），其形态不规则，有许多突起附于内皮细胞基底面及肝细胞表面，或伸入肝细胞之间，核形态不规则。H-E染色切片中不易辨认，用氯化金浸染或免疫细胞化学法可显示。电镜观察，PC脂细胞的结构特征是胞质内有许多大小不一的脂滴，内含维生素A。贮脂细胞有摄取、贮存和释放维生素A的功能，还有产生胶原和基质的功能。当慢性肝病或肝硬化时，贮脂细胞增多，其结构与功能类似于成纤维细胞，与肝纤维化等病理变化密切相关。

2. 门管区

门管区是相邻肝小叶之间呈三角形或不规则形的结缔组织小区，又称汇管区，其中有三种伴行的管道，即小叶间动脉、小叶间静脉和小叶间胆管。每个肝小叶的周围一般有3 ~ 4个门管区。小叶间静脉是门静脉的分支，管腔大而不规则，管壁薄，内皮外仅有少量散在平滑肌。小叶间动脉是肝动脉的分支，管径较细，腔较小，管壁相对较厚，内皮外有几层环行平滑肌3小叶间胆管是肝管的分支，管壁由单层立方或低柱状上皮构成，管腔狭小。

（二）胆囊

胆囊壁由黏膜、肌层与外膜组成。黏膜有许多高而分支的皱襞突入腔内，胆囊收缩排空时，皱襞高大而呈分支状，充盈时皱襞减少或消失。

第一，黏膜。黏膜由上皮和固有层构成。上皮为单层柱状，细胞游离面有大量微绒毛，细胞核位于基部，核上区胞质内线粒体和粗面内质网较发达，顶部胞质内可见少量粘原颗粒。上皮细胞可分泌一定量的黏液，但以吸收功能为主。固有膜为薄层结缔组织，含有丰富的小血管、淋巴管及弹性纤维固有膜内无腺体，皱襞之间的上皮常向固有膜内凹陷形成黏膜窦。胆囊充盈时，黏膜窦消失。黏膜窦内易存留细菌或异物，引起炎症。

第二，肌层。肌层为平滑肌，厚薄不一，胆囊底部较厚，体部较薄，平滑肌呈纵向或螺旋形排列，肌束间弹性纤维较多。

第三，外膜。外膜较厚，胆囊的游离部分为浆膜，其余部分为纤维膜。胆囊有贮存和浓缩胆汁的功能。容量约为 40 ~ 60mL。胆囊上皮能主动吸收胆汁中的水和无机盐，使胆汁浓缩。胆囊每小时吸收水 3mL，使胆汁浓缩 4 ~ 10 倍。胆囊分泌黏液，每日约 20mL，慢性胆囊炎时，上皮出现杯形细胞，黏液分泌增多。胆囊的分泌、吸收和收缩排空受神经与体液调节，特别是进食高脂肪食物后，小肠分泌胆囊收缩素，刺激胆囊强烈收缩，将胆汁排入肠腔。

第五节 呼吸系统

呼吸系统包括鼻、咽、喉、气管、支气管和肺。根据结构和功能特点，可分为导气部和呼吸部。导气部从腔至肺内的终末细支气管，是气体进出的通道，并有净化吸入空气等重要作用。呼吸部是从肺内的呼吸性细支气管至终末的肺泡，是气体交换的部位。此外，肺还参与机体多种物质的合成和代谢。以下重点探讨气管与支气管、肺。

一、气管与支气管

气管和支气管管壁结构相似，均由黏膜、黏膜下层和外膜构成。

（一）黏膜

黏膜由上皮和固有层构成。上皮与固有层之间有明显的基膜。上皮为假复层纤毛柱状上皮，由纤毛细胞、杯形细胞、基细胞、刷细胞和小颗粒细胞等构成。

第一，纤毛细胞。数量最多，呈柱状，游离面有纤毛。纤毛向咽部的快速定向摆动，有助于清除异物。

第二，杯形细胞。数量约为纤毛细胞的 1/5，其顶部胞质内含大量黏原颗粒，细胞分泌的黏蛋白与管壁内腺体的分泌物在上皮表面共同构成黏液屏障。

第三，基细胞。呈锥形，位于上皮深部，是一种未分化的细胞，有增殖和分化能力，可分化形成纤毛细胞和杯形细胞。

第四，刷细胞。刷细胞呈柱状，游离面有许多排列整齐的微绒毛，形如刷状。刷细胞的功能尚不清楚。细胞顶部可见基粒，因此认为它可能是一种未成熟的纤毛细胞。有的刷细胞基部可见与传入纤维构成的突触，故认为刷细胞具有感受刺激的功能。

第五，小颗粒细胞。小颗粒细胞属于弥散神经内分泌细胞，数量少，呈锥体形，散在分布于气管及其分支的导气部管壁上皮深面，胞质内有许多致密核芯颗粒。免疫细胞化学研究证明，颗粒内含有多种胺类或肽类物质。

（二）黏膜下层

黏膜下层属疏松结缔组织，与固有层和外膜无明显分界。含有血管、淋巴管、神经及较多的混合性气管腺。气管腺中的浆液性腺泡较少，其分泌的稀薄液体分布于黏液层下方，纤毛在其中可自由摆动。黏液性腺泡分泌的黏液与杯形细胞分泌的黏液共同形成较厚的黏液层，覆盖于黏膜表面。

（三）外膜

外膜属疏松结缔组织，较厚，主要有 16 ~ 20 个“C”形透明软骨环构成管壁支架，软骨环之间以弹性纤维组成的环状韧带连接。软骨环的缺口由弹性纤维组成的韧带和平滑肌束封闭。咳嗽反射时平滑肌收缩，气管腔缩小，呼出气流速度加快，有助于清除痰液。

二、肺

肺表面覆以浆膜，即胸膜脏层。肺门有支气管、血管、淋巴管和神经进出。支气管入肺后反复分支呈树枝状，称支气管树。肺组织分实质和间质两部分，实质为肺内支气管树及其终末的大量肺泡，间质是肺泡之间的结缔组织及其内的血管、淋巴管和神经等。人的支气管分支至肺泡通常有 24 级。支气管依次分支为叶支气管、段支气管、小支气管、细支气管、终末细支气管。从叶支气管至终末细支气管为肺的导气部。终末细支气管以下的分支为肺的呼吸部。

每条细支气管连同它的分支至肺泡，组成一个肺小叶。肺小叶呈锥体形，尖朝向肺门，底朝向肺表面，在肺表面可见肺小叶底部轮廓，直径约 1.0cm，每叶肺约有 50 ～ 80 个肺小叶。肺小叶是肺的结构单位，也是肺病理变化的基础。临床上小叶性肺炎指仅累及若干肺小叶范围的炎症病变。

（一）肺导气部

肺导气部包括肺内的支气管、小支气管、细支气管和终末细支气管。随着各段管道的不断分支，其管径逐渐变小，管壁逐渐变薄，管壁结构也逐渐发生变化。

第一，叶支气管至小支气管。管壁结构与肺外的支气管基本相似，但管径渐细，管壁三层分界已不清楚。假复层纤毛柱状上皮中杯形细胞逐渐减少；固有层中平滑肌相对增多，从分散排列逐渐形成环形平滑肌束；腺体逐渐减少；软骨由完整的“C”形软骨环变为不规则片状，并逐渐减少。

第二，细支气管。细支气管上皮由假复层纤毛柱状渐变为单层纤毛柱状上皮，杯形细胞、腺体和软骨片均减少或消失。环行平滑肌逐渐增厚，肌的收缩常使黏膜形成皱襞。

第三，终末细支气管。终末细支气管是细支气管的分支，上皮为单层柱状，无杯形细胞；腺体和软骨均消失；平滑肌明显增多并形成完整的环行层，黏膜皱襞也更明显。细支气管和终末细支气管的环行平滑肌的收缩或舒张，可以改变管径的大小，以此调节进出的气流量。在支气管哮喘等病理情况下，平滑肌发生痉挛性收缩，管径变窄，进出肺泡的气流量减少，导致呼吸困难。

（二）肺呼吸部

肺呼吸部包括呼吸性细支气管、肺泡管、肺泡囊和肺泡。肺呼吸部各结构的共同特点是都有肺泡，肺泡是肺行使气体交换功能的部位。

第一，呼吸性细支气管。呼吸性细支气管每条终末细支气管可分支形成 2 ～ 3 条呼吸性细支气管，其管壁不完整，有少量肺泡开口。呼吸性细支气管的上皮为单层立方上皮，由纤毛细胞和 Clara 细胞组成。在肺泡开口处，单层立方上皮移行为肺泡的单层扁平上皮。上皮下结缔组织内有少量环行平滑肌和较多的弹性纤维。

第二，肺泡管。肺泡管因壁上有大量的肺泡开口，故其管壁结构仅存在于相邻肺泡开口之间。此处表面为单层立方或扁平上皮，上皮深面为薄层结缔组织和少量平滑肌，肌纤维环绕于肺泡开口处，呈结节状膨大。

第三，肺泡囊。肺泡囊是若干肺泡共同开口处。每个肺泡管分支形成 2 ～ 3 个肺泡囊，在肺泡开口处无环行平滑肌环绕，故在切片中的相邻肺泡开口之间无结节状膨大。

第四，肺泡。肺泡是支气管树的终末部分。肺泡为半球形有开口的小囊，开口于呼吸性细支气管、肺泡管或肺泡囊，是肺进行气体交换的场所。成人肺约有3亿～4亿个肺泡，总表面积可达140m^2。肺泡壁很薄，表面覆以单层肺泡上皮，上皮深面为基膜。相邻肺泡之间仅隔以薄层结缔组织，称肺泡隔。

（三）肺间质与肺巨噬细胞

肺间质主要分布于支气管树的周围，由肺内疏松结缔组织（弹性纤维和巨噬细胞较多）及血管、淋巴管和神经构成。肺血管内皮及其所含的酶系统，可合成和代谢多种物质，参与调节机体的生理功能。

肺巨噬细胞由单核细胞分化而来，广泛分布在肺间质内，在细支气管以下的管道周围和肺泡隔内较多。有的巨噬细胞游走入肺泡腔内，称肺泡巨噬细胞。肺巨噬细胞的吞噬、免疫和分泌作用都十分活跃，有重要防御功能。肺巨噬细胞吞噬了大量吸入肺内的尘粒后，则称为尘细胞。在心力衰竭出现肺淤血时，大量红细胞从毛细血管溢出，被巨噬细胞吞噬，并将血红蛋白分解为含铁血黄素颗粒，此时的肺巨噬细胞称为心力衰竭细胞。

（四）肺的血液供应

肺内血管有两个来源，即肺动脉和支气管动脉。肺动脉是肺的功能性血管，携带静脉血自右心室发出后，从肺门入肺，其分支与支气管的各级分支伴行，最后在肺泡隔处形成密集的毛细血管网。在肺泡处进行气体交换后，静脉血变为动脉血，最后在肺门处汇合成两条肺静脉出肺。

支气管动脉是肺的营养性血管，起自胸主动脉或肋间动脉，为教条管径较细的肌性动脉。经肺门入肺后，沿途在各级支气管壁内形成毛细血管，营养管壁组织。毛细血管小部分汇入肺静脉，大部分汇集形成支气管静脉，与支气管伴行，由肺门出肺。

第六节　泌尿系统

泌尿系统包括肾、输尿管、膀胱和尿道。肾是人体主要的排泄器官，以形成尿的方式来排除体内的代谢产物、多余的水分、无机盐、药物及有害物质等，对人体的水和电解质平衡起着调节作用。此外，肾还能产生多种激素和生物活性物质，对机体的生理功能有着重要的调节作用。

一、肾

肾似蚕豆形，表面有致密结缔组织构成的被膜，又称纤维膜。肾实质分为皮质和髓质。皮质位于肾的外围，由髓放线和皮质迷路组成。髓质位于肾的深部，由 10 ~ 18 个肾锥体组成，呈条纹状。肾锥体尖端钝圆，突入肾小盏内，称肾乳头，每个肾乳头上有 10 ~ 25 个乳头孔。肾皮质伸入肾锥体之间的部分称为肾柱。肾锥体底部连接着皮质，众多纹路伸向皮质形成髓放线。而皮质迷路就是在髓放线间的肾皮质，这些皮质迷路与一条条髓放线构成的物质成为肾小叶。

肾间质是指泌尿小管之间的部分血管、神经和结缔组织等，这些泌尿小管构成了肾。单层上皮组成了一条条管道状的泌尿小管，肾小管尾部与集合管相连，肾小囊就是由肾小管头部胀大形成的两层盲囊，肾小囊与血管球组成了肾小体。肾小体和与之相连的肾小管组成了肾单位。肾单位和泌尿小管的具体构成情况如下：

（一）肾单位

肾小体和肾小管共同构成了肾单位，肾单位是尿液的存储单位，并能够形成尿液。肾单位的平均长度在 50 毫米到 70 毫米之间，每个肾含有的肾单位数量也不尽相同，大约为 100 万个到 200 万个肾单位。因皮质上的肾小体所处位置不一样，所以肾单位通常被分成两种，髓旁肾单位和浅表肾单位：肾小体分布在皮质浅层的称浅表肾单位，占总数的 85%，肾小体分布在皮质深层的称髓旁肾单位，约占总数的 15%。

1. 肾小体

肾小体是肾单位的起始部，近似球形，故又称肾小球，由血管球和肾小囊组成，直径约 150 ~ 250μm。肾小体有两个极，微动脉出入的一端称血管极；另一端与近端小管相连为尿极。

（1）血管球：血管球是存活于肾小囊中的很多弯曲的毛细血管，人球微动脉先通过血管极进入到肾小囊后，不断裂变分支，分支再细分小分支，经过长时间的细分后，布满了复杂的毛细血管网，组成一条微动脉，最终又从血管极与肾小囊分离。出球微动脉没有人球微动脉直径粗，也直接导致毛细血管在血管球内的血压升高。通过电子显微镜可以清晰地看出，血管球中的毛细血管孔径在50nm至200nm之间，内皮小孔处于封闭状态且没有隔膜，它可以为大分子物质流动设置障碍，无法正常通过。含负电荷的细胞衣附着在内皮表面，其中含有唾液酸，能够有效甄别血液中各种物质。

血管球基膜是位于血管球毛细血管内皮与足细胞突起及裂孔膜之间的均质状膜，仅在血管系膜侧。基膜缺如，内皮直接与系膜相邻接。电镜下血管球基膜分为内疏层、致密层和外疏层三层。血管球基膜主要由Ⅳ型胶原蛋白、蛋白多糖和层粘连蛋白等组成。成人基膜较厚约330nm，婴幼儿较薄约llOnm。

血管系膜又称球内系膜，位于血管球毛细血管之间，主要由球内系膜细胞和系膜基质组成。球内系膜细胞是一种形状不规则的多突起细胞，核小，染色较深。球内系膜细胞具有一定的收缩功能，可调节毛细血管的管径；还可分泌肾素和多种酶等，参与血管球内血流量的调节；球内系膜细胞可以促进基模的新陈代谢，还可以清理基模上残留的沉淀垃圾，使基模保持干净状态。球内系膜细胞可以产生系膜基质，系膜基质中含有丰富的胶原蛋白，在基质内的胶原蛋白呈松散的网状，可以促进血管球毛细血管正常运转，同时保障大分子物质顺利通过。

（2）肾小囊：肾小囊，别名Bowman囊，内部包含血管球，它是因肾小管前端胀大，后又收缩而形成的两层盲囊。肾小囊两层盲囊间的空隙被称作肾小囊腔，肾小囊腔与肾小管腔相连接。肾小囊壁有两层，分别为内壁和外壁，外壁为一层上皮，也就是肾小囊壁层，处在肾小体尿极点之处连接着肾小管上皮。肾小囊脏层是把血管极向内折，得到肾小囊内层。脏层细胞形状各异，大小不一，足细胞就是附着在上面大大小小的凸点。借助科技手段，人们可以清晰地看到细胞体中有足细胞的存在，足细胞伸出初级突起，接着进行分支变化，初级突起发出次级突起，部分次级突起发出数量不多的三级突起。这些相距较近的足细胞次级突起两两匹配，呈格栅状附着在血管球基模外层。紧挨着的突起间隙约为25nm，称为裂孔，裂孔上覆有4 ~ 6nm厚的裂孔膜。突起内有许多微丝，微丝收缩可改变裂孔的大小，影响滤液的通透性。

在肾小囊脏层与壁层交界处，有一种特殊的细胞称极周细胞，围绕血管极。每个肾小体有1 ~ 10个，具有典型的蛋白质分泌细胞的结构特征。功能不清，可能与调节肾小管上皮细胞的重吸收和分泌功能有关。

（3）滤过膜：滤过膜在肾小体中起到过滤作用，当血液在血管球毛细血管中流动时，血管内血压高，血液中一部分成分从有孔内皮、经由毛细血管基模以及足细胞裂孔膜，最终流向肾小囊腔中，这三层结构为血浆提供了过滤膜，形成了一道保护屏障。原尿即为被肾小囊腔过滤的液体，大部分成分与血浆类似，但也有不同之处，原尿成分没有大分子蛋白。滤过膜对大分子物质通透性很低，比如血浆蛋白质，而对小分子物质通透性很高，比如电解质和水。一般而言，相对分子质量在 $70KD_a$ 以下的物质可以通过滤过膜。通常滤过膜对大分子物质的通透性与物质的分子半径、电荷及形状因素有关。血管球基膜中的糖胺多糖以带负电荷的硫酸肝素为主，毛细血管内皮腔面及足细胞表面也都带有负电荷。由于同性电荷相斥，带负电荷的物质比带正电荷的难以通过，这对防止蛋白质滤过具有重要意义。在滤过膜的三层结构中，血管球基膜是最主要的屏障结构。成人一昼夜可形成原尿约 180L。若滤过膜受损害，则可出现蛋白尿或血尿。

2. 肾小管

肾小管由单层上皮细胞及其基膜共同组成。肾小管全长约 31mm，根据其结构、功能及分布的差异，可分为近端小管、细段和远端小管三部分，近端小管和远端小管又可分别分为曲部和直部两部分。近端小管直部、细段和远端小管直部形成一个“U”形襻，称髓襻，髓襻的下行支和上行支分别称降支和升支。近端小管曲部和肾小管相续，远端小管曲部连接集合小管，肾小管具有重吸收、分泌或排泄等作用。

（1）近端小管：近端小管是肾小管中最粗、最长的一段，管径为 50 ~ 60μm，长约 14mm，约占肾小管总长的一半。

近端小管曲部（近曲小管）在肾小囊的尿极与肾小囊壁层上皮相续。管腔形状杂乱，且比较小，上皮细胞多为锥形，细胞之间分界线模糊，胞体个头大，呈圆形状的胞核距离基底部较近，且细胞基部分布着一些纹路，胞质具有嗜酸性，边缘呈刷状。通过电子显微镜观察，刷状边缘实际是由众多微绒毛构成，可以有效扩大管腔面积，使得物质被充分吸收。质膜内褶就在细胞的基底面，数量多而密，而存在于内褶之间的胞质内部则密密麻麻地分布着细长的线粒体。细胞侧面并不是光滑的，实际分布着大量侧突，两个紧挨着的细胞侧突是充分吻合的。细胞基部质膜上还有丰富的 Na^+、K^+-ATP 酶（钠泵），可将细胞内 Na^+ 泵至小管外肾间质中，完成 Na^+、K^+ 的主动运输。

近端小管直部的结构与曲部相类似，但细胞略矮，微绒毛稍短，侧突和质膜内褶都不如曲部发达。近端小管的结构特点使其具有极强的重吸收功能，原尿中几乎全部氨基酸、葡萄糖、多肽和小分子蛋白质、维生素和 85% 的水分及无机盐离子等，均在此段内进行重吸收。近端小管曲部细胞能够将血液中的青霉素、酚红等物质转运出去，排出外来物质，此外肌酐、NH_3、马尿酸等分泌的代谢物在近端小管曲部细胞的作用下排到管腔内。因此，在临床试验中，为了检测近端小管功能是否正常，应用酚红排泄试验就可得出结论。

（2）细段：存在于肾椎体及髓放线中，管径最细，仅为 12μm。浅表肾单位的细段短，与其他物质共同构成髓襻降支；而髓旁肾单位细段长，与其他物质共同构成升支。细段管壁仅有一层扁平上皮，处于游离面的细胞上有很短的微绒毛，细胞核向管腔方向突起，胞质附有浅浅的染色。

（3）远端小管：远端小管的管径比近端小管细，管径约 30 ～ 45μm，管腔相对大而规则。管壁上皮细胞呈立方形，细胞界限清楚，胞质呈弱酸性，着色较浅，核圆，居中或近管腔面，细胞基部纵纹明显，无刷状缘。

电镜下，远端小管直部上皮细胞基部的质膜内褶很发达，褶深可达细胞顶部，褶间胞质内有纵行排列的大而长的线粒体。基部质膜上有丰富的 Na^+、K^+-ATP 酶，能主动将 Na^+ 泵入小管外间质内，使间质呈高渗，在浓缩尿液的过程中起重要作用。

远端小管又被称为远曲小管，它的曲部和直部的超微结构类似，微绒毛数量不但增多，而且直部的线粒体及质膜内褶发达程度优于曲部。H_2O、Na+ 能被远曲小管吸收，远曲小管还能排出 NH_3 等物质，可以维持酸碱平衡，同时能够保持电解质平衡。抗利尿激素及醛固酮可以有效调节远端小管的功能，抗利尿激素可以促进对 H_2O 的吸收，大大减少尿量，而醛固酮使得 Na+ 更易被吸收，排出 K^+ 更快。

（二）集合小管

集合小管由三段组成：弓形集合小管、乳头管和直集合小管，长度在 20mm 至 38mm 之间。顾名思义，弓形集合小管形状似弓，连接着远曲小管和直集合小管。直集合小管按自己的行动轨迹下行，主要游离在肾椎体和髓放线当中，直到肾乳头处，在肾小盏处张开口。远曲小管随着集合小管流动不断汇集在一起，集合小管的管径在过程中不断变粗，管壁也出现变化，单层立方上皮在移动中变为单层柱状上皮，到达乳头管成为高柱状上皮。集合小管的管壁细胞彼此能看得清晰，细胞质颜色淡，处在中间位置。集合小管不断吸收水和钠元素，排出 NH_3、K^+，抗利尿激素和醛固酮能够调节集合小管的功能，浓缩原尿，使得各项功能正常运转；还可受心钠素的调节，以减少对水的重吸收而增多尿量。

（三）肾间质

肾间质为泌尿小管间的少量结缔组织、血管、神经等。间质细胞主要有成纤维细胞、巨噬细胞和载脂间质细胞等。载脂间质细胞为长满突起的星状，各种细胞器及具有显著特征的嗜饿性脂滴存在于细胞内。载脂间质细胞功能较多，可以促进间质内纤维和基质的形成，还可以分泌前列腺素。血液经过细胞突起收缩的刺激，加快了在血管内的流速，从而带走一部分水分，尿液成分被浓缩。

（四）球旁复合体

球旁复合体也被称为肾小球旁器，由三部分组成：球外系膜细胞、致密斑以及球旁细胞。肾小体的血管极围合成三角区域，球旁复合体就在这个区域。球外系膜细胞处于三角区的中心位置，底部为致密斑，三角区的两边分别为出球微动脉及人球微动脉。球旁复合体可以保持电解质平衡，还可以调节人体血压。

第一，球旁细胞。它先从入球微动脉进入到血管极，管壁中存在的平滑肌细胞逐步变为上皮样细胞，最终形成球旁细胞，细胞为多边形，体积大，细胞核大，胞质呈现出弱嗜碱性。通过电子显微镜可以看到，胞质内有大量的核糖体及粗面内质网，丰富强大的高尔基复合体，另外还分泌出很多均质状的颗粒，经过胞吐，可以将肾素排泄到其他间质里。肾素是蛋白水解酶的一种，血液中富含血管紧张素，经过蛋白水解酶的分解，转化为血管紧张素Ⅰ，皮细胞会分泌出转换酶，血管紧张素在转换酶的作用下转化为血管紧张素Ⅱ，血管紧张素Ⅰ和血管紧张素Ⅱ均有过滤功能，血管平滑肌被动收缩导致血压升高。血管紧张素还具有催化作用，肾上腺皮质在它的作用下，分泌出醛固酮，增进集合管和肾远曲小管的吸收作用，排出 K^+，吸收水和 Na^+，致使血容量增加，血压升高。

第二，致密斑。致密斑是指远端小管曲部在近血管极一侧的细胞呈高柱状紧密排列，形成一直径 40 ~ 70μm 的椭圆形隆起，约有 20 ~ 30 个细胞组成。致密斑上的基膜残缺不全，细胞之间关联紧密，细胞基部分布着小突起，作为一种离子感受器，致密斑可以探测到远端小管液体的变化，尤其是 Na^+ 浓度。浓度下降，球旁细胞接到致密斑发送的信息，致密斑分泌肾素，集合小管和远端小管对 Na^+ 能够更好地被吸收。

第三，球外系膜细胞。球外系膜细胞[①]既与致密斑紧密相贴，又与球旁细胞、球内系膜细胞之间有缝隙连接，可能在球旁复合体的活动中起着信息传递的作用。

（五）肾的血液循环

肾血液循环与肾功能密切相关。肾动脉入肾门后分成几支叶间动脉，行走于肾锥体之间。叶间动脉在肾锥体底处分支为弓形动脉，处在髓质和皮质中间，很多小叶动脉从弓形动脉中发散出来，在皮质迷路中呈现发散状活动轨迹。小叶间动脉的分支形成诸多入球微动脉，最终进入肾小体，成为血管球。浅表肾单位的出球微动脉自从与肾小体分离，而后会组成球后毛细血管网，毛细血管网广泛分布在肾近端小管曲部和远端小管曲部周边，最终形成叶间静脉，小叶间静脉及弓形静脉，静脉与动脉共同形成肾静脉，最终经由肾门流出肾。球后毛细血管网是由髓旁肾单位的出球微动脉构成，随后发散出很多分支，成为在髓质间流动的直小动脉，折返后形成小静脉，形成“U”形血管襻与髓襻伴行，直小静脉汇入弓形静脉。

肾血液循环有如下特点：①肾动脉直接来自腹主动脉，血管粗短，血压较高，血流量大，肾脏每分钟血流量约 1200mL，相当于心输出量的 1/4 ~ 1/3 左右，每 4 ~ 5min 人体内血液全部流经肾内被滤过一遍，其中 90% 进入肾皮质；②肾小体入球微动脉的管径大于出球微动脉，血管球的血压较高，有利于滤过；③形成两次毛细血管网，血管球为动脉毛细血管网，起滤过作用，球后毛细血管网缠绕在泌尿小管周围，起营养及回收重吸收物质的作用；④直小血管在髓质内形成许多“U”形血管襻，并与髓襻伴行，有利于肾小管和集合小管的重吸收和尿液的进一步浓缩。

（六）肾的淋巴管与神经

肾分为被膜淋巴丛、毛细淋巴管及肾实质内淋巴丛，广泛围绕肾单位分布，围绕血管逐步形成小叶间淋巴管、弓形淋巴管、经由叶间淋巴管，再经过肾门淋巴管最终流出肾。被膜内毛细淋巴管形成被膜下淋巴管，与肾内淋

---

① 球外系膜细胞又称极垫细胞，是充填于肾小体血管极三角区内的一些细胞，与球内系膜细胞的形态相类似，并与球内系膜细胞相延续。

巴丛充分契合，最终一起进入相邻器官的淋巴管。

肾神经包括交感神经和副交感神经，发掘于肾丛中，其中最重要的是交感神经，神经纤维首先从肾门进入肾中，球旁复合体、肾血管、肾间质和皮质迷路中都布满神经纤维。

（七）肾的非泌尿功能

肾能产生多种激素或生物活性物质，主要有前列腺素、肾素－血管紧张素系统、激肽释放酶－激肽系统、红细胞生成素、肾髓质血管降压脂等，这些激素在调节肾脏功能活动及机体的许多生理功能中有重要意义。肾小管上皮还具有维生素 D_3，的第二次羟化功能，进而促进小肠对钙的重吸收和磷的转运，同时促进肾小管对钙、磷的重吸收和促进骨组织的重建。

二、排尿管道

进入肾小盏的终尿经肾大盏、肾盂、输尿管输送到膀胱，再经尿道排出体外。排尿管道各段的结构大致相同，均由黏膜、肌层和外膜构成。从肾盏到膀胱，管壁的三层结构逐渐变厚。

第一，黏膜。黏膜表面为变移上皮细胞，从肾盏到膀胱，变移上皮由 2 ～ 3 层增厚为 8 ～ 10 层；固有层为细密的结缔组织。

第二，肌层。肾盏部位为少量环行平滑肌，输尿管上段分内纵、外环两层平滑肌，至输尿管下段及膀胱分内纵、中环和外纵三层平滑肌。

第三，外膜。外膜为结缔组织，仅膀胱顶部为浆膜。

第七节　生殖系统

一、男性生殖系统

（一）睾丸

睾丸是实质性器官，表面覆以浆膜，即鞘膜脏层，深部为致密结缔组织构成的白膜。白膜在睾丸后缘增厚形成睾丸纵隔。纵隔的结缔组织呈放射状伸入睾丸实质，将睾丸实质分成 250 个左右的锥形睾丸小叶。每个小叶内有 1 ～ 4 条弯曲细长的生精小管，生精小管在近睾丸纵隔处变为短而直的直精小管，直精小管进入睾丸纵隔并相互吻合形成睾丸网。白膜内侧，是富含血管的疏松结缔组织，称血管膜，伸入生精小管之间构成睾丸间质，内有散在或成群分布的睾丸间质细胞。

1. 生精小管

成人的生精小管长 30 ～ 70cm，直径 150 ～ 250μm，管壁厚 60 ～ 80μm，由生精上皮构成。生精上皮由支持细胞和生精细胞组成。上皮下基膜明显，其外侧由胶原纤维、肌样细胞和成纤维细胞组成。肌样细胞收缩时有助于精子的排出。

（1）生精细胞：包括精原细胞、初级精母细胞、次级精母细胞、精子细胞和精子。在青春期前，生精小管管腔很小或缺如，管壁中只有支持细胞和精原细胞。自青春期开始，在垂体促性腺激素的作用下，生精细胞不断增殖分化，形成精子，生精小管壁内可见不同发育阶段的生精细胞。从精原细胞至形成精子的过程称精子发生。

精原细胞。精原细胞以圆形或椭圆形紧贴在生精上皮基膜上，精膜细胞较小，直径大概为 12μm。精原细胞主要分为 A、B 两种类型，前者的细胞核呈椭圆形，深染细胞核的染色质，细胞核中央会出现淡染的小泡；另外，还有细密分布的细胞核染色质，核膜上会附有 1 ～ 2 个核仁；在生精细胞中，干细胞就是 A 型精原细胞，经过分裂增殖，少部分 A 型精原细胞还可以成为干细胞；另外的细胞则分化为 B 型精原细胞，这类细胞呈圆形，有较粗的染色质颗粒附在核膜上，细胞中央是核仁，B 型精原细胞分裂数次之后成为初级精母细胞。

初级精母细胞。精原细胞内侧附有初级精母细胞，通常情况下，初级精母细胞分为几层，体积也比精原细胞更大，它的直径有 18μm 左右。初级精母细胞的细胞核又大又圆，染色体的核型是 46，XY。通过 DNA 复制之后，细胞完成了第一次减数分裂，分裂为 2 个初级精母细胞。分裂前期，细胞经历的时间较长，人类一般需要 22 天左右，因此，通过生精小管的切面可以看到不同增值阶段的初级精母细胞。

次级精母细胞。靠近管腔的位置附有次级精母细胞，次级精母细胞的细胞核是圆形，且染色比较深，染色体的核型是 23，Y 或 23，X。一条染色体包含 2 条单染色体，主要由丝粒连接。次级精母细胞不需要复制 DNA 就可以进行二次减数分裂，染色体上的着丝粒分开，染色单体随之分开，分别移向细胞的两级，分裂形成两个精子细胞，此时，染色体的核型是 23，X 或 23，Y。一般情况下，次级精母细胞的存在时间较短，所以，生精小管切面中很难看到次级精母细胞。减数分裂也可以被称为成熟分裂，这种分裂只发生在生殖细胞中。当生殖细胞发生减数分裂之后，染色体和 DNA 的数量都会减少一半。

精子细胞。靠近管腔的位置上附着精子细胞，精子细胞的细胞核是圆形，具有细密的染色质。精子细胞属于单倍体，不再发生分裂，它的变化过程比较复杂，从圆形细胞慢慢变成蝌蚪形精子，就是精子的形成过程。精子在形成的过程中主要发生了以下变化：首先，具有非常浓厚的细胞核染色质，细胞核变长，然后移向细胞一侧，精子头部产生；其次，顶体是由高尔基复合体形成，位于核的头部；再次，在顶体的对立侧，有细胞核尾侧，中心粒则迁移至尾侧，轴丝从尾侧发出，轴丝会不断增长，精子细胞随之增长，形成鞭毛；然后，在细胞周围，线粒体汇聚在轴丝附近，形成螺旋状线粒体鞘；最后，细胞核、轴丝和顶体表面只附着着细胞膜及较薄的细胞质，其他细胞质汇集在细胞核尾侧，随后变成胞质脱落。

精子。管腔面上还附着精子，通常情况下，精子成群嵌附在支持细胞的顶部。精子的形状像蝌蚪，长度在 60μm 左右，主要分为两个部分——头部和尾部。从正面看，头部呈卵圆形，从侧面看，呈梨形，长度是 4 ~ 5μm。一个染色质浓度较高的细胞核分布在头部，细胞核的大部分由顶体覆盖。另外，顶体的主要物质是各种水解酶，比如顶体蛋白酶和酸性磷酸酶等，这些水解酶可以促进受精。精子尾部被称为鞭毛，长度在 55μm 左右，精子的运动主要依靠鞭毛实现。

具体而言，精子尾部可以分为四个部分——颈段、中段、主段和末段。较短的是颈段，颈段内部主要是中心粒，中心粒会发出微管，形成轴丝。中段的轴丝外侧包含 9 根纵行外周的致密纤维和一圈线粒体鞘，这样可以为鞭毛运动提供能量，让精子的运动速度更快。最长的是主段，主段的轴丝外围没有线粒体鞘，有纤维鞘。末段只有轴丝。

人的精原细胞发育成精子大约需要 64 ± 4.5 天。精原细胞经过增殖分化形成的生精细胞的细胞质并没有完全分离，因为细胞与细胞之间由胞质桥连接在一起，最终形成共同发育的细胞群。

生精细胞易受多种因素的影响。隐睾患者，因腹腔或腹股沟管内温度偏高，影响精子发生。机体感染、创伤、辐射、微波、高温、药物、激素失调等均可增加畸形精子的数量。

（2）支持细胞。支持细胞又被称为 Sertoli 细胞，主要分布在生精细胞之间。生精小管的切面一般有 8 ～ 11 个支持细胞。在光学显微镜下，支持细胞的细胞核形状并不规则，并且，它没有非常清晰的轮廓，核染色质比较稀疏，细胞的核仁非常清晰。用电镜观察，支持细胞的形状是不规则锥形，细胞的基部与基膜紧贴，顶部直接伸到管腔，支持细胞的侧面和腔面分布着很多不规则凹陷，凹陷内附着着各种生精细胞。在胞质内，分布着发达的高尔基复合体，还有丰富的线粒体、滑面内质网和糖原颗粒，此外，还有很多微管、微丝。相邻的支持细胞侧面靠近基部的细胞膜紧密连接在一起，把生精上皮分成两个部分——基底室、近腔室。基底室的位置是在生精上皮基膜与支持细胞之间，基底室内有精原细胞；近腔室和生精小管的管腔连接，里面有精母细胞、精子细胞以及精子。另外，生精小管和血液之间存在血 - 睾屏障，人们又称之为血 - 生精小管屏障，血 - 生精小管屏障主要由血管内皮、结缔组织和支持细胞等紧密连接在一起。

支持细胞有多种功能：①支持和营养作用：其微丝和微管的收缩可使不断成熟的生精细胞向腔面移动，并促使精子释放入管腔。②吞噬和消化作用：变性和凋亡的精子及精子形成过程中脱落下来的残余胞质，可被支持细胞吞噬和消化。③分泌功能：在卵泡刺激素和雄激素的作用下，合成和分泌雄激素结合蛋白（androgen binding protein，ABP），ABP 可与雄激素结合，以保持生精小管内雄激素的水平，促进精子发生；分泌的抑制素可抑制垂体前叶合成和分泌卵泡刺激素。④参与构成血 - 生精小管屏障：细胞紧密连接可阻止某些物质进出生精上皮，不但形成与维持有利于精子发生的微环境，而且还能防止精子抗原物质逸出到生精小管外而发生自体免疫反应。

2. 睾丸间质

睾丸间质为疏松结缔组织，富含血管和淋巴管。间质内除有通常的结缔组织细胞外，还有一种间质细胞（interstitial cell），又称 Leydig 细胞。细胞常成群分布，体积较大，圆形或多边形，核圆居中，胞质嗜酸性较强，具有分泌类固醇激素细胞的超微结构特点。间质细胞是一种内分泌细胞，在黄体生成素作用下分泌雄激素，可促进精子发生、促进男性生殖器官的发育与分化以及维持第二性征和性功能。

3. 直精小管与睾丸网

生精小管近睾丸纵隔处变成短而直的较细管道，称为直精小管，管壁上皮为单层立方或矮柱状，无生精细胞。直精小管进入睾丸纵隔内分支吻合成网状的管道，为睾丸网，由单层立方上皮组成，管腔大而不规则。生精小管产生的精子经直精小管和睾丸网出睾丸。

（二）生殖管道

1. 附睾

附睾分头、体和尾三部分，头部主要由输出小管组成，体部和尾部由附睾管组成。

（1）输出小管。输出小管是从睾丸网发出的 8 ~ 12 条弯曲的小管，构成附睾头的大部分，其下与附睾管相连通。管壁上皮由有纤毛的高柱状细胞群和无纤毛的低柱状细胞群相间排列而成，使管腔不规则。纤毛向附睾方向摆动以推动精子运动。低柱状上皮细胞游离面有微绒毛，能吸收管腔内的液体。上皮周围有薄层环行平滑肌，可做节律性收缩，协助精子进入附睾管。

（2）附睾管。附睾管是一条长 4 ~ 6m 高度盘曲的小管，近端与输出小管相通，远端与输精管相连。腔面平整，腔内常见大量的精子。管壁为假复层柱状上皮，其中高柱状细胞表面可见成簇的长微绒毛（或称静纤毛），可分泌促进精子成熟的物质，增强精子的运动能力。上皮基膜外有薄层平滑肌。近尾端处出现内、外纵行肌，肌层的蠕动性收缩，协助精子缓慢移动。

2. 输精管

输精管属于肌性管道，它的壁厚腔较小，输精管的管壁主要有三层——黏膜、肌层及外膜。在黏膜表面附着着的假复层柱状上皮比较薄，在固有的结缔组织中，富含弹性纤维。肌层主要由内纵、中环和外纵行排列的平滑肌纤维构成，且肌层比较厚。在射精的过程中，肌层的强力会收缩，然后快速排出精子。外膜属于疏松的结缔组织，它含有神经和血管。

（三）附属腺

附属腺包括前列腺、精囊和尿道球腺。附属腺和生殖管道的分泌物及精子共同组成精液。

第一，前列腺。前列腺的形状是栗形，在尿道的起始段环绕。前列腺的支架组织和被膜都是由结缔组织组成。事实上，前列腺由 30 ~ 50 个复管泡腺构成，在尿道精阜两侧，分布着 15 ~ 30 条导管开口。前列腺可以分为三个带——黏膜腺（尿道周带）、黏膜下腺（内带）、主腺（外带），其中，黏膜腺最小，它分布在尿道黏膜内，黏膜下腺位于黏膜的下层，主腺是前列腺的大部分。前列腺的分泌部主要由单层立方、单层柱状和复层柱状上皮组成，所以，腺腔并不规则。在腔内，可以看到前列腺凝固体，凝固体会随着年龄增长不断增多，甚至，它还可以钙化发展成结石。少年阶段，在雄性激素的刺激作用下，前列腺分泌增强，分泌物是乳白色液体，该液体富含纤维蛋白溶酶柠檬酸、酸性磷酸酶等物质。老年阶段，随着雄性激素的减少，前列腺组织随着年龄的增长逐渐萎缩。但部分老年人的前列腺增生肥大（多发生在黏膜腺和黏膜下腺），压迫尿道，造成排尿困难。慢性前列腺炎易出现纤维蛋白溶酶异常继而引起精液不液化．影响精子的运动及受精能力。前列腺癌主要发生在腺的外带，此时分泌物中的酸性磷酸酶含量增多，而锌的含量下降。

第二，精囊。精囊属于囊状器官，呈盘曲状态，从内到外，管壁由黏膜、肌层和外膜组成。黏膜会向腔内突起，然后形成皱襞，皱襞相互融合，把囊腔分成很多连通的小腔，进而增加黏膜分泌的表面积。在黏膜表层，附着着假复层柱状上皮，在胞质内，富含黄色脂色素及分泌颗粒。在黏膜外，分布着较薄的平滑肌层、结缔组织外膜。精囊在雄性激素的刺激下分泌弱碱性淡黄色液体，该液体含有前列腺素和果糖等。

第三，尿道球腺。尿道球腺是一对碗豆状的复管泡状腺。上皮为单层立立方或单层柱状，上皮细胞内富含粘原颗粒。腺体分泌的黏液于射精前排出，以润滑尿道。

（四）阴茎

阴茎主要由两个阴茎海绵体、一个尿道海绵体、白膜和皮肤构成，尿道行于尿道海绵体内。皮肤的活动度较大，白膜是致密结缔组织，海绵体主要由富含平滑肌纤维的结缔组织小梁和大量不规则彼此连通的血窦构成。阴茎深动脉的分支螺旋动脉穿行于小梁中，与血窦连通。静脉多位于海绵体周边部白膜下方。白膜结构坚韧，具有限制海绵体及其内的血窦过分扩张的作用。

二、女性生殖系统

女性的生殖系统包含卵巢、输卵管、子宫、阴道及外生殖器，卵巢可以产生性激素、卵细胞；输卵管的主要作用是输送卵细胞和受精；子宫是孕育胎儿的器官，也是产生月经的部位；乳腺可以产生乳汁，用于哺育婴儿。女性生殖器官的年龄性特征比较明显：在10岁之前，发育缓慢；10岁之后开始发育，一直到13～18岁，女性的生殖器官才发育成熟。女性的性成熟期维持在30年，进入更年期后，开始绝经，生殖功能逐渐退化，生殖器官也随着年龄的增长逐渐萎缩。

（一）卵巢

卵巢的表面附着单层扁平上皮或立方上皮，人们称之为表面上皮。上皮的下面分布着较薄的结缔组织，人们称之为白膜。白膜的下面就是卵巢实质。卵巢实质包含皮质、髓质，卵巢周边都有皮质，比较厚，髓质则主要位于卵巢中央，它和皮质之间没有明显界线，髓质中富含淋巴管、血管和神经。接近卵巢的位置上有少量皮样细胞，它可以分泌少量的雄性激素。卵巢的血管和淋巴管及神经由卵巢门出入。

1. 卵泡

卵泡由卵母细胞和卵泡细胞构成，出生时双侧卵巢约有70万～200万个原始卵泡，至青春期仅余约4万个。自青春期开始，因为垂体周期性分泌性腺激素，所以，每28天左右就会生长发育出5～20个卵泡，但是，一般只有1个是成熟的卵泡，一生中，女性会排400个左右卵泡，其余会在不同时期退化成闭锁卵泡。当女性绝经之后，卵巢不会再排卵。卵泡发育过程可以分为三个阶段——原始卵泡、生长卵泡、成熟卵泡。

（1）原始卵泡。原始卵泡是处于静止状态的卵泡，位于皮质浅层，数量多、体积小，由中央一个初级卵母细胞和周围一层扁平的卵泡细胞构成。光镜下初级卵母细胞呈圆形，直径为30～40μm，核大而圆，染色浅，核仁明显，胞质嗜酸性。该细胞在胚胎时期由卵原细胞分化而成，随后进行第一次减数分裂，但长期（12～50年）停滞在分裂前期，至排卵前完成分裂。卵泡细胞呈扁平形，细胞核细长着色深。电镜下，初级卵母细胞的核周有成层排列的滑面内质网，并与核膜相连，称环层板，该结构可能与核和胞质间的物质传递有关。卵泡细胞与周围结缔组织之间有薄层的基膜。卵泡细胞与初级卵母细胞之间有缝隙连接。卵泡细胞具有支持和营养卵母细胞的作用。

（2）生长卵泡。原始卵泡发育之后形成生长卵泡，并且，生长卵泡会逐渐移向皮质深处。生长卵泡发生的变化是周围的结缔组织增生，卵泡和卵母细胞的体积都会增大，卵泡细胞会增殖多层。生长卵泡可以根据是否出现卵泡腔分为两个阶段，即初级卵泡、次级卵泡。

初级卵泡：初级卵泡是指卵泡生长发育初级阶段。在光学显微镜下，初级卵母细胞的体积会增大，卵泡细胞会从单层扁平状变成立方形或柱形，会从一层变成多层，最里面的一层柱状细胞被称为放射冠。在初级卵母细胞和卵泡细胞之间会出现一层均质膜，人们称之为透明带。透明带属于糖蛋白，是由初级卵母细胞及卵泡细胞分泌的，具有较强的折光性。在电镜下观察，初级卵母细胞的卵泡细胞突起和微绒毛突起都会有透明带伸入，另外，卵泡细胞的突起比较长，可以穿过透明带和卵母细胞膜连接在一起。很多缝隙连接在卵泡细胞和卵母细胞之间，正是结构与结构之间的连接，促进了卵泡细胞传输营养物质给卵母细胞，并进一步加强了细胞之间的物质、信息交换和功能协调。除此之外，透明带上附着着精子受体，精子受体是由糖蛋白分子构成，可以促进精子和卵细胞互相识别，并促进精子和卵细胞特异性的结合，卵泡周围分布着卵泡膜，卵泡膜包绕着卵泡，并且，它和卵泡细胞之间有基膜相隔。随着初级卵泡的体积增大，卵泡渐向卵巢皮质深部移动。

次级卵泡：初级卵泡生长发育之后形成次级卵泡。次级卵泡的体积更大，次级卵泡细胞增加到 6 ~ 12 层，会有一些不规则的腔隙分布在细胞间，并逐渐合并成半月形的卵泡腔，卵泡腔内都是卵泡液。卵泡液主要包含卵泡细胞分泌的液体和卵泡膜血管渗出的液体，卵泡液除了包含营养物质以外，还包含多种生物活性物质、类固醇激素，这些物质有利于卵泡的发育和成熟。在这个阶段，卵泡会增多，卵泡腔会扩大，初级卵母细胞会和周围的细胞分布在卵泡一边，形成圆形突起的卵泡腔，并形成卵丘，这时，初级卵母细胞的直径有 125 ~ 150μm。另外，卵泡腔周围的卵泡细胞体积较小，会逐渐形成卵泡壁，也被称为颗粒层。次级卵泡在生长发育的过程中，卵泡膜可以分化成内外两层。内膜层富含膜细胞和毛细血管，膜细胞多呈多边形、梭形，膜细胞的作用是分泌类固醇激素。外膜层的主要部分是结缔组织，不仅含有丰富的胶原纤维，还富含平滑肌纤维。

（3）成熟卵泡。卵泡发育的最后一个阶段是成熟卵泡，这时的卵泡体积更大，卵泡的直径达到了 20mm，并且，此时的卵泡向卵巢表面突起。成熟的卵泡有很大的卵泡腔，它的颗粒层非常薄。此阶段的颗粒细胞不会增殖，卵泡细胞之间会出现裂隙，这个阶段的变化最关键，因为初级卵母细胞会在 36 ~ 48 小时左右完成首次成熟分裂，进而形成一个次级卵母细胞以及较小的第一极体。随后，次级卵母细胞开始第二次成熟分裂，并且，次级卵母细胞停滞在分裂中期。

囊状卵泡（窦卵泡）是指次级卵泡和成熟卵泡具有卵泡腔。虽然，卵巢在一个周期内会有很多发育程度不同的卵泡，但在这些卵泡中，有且只有一个卵泡可以在发育到规定大小时，在垂体促性腺激素的影响下迅速生长为成熟卵泡，然后排卵。

2. 排卵

排卵过程是指成熟的卵泡破裂，次级卵母细胞和其他结构从卵巢中排出。在排卵之前，因为 LH 的刺激，成熟卵泡的卵泡液会急剧增多，让卵巢表面的白膜、卵泡膜及表面上皮变得更薄，出现局部缺血，然后形成透明卵泡小斑，此处的结缔组织会被解聚，LH 可以刺激颗粒细胞产生前列腺素，让卵泡膜外层平滑肌不断收缩，进而使小斑破裂排卵，此时，卵丘和卵泡壁会分开，由此，次级卵母细胞和周围的物质以及卵泡液会一起由卵巢排出，如果卵母细胞排出之后 24 小时都没有受精，就会退化消失；如果受精成功，就会继续进行二次减数分裂，形成成熟的卵细胞和第二极体。经历两次减数分裂的卵细胞的染色体数量会减半，从 46，XX 变成 23，X。在生育期的女性，排卵周期是 28 天一次，一般情况下，女性排卵期在月经周期的第 14 天左右，在这个阶段，女性的左右卵巢会交替排卵。

3. 黄体

女性排卵之后，卵泡壁会塌陷，位于卵泡膜内的结缔组织及血管会进入颗粒层。在 LH 的刺激下，卵泡膜内层及颗粒细胞的膜细胞会自动增大，并分化成富含血管的细胞团，内分泌细胞团新鲜时呈黄色，所以被称为黄体。另外，颗粒细胞和膜细胞分别会分化成粒黄体细胞和膜黄体细胞。在光学显微镜下，粒黄体细胞呈多边形，数量比较多，且体积较大，主要分布在黄体的中心位置，会分泌松弛素及孕激素；膜黄体不同，它的数量较少，呈圆形或多角形，主要分布在黄体周围，粒黄体细胞及膜黄体细胞可以共同分泌出雌性激素。

卵细胞的受精情况直接影响黄体转归。如果卵细胞没有受精，则黄体只能维持两周时间，人们称之为月经黄体，黄体细胞逐渐退化、变小，最后被结缔组织取代，成为白体。如果卵细胞受精成功，则黄体会在胎盘上分泌人绒毛膜促性腺激素（HCG），它的作用是促进黄体继续发育增大，此时，黄体的直径达到 4 ~ 5cm，被称为妊娠黄体。一般情况下，妊娠黄体可以维持 6 个月左右，然后也会退化成白体。

4. 卵巢

卵巢可分泌雌激素、孕激素、松他素和雄激素。卵泡发育过程中主要分泌雌激素，其过程为：在脑垂体分泌的 FSH 和 LH 的调节下，颗粒细胞和膜细胞（黄体的粒黄体细胞和膜黄体细胞）协同作用，合成和分泌雌激素。膜细胞合成的雄激素透过基膜进入颗粒细胞，在芳香化酶系的作用下，雄激素转变为雌激素，这是雌激素合成的主要方式，称此为“两细胞学说”。合成的雌激素小部分进入卵泡腔，大部分释放入血，调节子宫内膜等靶细胞的生长分化。黄体可分泌雌激素和孕激素，妊娠黄体还可分泌松弛素，卵巢门细胞有分泌雄激素的功能，细胞结构与睾丸间质细胞类似，倘若门细胞增生或发生肿瘤时，则患者常伴有男性化症状。

卵巢既要调节内分泌，又要维持生殖功能，故卵巢功能失调会产生闭经、月经不调、性欲减退、第二性征不发育、卵巢早衰和不育等临床症状。

5. 闭锁卵泡

闭锁卵泡是指退化后的卵泡，卵泡退化可以发生在卵泡发育的任意阶段，所以，闭锁卵泡的形态结构各不相同。当原始卵泡、初级卵泡退化时，卵母细胞会先将核固缩，让细胞呈现出不规则形态。卵泡细胞会变小，并不断分散开来，随后，两种细胞都会自行消失，此时，透明带也会皱缩断裂，然后消失，次级卵泡、成熟卵泡闭锁的时候。除了以上变化，卵泡还会塌陷，卵泡膜中的结缔组织也会伸入卵丘和颗粒层，另外，膜细胞会不断增大，上皮样细胞呈现出多边形，脂滴会充满胞质，形状和黄体细胞相似，随后会形成间质腺。

（二）输卵管

输卵管主要分漏斗部、壶腹部、峡部和子宫部，管壁均由黏膜、肌层和浆膜三层组成。

第一，黏膜。黏膜向管腔内突出，形成许多纵行有分支的皱襞，故管腔不规则，至子宫部的皱襞渐减少。黏膜上皮为单层柱状上皮，由分泌细胞和纤毛细胞构成。分泌细胞表面有微绒毛，其分泌物构成输卵管液，可营养卵并辅助卵的运行。纤毛细胞以漏斗部和壶腹部最多，至峡部和子宫部逐渐减少，其纤毛向子宫方向摆动，可将卵运送到子宫并防止病菌进入腹膜腔。输卵管上皮在卵巢雌激素和孕激素的作用下呈现周期性变化。

第二，肌层。肌层以峡部最厚，壶腹部肌层较薄，由内环行和外纵行两层平滑肌组成。

第三，浆膜。浆膜由间皮和富含血管的疏松结缔组织组成。

（三）子宫

子宫分底部、体部、颈部三部分。

1. 子宫壁

子宫壁由外向内分为外膜、肌层和内膜三层。

（1）外膜：子宫外膜为浆膜。

（2）肌层：子宫肌层主要包含成束的平滑肌纤维和成片的平滑肌纤维，结缔组织将肌束分隔开来，肌纤维交错排列，所以没有形成明显分层。从内到外，子宫肌层大致可以分为黏膜下层、中间层、浆膜下层。子宫肌层的中间层比较厚，且含有丰富的血管，可以被划分为内环行、外纵行。成年女性在未孕时，子宫平滑肌纤维的长度在 50μm 左右，成年女性处于妊娠时，肌纤维在卵巢激素的影响下，长度可以达到 500μm，肌纤维会分裂增生，另外，间充质细胞会分化成肌纤维，然后使肌层增厚。分娩之后，肌纤维会逐渐恢复原状，还有一部分会退化消失。在激素的调节作用下，平滑肌纤维会收缩，收缩活动有利于精子运送到输卵管，有利于排出经血和分娩胎儿。

（3）内膜：子宫内膜的组成成分是单层柱状上皮、固有层。单层柱状上皮的主要成分是分泌细胞和少量纤毛细胞。附着在内膜表面的上皮深陷于固有层内，并形成很多子宫腺，子宫腺属于单管腺，子宫腺的末端有分支。固有层分布着丰富的血管，内部有很多分化较低的基质细胞，呈梭形和星形。子宫内膜的细胞核较大，呈圆形，内膜的胞质较少，子宫内膜可以合成、分泌胶原蛋白，并且，胶原蛋白也会随着子宫内膜的周期性变化而变化。

子宫的底部、体部内膜可以根据不同功能分为浅层功能层及深部基底层。功能层相对较厚，从青春期开始，受卵巢激素的刺激，子宫会发生周期性剥脱、出血。到妊娠阶段，胚泡会在功能层生长发育。基底层较薄，此层无周期性脱落变化，具有修复内膜的功能。

子宫的动脉分支进入内膜之前会经过肌层，每一条小动脉可以分为两条分支营养内膜基底层，人们称之为基底动脉，基底动脉不受性激素影响；子宫动脉的主支由基底层延伸到功能层，以螺旋状运动，人们称之为螺旋动脉。

在内膜浅部，螺旋动脉形成毛细血管网，毛细血管都会进入小静脉，随后汇成子宫静脉。另外，在卵巢激素的刺激下，螺旋动脉非常敏感。

2. 子宫内膜

从青春期开始，卵巢开始分泌孕激素和雌激素，且呈现出周期性变化，子宫底部及体部内膜也呈现出周期性变化，它的功能层会在28天左右剥脱、出血、修复及增生，这个变化周期被称为月经周期。月经周期是指月经来的第一天到下一次来的前一天。一般情况下，内膜的周期性变化可以分为三个阶段——月经期、增生期、分泌期。

（1）月经期。月经期是指周期性变化的第1 ~ 4天。在这期间，卵细胞并没有受精，黄体在卵巢内逐渐退化，并且，卵巢内的雌激素和孕激素分泌量急剧下降，因此，位于子宫内膜功能层的螺旋动脉不断收缩，导致组织坏死。在坏死组织的影响下，螺旋动脉会短暂扩张，导致毛细血管破裂，毛细血管中的血液进入内膜功能层，与此同时，基质细胞的坏死释放了溶酶体酶，导致坏死的内膜剥脱，最后，血液和坏死的内膜组织经过阴道排出，这就是月经。一般情况下，月经的持续时间是3至5天。月经末期，子宫腺末端的细胞快速分裂增生，铺展在内膜表面，此时，内膜开始修复，然后进入增生期。

（2）增生期。增生期为月经周期的第5 ~ 14天。此期卵巢内有若干卵泡生长发育，故又称卵泡期。伴随卵泡的发育和成熟，分泌的雌激素逐渐增高，在雌激素的作用下，上皮细胞与基质细胞不断分裂增殖。基质细胞合成基质及纤维，使内膜由增生早期的1mm发育至增生晚期的约2mm。子宫腺在增生早期短、直、细、少，而至增生晚期（第11 ~ 14天）时，不但数量增多，且不断增长和弯曲，上皮细胞分化成熟，胞质中糖原积聚于核下区，腺腔扩大。螺旋动脉也增长并弯曲。至增生期末，卵巢内的成熟卵泡排卵，子宫内膜由增生期转入分泌期。

（3）分泌期。分泌期为月经周期的第15 ~ 28天，此时卵巢已排卵，黄体形成，故又称黄体期。子宫内膜在黄体分泌的雌激素和孕激素，尤其是孕激素的作用下继续增厚。子宫腺更弯曲，腔也变大，腺细胞核下区糖原渐转移至细胞顶部即核上区，并以顶浆分泌方式排入腺腔，腺腔内可见含糖原的嗜酸性分泌物，腺腔扩大呈锯齿状。此时期的固有层内组织液增多，内膜水肿，螺旋动脉增长并更弯曲，伸至内膜表层。于分泌晚期，基质细胞增生并分化形成两种细胞。一种为前蜕膜细胞，细胞体积大而圆，胞质中含有糖原及脂滴；于妊娠期，前蜕膜细胞在妊娠黄体分泌的孕激素影响下，继续发育增大，成为蜕膜细胞。基质细胞还可分化为内膜颗粒细胞，细胞体积较小，圆形，胞质内含有颗粒，细胞分泌松弛素。至分泌晚期，内膜可厚达 5 ~ 7mm。卵若受精，内膜继续增厚；卵若未受精，卵巢内的月经黄体退化，孕激素和雌激素水平下降，内膜脱落又转入月经期。

3. 子宫颈

子宫颈的长度是 3 厘米左右，主要包括黏膜、肌层、外膜。子宫颈的黏膜比较厚，上皮主要由分泌细胞、纤毛细胞和储备细胞构成。子宫颈黏膜不会发生周期性剥脱，但是，卵巢激素会影响分泌细胞的性质。雌性激素可以让细胞分泌增多，有助于精子通过。孕激素可以减少细胞分泌，使分泌物粘稠，由此，精子和微生物无法进入宫腔，纤毛细胞主要位于分泌细胞之间，数量比较少，纤毛可以协助阴道排出分泌物。宫颈的阴道部属于复层扁平上皮。两种上皮在宫颈外口处的分界非常清晰，这一位置是宫颈癌的高发部位。宫颈可以运行和存储精子，如果可以增加宫颈粘液的粘稠度，就可以达到避孕的目的。

（四）阴道

阴道壁也包含黏膜、肌层及外膜。阴道黏膜上有很多横向皱襞，黏膜上皮属于非角化型复层扁平上皮，该上皮组织较厚，通常情况下，表层细胞内含有透明的角质颗粒，但是，不会出现角化。结缔组织组成了细胞的固有层，固有层中富含弹性纤维及毛细血管。卵巢激素对阴道的上皮脱落和更新有影响，雌性激素可以让细胞合成很多糖原。阴道上皮最厚是在月经增生晚期。在临床上，可以通过涂片观察阴道上皮脱落的细胞，进而了解卵巢的内分泌情况。当阴道上皮细胞脱落之后，阴道内的乳酸杆菌会将糖原分解成乳酸，让分泌物呈酸性，起到抗菌的作用。当女性绝经之后，阴道黏膜会萎缩，脱落的细胞减少，阴道分泌物的 PH 值上升，此时，细菌容易繁殖，进而造成阴道炎。此外，阴道脱落细胞中还有子宫、宫颈和输软管脱落后的细胞，所以，可以通过阴道涂片诊断生殖器官是否患有肿瘤。

肌层属于平滑肌纤维，由内环外纵的两层平滑肌组成，肌束之间具有丰富的弹性纤维，所以，阴道壁很容易扩张。阴道外口是尿道阴道括约肌，由环行骨骼肌组成。外膜中富含致密的结缔组织。

（五）乳腺

乳腺属于顶浆分泌腺，又被称为顶质分泌腺，乳腺是在青春期开始发育的，并且，在卵巢激素的刺激下，乳腺的结构会随着年龄和生理变化发生改变。乳腺会在妊娠期和哺乳期分泌乳汁，这一时期的乳腺属于活动期乳腺；性成熟期没有怀孕的女性乳腺不具备分泌功能，人们称之为静止期乳腺。

第一，乳腺的一般结构。乳腺的组成成分是结缔组织和腺泡导管。结缔组织可以把乳腺分隔成 15 ～ 25 个叶，每一个叶又可以分成若干个小叶，小叶即为复管泡状腺。腺泡上皮属于单层立方形状和柱状，肌上皮细胞分布在上皮细胞和基膜上。导管主要包含小叶内导管、小叶间导管及总导管。小叶内导管大部分属于单层柱状上皮或立方上皮，小叶间导管则属于复层柱状上皮，总导管又可以称为输软管。

第二，静止期乳腺。这个阶段的乳腺的腺体不发达，因为该阶段女性没有怀孕，只存在少许导管及较小的腺泡，还有丰富的结缔组织、脂肪组织，排卵之后，腺泡、导管会发生增生。

第三，活动期乳腺。当女性处于妊娠期时，乳腺的腺泡、小导管会受到雌性激素和孕激素的影响，快速增生，此时，腺泡也会增大，乳腺中的脂肪组织、结缔组织都会减少。到妊娠后段，腺泡在催乳激素的刺激下开始分泌。该分泌物富含乳蛋白、抗体和脂滴等，此时的乳汁是初乳。在初乳中可以看到巨噬细胞，即初乳小体。哺乳期和妊娠期的乳腺结构类似，但不同的是，哺乳期乳腺的腺体更加发达，腺泡腔也会随之扩大。断乳之后，乳腺的催乳激素水平会逐渐下降，乳腺也会逐渐停止分泌乳汁，结缔组织、脂肪组织不断增加，此时的乳腺逐渐恢复至静止期结构。

第八节　神经系统

神经系统主要由神经组织构成，是人体结构和功能最复杂的系统，主要调节和控制其他各系统的功能活动，使机体成为一个完整的统一体。神经系统包括中枢神经系统和周围神经系统。中枢神经系统包括脑和脊髓，周围神经系统包括脑神经、脊神经、自主神经和脑神经节、脊神经节、自主神经节。在中枢神经系统内，神经元胞体和树突集中的区域，色泽灰暗，称为灰质，大、小脑的灰质大部分居于浅表，又称皮质；神经纤维集中的区域，色泽苍白，称为白质，白质内有散在分布的灰质团块结构，称神经核。周围神经系统内神经元胞体集中的区域，称神经节。

一、周围神经系统

周围神经系统包括周围神经和相应的神经节。周围神经是由大量的神经纤维集合在一起，外面包裹结缔组织构成。神经节分为脑神经节、脊神经节和自主神经节，神经节一般为卵圆形，外面包裹结缔组织被膜。神经节中的神经元称节细胞，其胞体被一层卫星细胞包裹。

第一，脊神经和脊神经节。脊神经共31对，每对脊神经借前根连于脊髓前外侧沟，借后根连于脊髓后外侧沟。前、后根均由许多根丝构成，一般前根属运动性而后根属感觉性，两者在椎间孔处合成一条脊神经，它既含感觉纤维又含运动纤维，为混合性神经。脊神经后根在椎间孔附近有椭圆形的膨大，称脊神经节，属感觉神经节。神经节内的神经元为假单极神经元，胞体呈圆形或卵圆形，大小不等，核呈圆形，位于胞体中央，核仁明显。胞质内的尼氏体细小分散从胞体发出一个突起，其根部在胞体附近盘曲，然后呈“T”形分支，一支为中枢突，走向中枢；另一支为周围突，经脊神经分布到机体其他器官，终末形成感受器。神经元胞体及其附近盘曲的胞突外面有卫星细胞包裹。脊神经节内的神经纤维大部分是有髓神经纤维，成束状穿行于节细胞之间。

第二，脑神经和脑神经节。脑神经共12对，它将脑与各部感受器和效应器联系起来，脑神经纤维成分较脊神经复杂。脑神经节分布于某些脑神经干上，其形状不定，属感觉神经节，除Ⅷ脑神经节（螺旋节和前庭节）含双极的感觉神经元外，其余由假单极神经元组成，结构似脊神经节。

第三，自主神经和自主神经节。自主神经系统可分为中枢部和周围部，中枢部在脑和脊髓，周围部包括内脏运动神经和内脏感觉神经，内脏运动神经包括交感和副交感神经两种纤维，内脏运动神经主要分布于平滑肌、心肌和腺体，一般不直接受意识的支配，多数器官同时接受交感和副交感神经的双重支配；自主神经分节前神经元和节后神经元。

自主神经节按形态功能和药理特点，可分为交感神经节和副交感神经节。交感神经节位于脊柱两旁及前方，节细胞大部分为肾上腺素能神经元。副交感神经节位于器官旁或器官内，节细胞一般属胆碱能神经元。自主神经节中的节细胞主要是自主神经系统的节后神经元，属多极运动神经元，细胞核常偏位，胞质内有分布均匀的细颗粒状尼氏体，胞体外有卫星细胞附着，分散在神经纤维之间。节内神经纤维有节前纤维和节后纤维之分，主要为无髓神经纤维。节前纤维与节细胞的胞体或树突形成突触；节后纤维则离开神经节，其末梢即内脏运动神经末梢，支配平滑肌、心肌和腺体的活动。

二、中枢神经系统

中枢神经系统由脑和脊髓组成，它们的实质可分为灰质和白质两部分。

（一）脊髓

脊髓位于椎管内，呈扁圆柱形，周边为白质，中央为灰质，其功能主要是传导上、下行神经冲动和进行反射活动。

第一，脊髓灰质。灰质位于脊髓中央，是脊髓功能活动的重要场所。观察脊髓横断面可见灰质呈“H”形，腹侧粗短的为前角，背侧细窄的为后角，胸 1 ~腰 3 节段的脊髓前角和后角之间还可见侧角。首先，前角：主要为躯体运动神经元，属于多极神经元。体积大小不一，核大而圆，位于中央，核仁明显，胞质内的尼氏体呈粗块状。大的称 α 运动神经元，轴突较粗，分布到骨骼肌的梭外肌，支配骨骼肌运动；小的称 γ 运动神经元，轴突较细，支配肌梭内的肌纤维，调节肌张力。另有一种短轴突的抑制性中间神经元，体积较小，称闰绍细胞，其轴突与 α 运动神经元的胞体形成突触，可通过释放甘氨酸，反馈抑制 α 运动神经元的活动，构成一个环路。其次，后角：后角内的神经元类型较复杂，细胞一般较小，主要接受后根感觉神经元的中枢突传入的神经冲动。有些神经元发出长轴突进入白质，形成投射纤维束，上行到丘脑、脑干和小脑，这些神经元称束细胞或投射神经元。最后，侧角：主要见于胸腰段脊髓，内有内脏运动神经元，其轴突组成交感神经的节前纤维，终止于交感神经节，与节内神经元形成突触。此外，脊髓灰质内还有许多中间神经元，其轴突长短不一，与前角和后角内的神经元建立广泛的联系，形成复杂的神经微环路。

第二，脊髓白质。白质位于灰质的外围，借脊髓表面的纵沟，由前向后分为前索、后索和侧索。各索内均由上、下行神经纤维束构成。神经纤维粗细不等，大多是有髓神经纤维，纤维束是由胞体位于白质以外的多种神经元发出的突起共同构成，主要联络高级中枢与身体各部的神经信息。

第三，中央管与室管膜。中央管位于灰质中央，管腔内表面有室管膜覆盖。

（二）小脑皮质

小脑表面有许多平行的浅沟，将小脑分隔为许多横行的小叶片，每个叶片的结构基本相似。叶片的表层为灰质，称小脑皮质，皮质之下为白质称小脑髓质。小脑的主要功能是调节肌张力，调整肌群的协调动作和维持身体平衡。

1. 小脑皮质的结构

小脑皮质从表及里呈现明显的三层，即分子层、浦肯野细胞层和颗粒层。皮质内的神经元有五种：浦肯野细胞、颗粒细胞、星形细胞、篮状细胞和高尔基细胞。

（1）分子层：此层较厚，有大量浦肯野细胞的树突和颗粒细胞轴突的分支，神经元较少，主要为星形细胞和篮状细胞。星形细胞体积小，突起多，胞体分布于浅层，轴突较短，与浦肯野细胞形成突触。篮状细胞体积较大，分布于深层，轴突较长，其末端呈网状篮筐样结构包裹浦肯野细胞的胞体并与之形成突触。

（2）浦肯野细胞层：又称梨状神经元层，由一层排列规则的浦肯野细胞胞体组成。人小脑皮质约有 1500 万个浦肯野细胞，细胞体积很大，胞体呈梨形，发出 2 ~ 3 条较粗的主树突伸向分子层，并反复分支形成扁薄的扇形结构铺展在与小脑叶片长轴垂直的平面上，细长的轴突自胞体底部发出，进入小脑髓质，大多终止于小脑内的神经核群，少数出小脑止于前庭核团。浦肯野细胞是小脑皮质的核心，是小脑皮质中唯一的传出神经元。

（3）颗粒层：由密集的颗粒细胞和苔藓纤维的终末以及高尔基细胞组成颗粒细胞体积小，核大而明显，细胞质少，有 4 ~ 5 个短树突，末端分支如爪状，与苔藓纤维的终末形成突触，接受传入小脑的各类信息。轴突上行进入分子层后呈"T"形分支，与小脑叶片长轴平行，称平行纤维。大量平行纤维垂直穿过一排排浦肯野细胞的扇形树突，与其树突棘形成突触。高尔基细胞体积较大，树突分支较多，大部分伸入分子层与平行纤维接触轴突与颗粒细胞的树突形成突触。

2. 小脑皮质的传入纤维

小脑皮质的传入纤维可分为攀缘纤维、苔藓纤维和单胺能纤维三种，前两种纤维为兴奋性纤维，后者为抑制性纤维。

（1）攀缘纤维：攀缘纤维主要起源于延髓的下橄榄核，纤维较细，是浦肯野细胞特有的传入纤维，进入小脑皮质后攀附在浦肯野细胞的树突上形成突触，能直接引起浦肯野细胞兴奋。

（2）苔藓纤维：苔藓纤维主要起源于脊髓和脑干的神经核，纤维较粗，进入小脑皮质后末端分支呈苔藓状，与许多颗粒细胞的树突、高尔基细胞的轴突或近端树突形成复杂的突触群，形似小球，称小脑小球。一条苔藓纤维可兴奋许多个颗粒细胞，通过颗粒细胞的平行纤维又可间接兴奋更多的浦肯野细胞。

（3）单胺能纤维：单胺能纤维起源于脑干的蓝斑核和中缝核。单胺能纤维自髓质进入皮质，散布于皮质各层，途中与浦肯野细胞胞体及树突形成突触，对浦肯野细胞有抑制作用。

3. 小脑皮质神经元之间的联系

小脑皮质的五种神经元中，浦肯野细胞是唯一的传出神经元，其他四种神经元均为中间神经元，它们在皮质内构成复杂的联系，最终对浦肯野细胞起兴奋或抑制作用，从而调节浦肯野细胞的活动，这对小脑精确调节不同部位肌肉的肌紧张或协调随意运动都具有重要的意义。

（三）大脑皮质

大脑皮质是神经系统的高级中枢，主要由大量排列成层的神经元及神经胶质细胞构成。

第一，大脑皮质的神经元类型。大脑皮质的神经元按细胞的形态分为锥体细胞、颗粒细胞、梭形细胞三种，均属多极神经元，各层细胞间通过突触而形成复杂的联系。

第二，大脑皮质的分层。大脑皮质中的神经细胞以分层方式排列。新皮质一般分为六层，各层之间无明显分界，皮质各区稍有差别，从表层到深层依次分为六层结构：①分子层；②外颗粒层；③外锥体细胞层；④内颗粒层；⑤内锥体细胞层；⑥多形细胞层。

（四）脑脊膜与脉络丛

1. 脑脊膜

脑脊膜是包裹在脑和脊髓表面的结缔组织膜。由外向内分为硬膜、蛛网膜和软膜三层，具有营养、保护和支持脑与脊髓的作用。

（1）硬膜：硬膜为一层厚而致密的结缔组织膜，缺乏弹性。其内表面覆有间皮。覆盖大脑表面的硬膜为硬脑膜，围绕脊髓的为硬脊膜，两者在枕骨大孔处相续。硬脑膜由两层组成，外层富于血管和神经，内层较薄，朝向蛛网膜的面衬有扁平上皮。某些部位硬脑膜的两层之间留有腔隙，形成硬脑膜窦，如矢状窦、横窦、乙状窦、海绵窦等，脑的静脉血汇入窦内。硬脊膜主要由致密的胶原纤维构成，厚而坚韧。

（2）蛛网膜：蛛网膜由薄层透明的疏松结缔组织构成，结缔组织形成许多小梁与软膜相连，小梁在蛛网膜下腔内分支形成蛛网状结构。蛛网膜内、外表面及小梁表面均被覆有单层扁平上皮它与软膜之间有一宽阔的腔隙，称蛛网膜下腔，内含脑脊液。上矢状窦两侧的蛛网膜形成许多绒毛状的突起突入窦内，称蛛网膜粒。脑脊液由此进入窦内，回流入静脉。

（3）软膜：软膜为薄而柔软富含血管的疏松结缔组织，紧贴于脑和脊髓表面，可供应脑和脊髓的营养。

2. 脉络丛与脑脊液

脉络丛是由第三、四脑室顶和部分侧脑室壁的软膜与室管膜直接相贴并突入脑室而形成的皱襞状结构。室管膜细胞分化成为有分泌功能的脉络丛上皮。脉络丛上皮由一层立方形或矮柱状细胞组成。脉络丛主要功能是分泌脑脊液。脑脊液具有营养和保护脑与脊髓的作用，还是脑和血液之间进行物质交换的中介。

脉络丛上皮和脉络丛毛细血管内皮共同构成血－脑脊液屏障（Wood－CSF barrier，BCB），可以选择性地阻止某些物质由血液进入脑脊液，使脑脊液保持稳定的成分。脑脊液的检查对中枢神经系统疾病诊断和预后都有很重要的意义，尤其是脑脊液活性物质的测定，对老年痴呆和舞蹈病等都有重要的应用价值。

第三章 组织学：感觉器

第一节 眼

眼是视觉器官，由眼球及附属器官构成。眼球近似球形，由眼球壁和眼内容物组成。眼球壁从外至内可分为三层：①纤维膜主要为致密结缔组织；②血管膜为含血管和色素细胞的疏松结缔组织；③视网膜为神经组织。

一、眼球壁

眼球壁从外向内依次为纤维膜、血管膜和视网膜三层。

（一）纤维膜

纤维膜是眼球壁的最外层，主要由致密结缔组织构成，前 1/6 部为角膜，后 5/6 部为巩膜，两者之间于角膜缘处过渡。

1. 角膜

角膜是在眼球前方的一种透明化圆盘状结构，稍微向前突出，呈现出中间略薄、四周偏厚的特点。角膜中没有血管，所以角膜缘血管和房水承担起了角膜的营养供给任务。从前到后，角膜组织结构可以分为五层：

（1）角膜上皮：角膜上皮为未角化的复层扁平上皮，由 5 ~ 6 层排列整齐的细胞构成。角膜表层为 1 ~ 2 层扁平细胞，故表面光滑。基底层细胞平坦，为一层矮柱状细胞，其再生能力很强，损伤后容易修复，上皮内有丰富的游离感觉神经末梢，因此角膜感觉敏锐。

（2）前界层：前界层为不含细胞的均质状薄膜，由基质和胶原纤维构成，此层损伤后不能再生。

（3）角膜基质：作为角膜中厚度值最高的一层，角膜基质相当于90%的角膜，主要由平行排列的大量胶原纤维构成，与表面形成平行的胶原板层结构，与相邻的纤维处于一种相互垂直的关系。合成纤维、基质的成纤维细胞在每层中广泛分布，基质中的水分含量极为充分。而角膜之所以呈现为透明的状态，主要原因就在于角膜基质的结构特点。

（4）后界层：后界层结构具有和前界层相似的特征，只不过更薄，即使发生损伤，也可以由角膜内皮再生。

（5）角膜内皮：作为一种单层扁平上皮，角膜内皮细胞之间密切相连，并在后界层的形成与更新中发挥着重要作用。角膜内皮细胞不能再生，细胞密度随年龄增长而降低。

2. 巩膜

巩膜的构成主要为致密结缔组织，外形特征为瓷白色、不透明，并具有坚硬的质地。网巩膜由粗大的胶原纤维交织而成，不仅对眼球壁起着重要的保护作用，更是眼球形状得以维持的重要保障。与角膜相交处向前内侧伸出环嵴状突起，称巩膜距，是小梁网和睫状肌的附着部位。巩膜距的前外侧，有一环形的管道，称巩膜静脉窦，管壁由内皮、不完整的基膜和薄层结缔组织构成。小梁网是巩膜静脉窦内侧的主要形态，其形成是角膜内皮、后界层和角膜基质纤维扩展的结果。小梁网之间有小梁间隙，这些间隙直接联通着巩膜静脉窦，是构成房水循环的重要部分。巩膜前部的表面覆盖着球结膜，球结膜的复层扁平上皮连接着角膜上皮。

角膜与巩膜交界处，称角膜缘。近年发现，角膜缘基底层细胞具有干细胞特征，它们不断增殖，向角膜中央方向迁移，以补充角膜基底层细胞。

（二）血管膜

血管膜位于纤维膜的内侧，由疏松结缔组织构成，富含血管和色素细胞，薄而柔软。由前至后依次为虹膜、睫状体和脉络膜。

第一，虹膜：角膜后方的位置就是虹膜，是一种周边与睫状体连接的环状薄膜，中心位置是瞳孔。由前向后，虹膜主要包括三层：一是前缘层，该层次的主要构成为一层成纤维细胞和色素细胞，这些细胞都不具备连续性；二是虹膜基质，作为一种厚度值较高的疏松结缔组织，虹膜基质中含有大量的血管和色素细胞，色素细胞的数量和产生的色素量直接影响着虹膜的颜色；三是虹膜上皮，这一层又包括前后两层，瞳孔边缘的肌上皮细胞主要分布在前层，并且以环形的方式排列，所以称为瞳孔括约肌，其收缩变化会直接造成瞳孔缩小；括约肌外侧细胞的排列方式为放射状，最终呈现为瞳孔开大肌，其收缩会引起瞳孔放大。后层细胞具有较大的体积，色素颗粒在胞质内随处可见。

第二，睫状体：睫状体位于虹膜与脉络膜之间，在眼球矢状切面上呈三角形。睫状体后部平坦，前部有数十个睫状突，并借睫状小带与晶状体相连：睫状小带呈纤维状，由微原纤维借蛋白多糖黏合而成。睫状体自外向内可分为睫状肌、基质和上皮。①睫状肌：为平滑肌，是睫状体的主要组成成分。肌纤维走行方向为纵向、放射状和环行，当收缩或舒张时，可使睫状体前、后移动，使睫状小带松弛或收缩，从而改变晶状体的位置和曲度以调节焦距。②基质：为疏松结缔组织，含丰富的血管和色素细胞。③上皮：由两层细胞组成，外层细胞呈立方形，胞质内有色素颗粒，为色素细胞；内层细胞呈立方形或矮柱状，为非色素细胞，可分泌房水。

第三，脉络膜：血管膜的后三分之二部分就是脉络膜，与巩膜内侧相贴近。作为一种疏松的结缔组织，脉络膜中有大量的色素细胞和血管。脉络膜的最内层是均质的薄膜，与视网膜维持着相贴的关系，由纤维和基质组成，称玻璃膜。

（三）视网膜

视网膜位于脉络膜的内侧，有感光作用，为神经组织，主要由四层细胞构成，由外向内依次为色素上皮细节细胞层、视细胞层、双极细胞层和节细胞层。

1. 色素上皮层

色素上皮层由单层立方的色素上皮细胞构成，上皮基底面紧贴玻璃膜。在细胞基底面的质膜内褶中含有大量线粒体，同时，大量粗大的吞噬体和黑素颗粒也广泛分布在胞质内，吞噬体是从视细胞中脱落下来的膜盘，黑素颗粒则可以吸收紫外线，同时保护视细胞免遭强光的损坏。细胞游离面有很多细长的突起，甚至在视细胞的外节之间也能看到这些突起，只不过并没有建立连接关系。另外，色素上皮细胞还承载着对维生素 A 的储存功能。

2. 视细胞层

作为一种双极神经元，视细胞也是视觉的第一级神经元，因而也被称为感光细胞。细胞有胞体、外突（树突）、内突（轴突）的区别，细胞核所在的部位就是胞体，外突的中段有一处缩窄，也被细分为内节和外节，前者是蛋白质的合成部位，分布着大量的高尔基复合体、粗面内质网和线粒体；后者是感光部位，大量的扁平状膜盘平行地排列在上面，这些扁平状膜盘的形成大多是外节基部一侧的胞膜向胞质内陷折叠的结果，之所以能够实现感光功能，就在于膜中感光元素镶嵌蛋白质的存在；最后，内突末端与双极细胞形成突触联系。视细胞主要包括以下两种：

（1）视杆细胞：视杆细胞也被称为视杆，因为它的外突形状类似于杆状，内突末端膨大后会呈现类似球的形状，同时还具有染色深、核小等特征和较多的数量、细长的胞体。当与表面细胞膜分离之后，外节中的膜盘会变得更加独立。膜盘产生于基部，而后会向外节顶端逐步推移，同时，不断脱落的老化顶端膜盘，最终也会为色素上皮细胞吞噬。所谓视紫红质，通常指的就是镶嵌在膜盘上的感光蛋白，它能够接收到弱光信号，具体来讲，视紫红质主要包括视蛋白和11－顺视黄醛两部分，其中，后者的合成离不开维生素A这一原料，只有保障人体内维生素A的充足，才能保障视紫红质的充足，才能使弱光视力得到有效保障，同时避免夜盲症的出现。

（2）视锥细胞：数量较少，具有与视杆细胞极为接近的外形，核比较大，染色较浅，之所以被称为视锥，原因就在于圆锥形、短粗的外突。视锥细胞的内突末端膨大后，通常会呈现为足状，在与一个或多个双极细胞接触后，会生成突触。在视锥外节中，膜盘始终与细胞膜相互连接，顶端膜盘的脱落现象也不会发生，只有感光物质处于实时更新的状态中。视色素是视锥细胞中的感光物质，能够接收强光和色彩信号。与视杆细胞一样，视锥细胞的视色素同样包括视蛋白和11－顺视黄醛两部分，只不多视蛋白结构明显区别于视杆细胞的蛋白结构。人类有三种视锥细胞，分别含有红敏色素、绿敏色素、蓝敏色素，感受红、绿、蓝光。色盲患者，是由于缺乏相应的特殊视锥细胞所致，如若缺少红敏色素（或绿敏色素）的视锥细胞，则不能分辨红（或绿）色，为红（或绿）色盲。临床中红色盲和绿色盲患者较为多见，蓝色盲则极少见。

3. 双极细胞层

作为视觉的第二级神经元，双极细胞是视细胞和节细胞建立连接的纵向中间神经元，双极细胞的树突与视细胞的内突，以及轴突与节细胞都可以形成突触。对于大部分双极细胞而言，在与多个视细胞和节细胞关联之后，都可以建立突触关联；少数双极细胞只与一个视锥细胞和一个节细胞联系，这种双极细胞称为侏儒双极细胞，它们多位于视网膜中央凹周边。

视网膜内还有横向联系的中间神经元，即水平细胞、无长突细胞和网间细胞。它们的胞体与双极细胞相邻，发出的突起和邻近细胞形成突触联系，在视网膜内形成局部环路，对视觉起调节作用。

4. 节细胞层

节细胞是带有长轴突的多极神经元，是视觉的第三级神经元，排列方式通常为单层，树突突触的形成也需要与双极细胞接触、结合。多数节细胞胞体较大，与多个双极细胞形成突触联系；少数为胞体较小的侏儒节细胞，只和一个侏儒双极细胞形成突触。节细胞的轴突粗细不等，向眼球后极汇聚形成视神经穿出巩膜。

（1）神经胶质细胞：主要是放射状胶质细胞，又称苗勒细胞。细胞呈柱状，其胞核位于双极细胞层，胞体贯穿除色素上皮外的视网膜全层，沿途向侧面发出许多放射状突起，充填于神经元之间。苗勒细胞具有营养、支持、绝缘和保护作用。

（2）黄斑与中央凹：在视网膜后极，有一处浅黄色区域，与视轴处正对，这块区域就是黄斑，黄斑的中央是一处浅凹，也就是通常说的中央凹。作为视网膜中最薄的部分，中央凹能够精准传导视觉信息，其中一对一的联系仅仅发生在色素上皮细胞和视锥细胞、节细胞、视锥细胞与双极细胞之间。而双极细胞和节细胞的排列方式多采用斜向外周的方式，所以，光线可以聚焦到视锥细胞上。因此，中央凹也是最敏锐的视觉部位。

（3）视盘：黄斑鼻侧的部位是视盘，也就是通常所说的视神经乳头，作为视神经穿出眼球的部位，视盘处没有视细胞，所以，也被称为盲点。

二、眼球内容物

眼球内容物包括房水、晶状体和玻璃体，均无色透明，与角膜共同组成眼的屈光装置。

第一，晶状体。晶状体为具有弹性的双凸透明体，借睫状小带悬于睫状体上。晶状体表面包有薄层晶状体囊，囊壁由基膜和肢原原纤维组成。在晶状体囊内侧由一层立方形细胞构成晶状体上皮，赤道部的上皮细胞会在成长过程中逐渐呈现为长柱状，也就是所谓的晶状体纤维，它是晶状体实质的主要构成。随着中心部纤维不断老化，它会变得越来越硬，甚至出现胞核消失、水分含量降低等现象，最终生成晶状体核。在晶状体内，并没有分布着血管和神经，养分的供给主要靠的是房水，对于老年人而言，年龄的增长会大大减弱晶状体的弹性和透明度，在老年人群体中高发的白内障就是晶状体混浊的结果。

第二，玻璃体。玻璃体位于晶状体、睫状体与视网膜之间，外为透明的玻璃体膜，内为无色透明的胶体物，水分占 99%，还含有胶原原纤维、玻璃蛋白、透明质酸和少量细胞。玻璃体流失不能再生，由房水充填。

第三，房水。房水是存在于眼房内的透明、无色液体，房水的产生主要是映状体血管渗出和非色素上皮细胞分泌的结果。通常来讲，经过瞳孔的“通道”作用，房水会从后房流向前房，而后借助小梁间隙，再流向巩膜静脉窦，最终的归宿就是服务于血循环。房水具有极为重要的屈光作用，同时还可以保障晶状体和角膜所需的营养、使眼压得到有效维持。人体眼部健康的状态下，房水的产生和回流始终处于平衡的状态中，倘若正常的回流无法实现，就会使眼压增高，引发青光眼。

第二节　耳

耳由外耳、中耳和内耳组成，外耳和中耳传导声波，内耳感受位觉和听觉。

一、外耳

耳廓、外耳道和鼓膜是构成外耳的三部分，耳廓的支架是弹性软骨，最外面由一层较薄的皮肤包裹。耵聍腺的结构与大汗腺相似，它在外耳道表面的皮肤内分布排列，所谓耵聍，实际上指的就是腺体的分泌物。鼓膜可细分为隔外耳道和中耳，是一种椭圆形的半透明薄膜，由内到外，鼓膜主要由单层扁平或立方上皮、薄层结缔组织和复层扁平上皮构成。

二、中耳

鼓室和咽鼓管合称为中耳，在鼓室腔面和三块听小骨表面分布着一种薄层黏膜，其成分既包括单层立方上皮，又包括薄层缔结组织。与鼓室接近的咽鼓管具有单层柱状的黏膜上皮，但是与鼻咽部接近的咽鼓管段则是假复层纤毛柱状上皮，混合腺遍布在固有层内。

三、内耳

在颞骨岩部，分布着由套叠的两组管道构成的内耳，弯曲的走行，使其有着迷路的别称，由内至外分别为膜迷路和骨迷路。其中，按照从前到后的顺序，骨迷路主要包括耳蜗、前庭、半规管，三部分相互连接、相互影响，骨膜主要覆盖在腔面之上。膜迷路与骨迷路有着相似的形态，是悬系在骨迷路内，包括膜蜗管、膜前庭（椭圆囊、球囊）、膜半规管在内的内耳部分。单层扁平上皮和结缔组织室构成膜迷路管壁黏膜的主要成分，随着部分部位黏膜厚度的增加，上皮细胞会转化为听觉或位觉感受器（如壶腹嵴、球囊斑、椭圆囊斑和螺旋器）。

内淋巴在膜迷路腔内广泛分布，外淋巴则主要分布在膜迷路和骨迷路中间的腔隙，并且，内外淋巴之间并没有相互连接。膜蜗管的血管纹是产生内淋巴的主要来源，淋巴同时还起着为内耳提供营养、为声波传递提供支持等作用。

（一）膜蜗管及螺旋器

膜蜗管的横切面是三角形，由上、中、下三个壁构成。前庭膜和前庭阶隔开的是上壁；外侧壁是由增厚的鼓膜所组成的螺旋韧带，表面为分布着毛细血管的复层柱状上皮，所以也可称其为血管纹，并且，内淋巴的产生会对血管纹产生直接影响；下壁与鼓室相邻，是基底膜和骨螺旋板的统一体。其中，蜗轴的骨组织向外侧延伸之后，就会形成骨螺旋板；基底膜是内侧与骨螺旋板相连、外侧与螺旋韧带相连的薄层结缔组织膜，随着基底膜上皮厚度的增加，螺旋器会生成，而螺旋器骨螺旋板起始处鼓膜厚度的增加，也会使突入膜蜗管向螺旋缘转变，螺旋缘将一胶质性的薄板状结构盖膜伸向蜗管，并将其覆盖在螺旋器上，也就是柯蒂氏器。作为一种听觉感受器，柯蒂氏器主要包括毛细胞和支持细胞。

1. 支持细胞

支持细胞具有各种各样的形态和类型，如指细胞和柱细胞。柱细胞主要按照内、外分行的形式排列而成，所以，也被细分为内柱细胞和外柱细胞。柱细胞具有较宽的基部、细长且分离的胞体中部，整体相互连接，形成了三角形的内隧道，因而在支持作用的发挥上具有明显优势。指细胞是内指细胞和外指细胞的合称，前者主要分布在内柱细胞的内侧，有 1 列，后者是在外柱细胞外侧的柱细胞类型，有 3 ～ 5 列。与柱细胞不同，指细胞是近乎杯状的支持细胞，从顶部依次向下，会在细胞的一侧伸出细长的指状突起，这些突起与螺旋器的游离面相接触，就会变成膜状，作用主要在于支托毛细胞。

2. 毛细胞

毛细胞为感觉细胞上皮细胞，与指细胞对应，分别位于内、外指细胞的胞体上。内毛细胞呈烧瓶形，游离面的微绒毛粗长，称静纤毛，呈“V”形排列。呈现以高柱状的外毛细胞，其顶部静纤毛的排列方式为“W”形，在盖膜的胶质中也插有较高的外毛细胞静纤毛。毛细胞基底部胶质中分布有含神经递质的突触小泡，分布在耳蜗神经节细胞的树突末端与底部形成突触。胶原样细丝（也称听弦）是螺旋器基底膜的重要构成元素，以蜗轴为中心，听弦向外依次排列成放射状，由于基底膜从蜗底至蜗顶逐渐增宽，听弦也随之增长，听弦越长，其直径越粗，振动频率也随之降低，故蜗底的基底膜能与高频振动发生共振，蜗顶的基底膜能与低频振动发生共振。

螺旋器是听觉感受的主要媒介，声波首先进入外耳道，而后被传送至鼓膜，经过听小骨的作用，鼓膜振动会被传输至卵圆窗，从而导致前庭阶外淋巴以及前庭膜和膜蜗管内淋巴的振动，另外，在蜗孔的传输下，前庭阶外淋巴的振动也会逐渐传导至鼓室阶，从而出现基底膜及其螺旋器的振动现象，这也就意味着，盖膜的位置变化会导致毛细胞静纤毛的弯曲，进而使毛细胞处于亢奋状态，并实现了神经递质的释放，听觉的产生就是耳蜗神经将信息冲动传导至中枢的结果。

（二）膜前庭及位觉斑

前庭连接耳蜗与半规管，球囊和椭圆囊是构成膜前庭的主要部分。当椭圆囊外侧壁和球囊前壁黏膜局部厚度不断增加时，会呈现为斑块状的球囊斑和椭圆囊斑，作为位觉信号感受器，球囊斑和椭圆囊斑也有位觉斑的称号。位觉斑是支持细胞和毛细胞的共同体，拥有平坦的表面。支持细胞呈现为高柱状，分泌颗粒在胞质的顶部广泛分布，在位觉斑的表面，支持细胞的分泌物会形成一层胶质膜，也就是位砂膜，支持细胞内部也分布着较为细小的碳酸钙结晶，也就是位砂。

在支持细胞之间存在的是毛细胞，其顶部有大量静纤毛，作为特殊分化的微绒毛，静纤毛的一侧有动纤毛，它是一根较长的普通纤毛。突触小泡在毛细胞的基底部胞质内普遍存在，以突触小泡与前庭神经末梢形成突触形态的不同特征为依据，这些突触又有Ⅰ型细胞和Ⅱ型细胞之分。前者的主要特征在于近似烧瓶的形状，前庭神经末梢包裹着细胞的绝大部分，只有细胞顶部露在外面。由于神经末梢有着与酒杯相似的形状，所以也被称为神经杯。后者的显著特征在于圆柱的形状，细胞基部与前庭神经形成突触时，并不会产生神经杯。

位觉斑能够感受身体的直线变速运动和静止状态。毛细胞的纤毛能够向位砂膜内伸入，而内淋巴的比重远远小于位砂，所以，在直线变速运动和重力因素的影响下，位砂膜移位现象时有发生，由此也会导致纤毛的弯曲，同时，球囊斑和椭圆囊斑处于直角关系，所以，无论身体位置如何，都会对毛细胞产生刺激，从而使其处于兴奋的状态当中。

（三）膜半规管及壶腹嵴膜

半规管壶腹部的一侧黏膜增厚，形成圆嵴状隆起，称壶腹嵴，其基本结构和位觉斑相似，上皮由支持细胞和毛细胞组成，毛细胞的动纤毛和静纤毛埋藏于胶质膜内，壶腹嵴的胶质膜较厚，形成圆顶状的壶腹帽。壶腹帽由支持细胞分泌的糖蛋白形成，浮在毛细胞表面，分布在毛细胞基部的前庭神经传入纤维是突触形成的主要来源。作为位觉感受器，壶腹嵴同时能够感知身体或头部的旋转变速运动。三个半规管的排列方式相互垂直，所以，任何方向的身体或头部旋转都会引起半规管内淋巴的流动，从而出现壶腹帽倾斜的现象，并对毛细胞的兴奋产生刺激作用，经前庭神经传入中枢。

第三节　皮肤

皮肤是人体最大的器官之一，其面积为 1.2 ~ 2.0m^2，约占体重的 16%。皮肤由表皮和真皮组成，借皮下组织与深部组织相连。皮肤中还有由表皮衍生而来的附属器，如毛、皮脂腺、汗腺和指（趾）甲等。皮肤具有重要的屏障和保护作用；皮肤内含有丰富的感觉神经末梢，能感受外界的多种刺激；此外，还具有调节体温、排出代谢产物、参与免疫应答等功能。

一、表皮

表皮是由角质复层平面状上皮结构形成的浅层皮肤。表皮在身体各个部位的厚度并不相同，通常维持在 0.07 毫米至 0.12 毫米之间。手掌和脚掌处的表皮最后，一般为0.8毫米至1.5毫米。表皮细胞可以分成两种类型的细胞：一类是由角质形成的细胞，主要功能是形成角蛋白，参与表皮角化；另一类是非角质形成细胞，散在于角质形成细胞之间，包括黑素细胞、朗格汉斯细胞和梅克尔细胞。

（一）表皮的分层与角化

表皮的结构从基底面到表面可分为五层。

第一，基底层。基底层由一层矮柱状或立方形基底细胞组成。细胞核圆形或椭圆形，相对较大，染色较浅，核仁明显。细胞质中含有大量的游离核糖体，呈分散状态或束状排列，被称为角蛋白丝或张力丝。在有色皮肤中还可以看到一些黄棕色的色素粒子。邻近的细胞由桥颗粒连接，而在细胞的基底表面，则由基膜与半桥颗粒连接。基底层细胞能够持续分裂、增生，属于可以向浅层推进或者移动的表皮干细胞，能够分化成表皮的其他细胞，在皮肤伤口的愈合过程中发挥着关键的再生和修复功能。

第二，棘层。棘层由 4 ~ 10 层多边形棘细胞组成，细胞较大，深部细胞呈多边形，向浅层逐渐变扁，胞核圆形，胞质丰富，呈嗜碱性。在细胞的表层分布着密密麻麻的棘突，邻近的棘上镶嵌着突起细胞。在电子显微镜下观察这些细胞可以发现，邻近的棘上有一个由桥粒连接的突起细胞。细胞质中含有丰富的成束分布的角质纤维，粘附在桥粒上。通过电子显微镜观察可以发现，细胞内含有大量的卵状片细胞，大小在 100 ~ 300 nm 之间，细胞内含有糖脂、固醇和溶酶体酶。颗粒中的脂类物以胞吐方式排放到细胞间隙，形成膜状结构，构成了防止物质透过表皮的重要屏障。棘层的深层细胞中可见少量黑素颗粒。

第三，颗粒层。在颗粒层中，有 3 ~ 5 层扁平的梭状细胞。这些细胞的细胞质中含有大量的胞浆颗粒。颗粒层细胞的主要特征表现为：胞质内有许多不规则的、强碱性的角质颗粒，在电子显微镜下，这些角质颗粒并未被薄膜包围，并且具有均匀的密度，角蛋白丝可包绕在透明角质颗粒周围或穿入其中。

第四，透明层。透明层由 2 ~ 3 层扁平的细胞组成。这些细胞的细胞核和细胞器都没有明显的分界线。透明层细胞呈现出均匀的、半透明的状态，有强烈的嗜酸性和折射能力。胞浆中布满角质纤维，在显微组织方面类似于角质层。

第五，角质层。角质层由多层无核扁平的表皮细胞构成。光镜下的观测结果显示，所有的表皮细胞均已角化并全部坏死，可见嗜酸性颗粒均匀分布，这些颗粒边缘模糊。根据电子显微镜的观测结果显示，细胞内分布着均匀的角质纤维和基质，胞膜内部含有不易溶解的蛋白质，使得细胞膜变得既坚固又厚重。细胞间隙含有从板层微粒中排出的脂质。表层细胞膜上的桥颗粒已经消失不见，细胞之间的连接变得更加松散，形成的表皮碎片即为角质层脱落后产生的皮屑。角质层具有阻止外界物质侵害和防止体内水分丢失等作用。

从表皮的基底层到角质层是角质形成细胞的增殖、分化、移动、角化和脱落的动态变化过程。最初为表皮细胞内角蛋白丝、板层颗粒及透明角质颗粒的形成，继而角蛋白丝与透明角质颗粒结合形成角蛋白，沉积于细胞内，板层颗粒向细胞间隙释放内容物，形成多层膜状结构，细胞器及细胞核逐渐退化消失，最后形成角质层。如某种因素破坏了表皮的动态平衡，就会出现角化异常等病理变化。人表皮的更新周期为 3 ~ 4 周。

（二）非角质形成细胞

第一，黑素细胞。黑素细胞数目较少，具有细长突起。胞体散在于基底细胞之间，突起伸入基底细胞和棘细胞之间。在 H-E 染色标本上，难以辨别。电子显微镜的观测结果显示，在表皮细胞和表皮层中没有桥粒的结合，在胞浆中存在大量的核糖体、粗面内质网及高尔基复合体。胞浆中包含了一种“黑素体”的物质，这种物质由蛋白质与黑色素的结合产生。由于黑色素粒子附着在细胞的突起处，向棘状细胞和基质处移动，由此导致基质中存在黑色素粒子。黑色素可以吸附紫外线，保护深层的皮肤组织免受辐照伤害。黑种人和白种人之间的黑色素细胞数目没有显著差异，而皮肤颜色的深浅主要取决于表皮细胞黑色素合成情况以及黑色素粒子的分布情况。黑种人的皮肤上有大量的黑色素粒子，这些颗粒遍布在整个表皮层中，而白种人皮肤上的黑色素粒子则只存在于表皮的基底层，黄种人介于两者间。皮肤白斑时黑素细胞数量减少或缺失，白化患者的黑素细胞数量正常，但细胞内缺乏酪氨酸酶，不能合成黑色素。

第二，朗格汉斯细胞。朗格汉斯细胞来源于单核细胞，为具有树枝状突起的细胞，主要散在于棘细胞之间。在 H-E 染色标本上，其胞核着色深，胞质很浅，用氯化金或 ATP 酶法可显示细胞全貌。电镜下，胞核弯曲呈分叶状，胞质电子密度低 . 含有较多的溶酶体，无黑素颗粒、角蛋白丝和桥粒等。细胞的主要特征是具有特殊形状的伯贝克颗粒，这些颗粒能够捕捉皮肤细胞中的抗原，而伯贝克颗粒则主要负责处理抗原，然后在细胞的表面上形成抗原多肽 -MHC II 型分子复合体，这些复合体被送至淋巴细胞，引起了机体的免疫反应。朗格汉斯细胞作为抗肿瘤免疫应答的免疫球蛋白，可用于抵抗入侵的致病微生物，监测肿瘤细胞的癌变情况并排斥移植后的异体组织。

第三，梅克尔（Meckel）细胞。梅克尔细胞位于基体细胞中间，呈扁平形状，具有较短的类似手指形状的突起，在 H-E 型染色标本上很难分辨。电子显微镜的观测结果表明，梅克尔细胞与角化细胞之间有桥粒连接，胞核形状不规则，胞质内有许多膜被含致密核芯的小泡，细胞基底面可与盘状的感觉神经末梢紧密接触，而且胞质中的小泡也多聚集在细胞的基底部，形成类似于突触的结构，故认为该细胞是感觉细胞，能感受触觉或其他机械性刺激。

二、皮下组织

皮下组织[①]由疏松结缔组织和脂肪组织组成。皮下结缔组织和深层组织连接，使得皮肤具有活动能力。不同性别、不同年龄的个体，皮下脂肪情况并不相同。然而，不同部位的皮下脂肪分别具有缓冲、营养、贮存和保温等功能。血管、神经束和淋巴管散布在皮下组织的表层，并穿过皮下组织，与毛囊和汗腺共同延伸到皮下组织层中。

三、真皮

在皮肤之下，真皮层是一层紧密的结缔组织，而深层的真皮则连接着皮下组织，但是二者之间又没有明确的界线。人体各个部位的真皮厚度不一，通常在 1 ~ 2 mm 左右，而真皮又可以分成两个部分：乳头层和网织层。

第一，乳头层。乳头层是紧密贴合皮肤的薄薄的结缔组织。乳头层从皮肤基底伸出，从而扩大了皮肤之间的粘合空隙，有利于真皮组织吸收养分。乳头层内部存在大量的毛细静脉、神经末梢和触觉小体。

第二，网织层。网织层位于乳头层下端，厚度比其他组织更具优势，是最重要的真皮组织，与乳头层之间没有显著的界线，而网织层内部则由大量的胶原蛋白纤维团编织而成，这使得网织层具有极强的弹性。网织层含有丰

① 皮下组织是皮肤以下的疏松结缔组织和脂肪组织，连接皮肤与肌肉，常称为浅筋膜。皮下组织介于皮肤与深部组织之间，使皮肤有一定的可动性。

富的淋巴管、血管和神经束。毛囊、皮脂腺及汗腺等均存在于网织层中，而网织层深部可见环形小体。

四、皮肤的附属器

（一）毛

人体皮肤除手掌、足底等处外，均有毛分布。毛的粗细、长短依部位而异，头发、胡须和睫毛等粗而长，其他部位的毛则细而短，但其基本结构相同。

1. 毛的结构

毛分为三大类：毛干、毛根和毛球。毛干裸露在外，是毛的根部，包裹着毛发的表皮和其他的结缔组织，可以形成管状的毛囊结构。毛的根部和毛囊的末端含有大量的绒毛。毛球底表面凹进，由毛细血管和连接的神经纤维突起伸进去构成毛乳头。毛球是毛发和毛囊的生长部位。毛乳头具有促进、诱导并维持毛发生长的功能。毛与皮肤表面呈一定角度斜向生长，在毛根与表皮表面呈钝角的一侧有皮脂腺，其下方有一束斜行的平滑肌，称竖毛肌，它起于真皮乳头层，止于结缔组织性毛囊。竖毛肌受交感神经支配。

毛干和毛根由排列规则的角化上皮细胞组成，细胞内充满角蛋白并有数量不等的黑素颗粒。毛囊由两个层次组成，最外层由上皮根鞘构成，并与皮肤表层相连接，组织构造类似于皮肤；外层为由密集的结缔组织组成的根鞘，与毛球细胞连接在一起。毛球的表皮细胞被称为“毛母质”干细胞，这些细胞会不断地分化、繁殖，并逐步发展成为毛发根部和根鞘状细胞。毛母质内有散在的黑素细胞，可将形成的黑素颗粒沿突起转送到毛根的上皮细胞中。

2. 毛生长与更新

身体各部位毛的生长周期长短不等，头发的生长周期通常为 3 ～ 5 年，其他部位的毛生长周期只有数月。毛的生长周期分为生长期和静止期。生长期的毛每日约生长 0.2mm，其毛球膨大，毛乳头血供丰富，毛母质细胞分裂增殖。当由生长期转入静止期时，毛球和毛乳头变小萎缩，毛母质细胞停止增殖，毛根角化萎缩，并向表皮推移，随后与毛乳头分离，在旧毛脱落之前，于毛囊基部形成新的毛母质细胞和毛球，继而形成新毛。

（二）皮脂腺

皮脂腺为泡状腺，多位于毛囊与竖毛肌之间，皮脂腺的分泌部由多层细胞组成，外层分布着细小的干细胞，这些干细胞在细胞的周围不断地分化、增生，并且越来越大，最后向着腺泡中央移去。在靠近血管处，全部的汗腺细胞都分解成了脂肪。该导管是具有较短复层状的扁平上皮组织，导管开口大部分位于毛囊内或表皮内。性荷尔蒙可以刺激皮脂腺的增生与分泌。

（三）汗腺

汗腺可分为外泌汗腺和顶泌汗腺两种。

第一，外泌汗腺。外泌汗腺也被称为局部汗腺，分布在身体的大多数部位，尤其是手掌和脚掌。汗腺为呈螺旋状的长管状腺体，分布在真皮及皮下，由一层厚厚的脂质薄膜包裹。腺体为单层，表现为大小不一的圆锥状细胞形态。在腺体和基膜间存在着一种呈长梭状突出的肌上皮细胞，可以帮助表皮细胞排出分泌液。导管周围有两个立方体细胞，数量不多，胞质呈淡酸性。从真皮到表皮的过程，导管在皮肤的毛细孔中形成螺旋形通道。腺体内的汗水以水为主，其次是钾、钠、氯、尿素和乳酸盐等。汗腺在调节体温、滋润皮肤、排出体内的有害物质等方面起着非常关键的作用。胆碱能神经可以影响并支配汗腺的分泌功能。

第二，顶泌汗腺。顶泌汗腺属于大汗腺，位于腋窝、乳晕、外阴部及肛门周围等部位。由于分泌部位的皮肤比较粗糙，导管腔体较大，呈卷状或团或曲。腺体呈长方体或短柱形，内部有球形核体与嗜酸胞浆。细而直的导管，被两层上皮细胞围住，开口位于毛囊上方，分泌的液体比较粘稠，经过微生物的降解，容易散发出一种特别的味道。如果油脂分泌旺盛，将导致异味太重，可能形成狐臭症状。在青少年时期，由于性荷尔蒙的作用，大汗腺的分泌比较旺盛。

（四）指（趾）甲

指（趾）甲由多层排列紧密的角化细胞构成，露在外面的为甲体，埋于皮肤内的为甲根，甲体下面的为甲床，甲体周缘的皮肤为甲襞，甲体与甲襞之间的沟为甲沟，甲根附着处的甲床上皮为甲母质，是甲体的生长区。甲母质细胞分裂增殖，不断向指（趾）端方向移动，角化后构成甲体的细胞。

五、皮肤的血管、淋巴管与神经分布

皮肤的血管来自皮下组织的小动脉，在真皮的网织层发出分支，互相吻合成网，形成真皮下血管丛，营养真皮及附属器，继而在乳头层内形成毛细血管襻为表皮提供营养。乳头层毛细血管汇成小静脉丛，下行与网织层的静脉丛汇合，再进入皮下组织中的静脉。“在指（趾）端等处的皮肤内有较多的动静脉吻合，神经支配其关闭或开放，以调节局部的血流量。淋巴管起始于真皮乳头内的毛细淋巴管网，继而向下形成较大的淋巴管，与皮下组织的静脉伴行”①。

皮肤内有丰富的感觉神经末梢，如游离神经末梢、触觉小体和环层小体。皮肤内植物神经末梢分布于血管、腺体和竖毛肌，可以调节腺体的分泌和平滑肌的伸缩。动静脉吻合处的运动神经末梢较多。

六、皮肤的衰老与再生

皮肤的衰老表现为皮肤的皱缩、干燥和弹性丧失等，皮肤内环层小体等感受器减少，长时间紫外线照射还可使弹性纤维弹性下降，肢原纤维破坏加速，黑素细胞增多，郎格汉斯细胞减少。在通常情况下，角质层细胞会持续地从皮肤上剥离，并通过基质增生予以补充，这就是“生理性再生”。皮肤受损愈合被称为“补偿性再生”，再生皮肤恢复的过程和持续的时间因个体皮肤的受伤程度会有所不同，如果是小范围的创伤，则几日内就会痊愈，而且不留疤痕。

① 刘黎青．组织学与胚胎学 [M]. 北京：中国中医药出版社，2015：154.

第四章　胚胎学：胚胎总论

第一节　生殖细胞的发育与受精

一、生殖细胞的发育

生殖细胞[①]包括男性生殖细胞（精子）和女性生殖细胞（卵子）。两性生殖细胞的发生和成熟是人体胚胎发生的必备条件。

（一）精子的发生、成熟与获能

第一，精子的发生：睾丸生精小管的精原细胞（二倍体细胞）经分裂、生长、发育，成为体积较大的初级精母细胞，初级精母细胞通过减数分裂形成次级精母细胞及精子细胞，精子细胞再经过一系列复杂的形态变化，最终形成精子（核型23，X或23，Y），其染色体数目减少一半。

第二，精子的成熟：由睾丸生精小管形成的精子形态上基本发育成熟，但在功能上尚未成熟，此时的精子既没有定向运动能力，也没有使卵子受精的能力，需到附睾中进一步发育完善。精子在附睾中受附睾管上皮分泌的肉毒碱和甘油磷酸胆碱等物质的影响，逐步发育完善，其积累的cAMP为精子的活动提供了充足的能量。附睾分泌物使精子表面的分子结构发生变化，如唾液酸附在精子表面，可遮盖精子抗原，防止免疫细胞攻击和精子凝集；糖

① 生殖细胞（germ cell）是多细胞生物体内能繁殖后代的细胞的总称，包括从原始生殖细胞直到最终已分化的生殖细胞（精子和卵细胞），其中包含一条性染色体。此术语由A•恩格勒和K•普兰特尔于1897年提出以与体细胞相区别。体细胞最终都会死亡，只有生殖细胞有延存至下代的机会。生物体主要依靠生殖细胞而延续和繁衍。长期的自然选择使每一种生物的结构都为其生殖细胞的存活提供最好的条件。

蛋白可诱导精子运动等。精子在附睾分泌物及雄激素构成的微环境中停留约2周的时间，具备了定向运动能力以及使卵子受精的潜力。

第三，精子的获能：在附睾中继续发育成熟的精子，尚不具备释放顶体酶、穿越卵子周围的放射冠和透明带的能力。因精液中的糖蛋白覆盖于精子质膜表面，抑制顶体酶释放。当精子通过女性生殖管道时，在管道上皮尤其是输卵管上皮分泌物的作用下，精子获得了释放顶体酶的能力，从而具备受精能力，此过程称为获能。在正常生理条件下，精子的获能过程开始于子宫，完成于输卵管。获能后精子的尾部摆动幅度及频率明显增大，膜的流动性增强，精子的活动呈高度激活型，有利于受精。

研究发现哺乳类精子的获能并没有严格的器官专一性和种族专一性；人的精子可以在较简单的人工培养液中获能，这为人类体外受精实验提供了方便。

（二）卵子的发生与成熟

卵子发生于卵巢中的卵泡，成熟于受精过程。由卵巢排出的卵子，若未受精，则在排卵后 12 ~ 24 小时退化；若受精，则继续完成第二次减数分裂，形成成熟的卵子。

第一，卵子的发生：女性生殖细胞在胎儿时期即开始发育。出生前卵巢中的初级卵母细胞已停滞在第一次减数分裂的前期；进入青春期，在促性腺激素的作用下，卵泡开始发育成熟，并于排卵前完成第一次减数分裂，形成一个体积大的次级卵母细胞和一个小的第一极体；次级卵母细胞迅即进行第二次减数分裂，并停滞在分裂的中期，直到受精时才完成第二次减数分裂，形成一个成熟的卵子和一个小的第二极体。

第二，卵子的成熟：卵子的成熟包括细胞核的成熟与细胞质的成熟，主要表现在：次级卵母细胞在输卵管壶腹部与精子相遇，在精子穿入的激发下，完成第二次减数分裂，形成成熟的卵子；同时，卵子细胞质储备的核糖体、mRNA 被激活，细胞的代谢率增高，蛋白质合成加快，为细胞分裂做好准备。

二、受精

精子与卵子融合形成受精卵的过程，称为受精。受精多发生在排卵后 12 ~ 24 小时内，常见于输卵管壶腹部。受精包括一系列形态、生化和生理方面的变化过程，并受多种因素的影响。

（一）受精的意义

第一，形成新个体：受精是新生命的开端，使代谢缓慢的卵子转入代谢旺盛的受精卵阶段，细胞的合成及代谢加快，受精卵不断分裂、分化，形成新个体。

第二，恢复二倍体核型：受精可保证染色体数目的稳定性和遗传的延续性。受精卵恢复二倍体核型；并因双亲遗传基因的重新组合，使新个体既具有双亲的遗传特性又具有与亲代不同的遗传特性，保证了物种的繁衍。

第三，决定遗传性别：精子带有的性染色体决定了新个体的遗传性别。当带有 Y 染色体的精子与卵子结合，则发育形成男性（46，XY）。反之，发育为女性（46，XX）。

（二）受精的条件

第一，生殖细胞的质量：精液由精子和精浆共同组成，呈乳白色。精液中含大量的果糖、酸性磷酸酶、前列腺素等物质，对精子的生存和活动起重要作用。酸性磷酸酶常作为法医鉴定精液的敏感指标。

正常成年男性每次射出的精液量通常为 2 ～ 6mL 左右。每毫升精液内，精子数量少于 2000 万个者，可造成不育；少于 500 万个者几乎不能受精；若生殖细胞质量差，如死精子或活动力差的精子超过 30%，小头、大头、双尾、双头等畸形精子的数量超过 20% ～ 30%，卵细胞发育不正常或不排卵，则均可影响受精，甚至导致不育或畸形。

第二，受精的时限：精子与卵子必须在一定时限内相遇。精子在女性生殖管道内的受精能力可维持 24 小时；而卵子与精子的结合能力仅为 12 小时，以后丧失受精能力而退化。

第三，生殖管道的畅通：若生殖管道受阻（输卵管炎、输卵管粘连等），则即使有高质量的生殖细胞，也不可能相遇而实现受精。

第四，激素水平：性激素不但对生殖细胞的发生、发育起重要作用，而且对其在生殖管道中的运输起重要的调节和维持作用。

（三）受精的过程

正常成年男子一次排精可含 3 亿～ 5 亿个精子，运动到达输卵管壶腹部的精子只有 300 ～ 500 个。这些优势精子经优胜劣汰，最终只有一个精子能与卵子结合形成受精卵。受精过程可分三个阶段：

第一，穿越卵丘及放射冠：获能的精子到达输卵管壶腹部，与卵子相遇，开始释放顶体酶，分解卵丘细胞间的透明质酸，促使卵丘细胞解离；同时，卵丘细胞还可激活精子的活力，有利于精子释放顶体酶，分解卵子周围的放射冠，便于精子穿越放射冠与透明带直接接触。

第二，顶体反应：精子与透明带的结合具有种属特异性和饱和性，表明两者的结合有受体参与。精子表面存在抗原，其与透明带上的精子受体 ZP3 相互识别，并特异性结合。精子分解、穿越透明带进入卵周隙，精子头部与卵细胞膜相接触，精子因其顶体膜结构改变而释放顶体酶，溶蚀、穿越卵丘、放射冠和透明带的过程称顶体反应。精子穿越卵丘和放射冠为自发顶体反应；而精子穿越透明带引起的顶体反应，是由透明带 ZP3 上的多肽链参与而引发，故为诱导顶体反应。

第三，受精卵形成：精子头部细胞膜与卵子细胞膜紧贴并相互融合，精子与卵子的细胞膜合二为一。精、卵细胞膜的融合没有严格的种属特异性。在精子穿入的激发下，次级卵母细胞完成了第二次减数分裂，形成一个成熟的卵子和一个第二极体，后者则进入卵周隙。此时精子与卵子的细胞核分别膨大形成雄原核和雌原核，两原核同步发育，DNA 开始复制。在细胞骨架的作用下，雌、雄原核逐渐靠拢，核膜消失，染色体融合，形成二倍体细胞即受精卵又称合子。染色体混合标志着精卵结合，受精过程完成。

人类受精过程遵循单精受精的特性，单精受精通过皮质反应和透明带反应来实现。精、卵细胞膜融合，可激发卵细胞胞质外层的皮质颗粒释放其内容物入卵周隙，称皮质反应。释入卵周隙的酶水解 ZP3，使透明带上的 ZP3 结构发生改变，不能再与精子结合，此过程称透明带反应。该反应阻止了多精人卵和多精受精的发生，保证了人类为单精受精的生物学特性。

第二节　人胚早期发育与胚胎形成

一、人胚早期发育

受精卵在受精第 1 ~ 8 周内的发育、分化及演变过程称人胚早期发生。人胚早期发生是胚胎发育的关键时期，也是各器官原基形成时期。人胚早期发生包括卵裂、胚泡形成、植入、三胚层形成与分化等过程。

（一）卵裂与胚泡形成

1. 卵裂

卵裂指受精卵早期的有丝分裂。受精卵经输卵管向子宫方向运行的同时迅速进行卵裂。受精后 30 小时，开始第一次卵裂，这是受精成功的最重要标志。卵裂形成的子细胞称卵裂球，为球形，呈晶莹半透明状态。早期卵裂球具有全能发育的潜能。

（1）卵裂的过程：第一次卵裂形成的两个卵裂球，形态相似，大小不等，称为二细胞期。其中大卵裂球首先分裂，形成三细胞期；继而小卵裂球分裂，形成四细胞期，依此类推。受精第 3 天，卵裂球数目达 12 ～ 16 个，其外观似桑葚，故称桑葚胚，并由输卵管运行到子宫与输卵管交界处的子宫腔侧。此时的桑葚胚为实心胚。卵裂始终在透明带中进行，随着卵裂次数及卵裂球数目的增加，卵裂球的体积越来越小，各卵裂球间胞质成分差异越来越大，这种分化差异对胚胎的早期发育分化有很大的影响，也是卵裂与一般有丝分裂的不同之处。

（2）卵裂异常：若卵裂的速率和卵裂球的结构出现异常，则影响胚胎的正常发育过程，甚至引起流产或胚胎夭折。卵裂的异常多发生在体外培养的过程中。

2. 胚泡形成

受精第 4 ～ 5 天时，卵裂球数目已增至 100 个左右，细胞分化更加明显，细胞间出现一些间隙，且渐汇合为一个大腔，称胚泡腔，腔内充满胚泡液，此期的胚外观呈囊泡状，称胚泡，其外有透明带包绕。胚泡腔一侧有一群大而不规则的细胞，称内细胞群，又称内细胞团，属于胚胎干细胞；内细胞群继续发育形成胚体及部分胎膜。构成胚泡壁的单层细胞称滋养层，覆盖在内细胞群外表面的滋养层。此时胚泡已运行到子宫腔中。

（二）植入

胚泡侵入子宫内膜的过程称植入或着床。植入开始于受精第 5 ～ 6 天，完成于第 11 ～ 12 天，植入部位常发生在子宫体部或底部，最常见于子宫后壁中上部。

1. 植入过程

植入过程是在机体神经 − 内分泌的调节下，依靠胚泡与母体子宫内膜的相互协同作用而完成的。

（1）胚胎方面：随着胚泡体积的增大，透明带渐变薄，到植入时，透明带已完全溶解消失。胚泡侵入子宫内膜的过程包括：①黏附：胚端滋养层与子宫内膜首先接触，胚泡产生的层粘连蛋白及子宫内膜上的受体蛋白促使胚泡黏附于子宫内膜。②溶解：滋养层细胞分泌蛋白水解酶，将接触处的子宫内膜上皮溶解，形成缺口，胚泡由此侵入子宫内膜。③侵入：由缺口处侵入子宫内膜的胚泡，至第 9 天末已全部埋于子宫内膜功能层内。④修复：植入口由其周围的子宫内膜组织增生修复，约第 12 天植入完成。植入的同时伴随着滋养层分化，由胚端滋养层细胞开始迅速增生、分化为两层。外层为合体滋养层，较厚，其细胞相互融合，无分裂能力；内层为细胞滋养层，细胞界限清晰，细胞分裂旺盛，并不断有细胞融入合体滋养层。植入结束时，滋养层全部分化为细胞滋养层和合体滋养层并增厚。合体滋养层内出现了一些小腔隙，称滋养层陷窝，内含母体血液。

（2）母体方面：处于分泌期的子宫内膜，植入后进一步增厚，腺体分泌更旺盛，血液供应更丰富，基质细胞体积更大，子宫内膜的这一系列变化称蜕膜反应，此时的子宫内膜改称蜕膜。蜕膜中的基质细胞改称蜕膜细胞，可营养早期胚胎，并可阻止滋养层细胞对子宫内膜的过度溶蚀。

依据蜕膜与胚泡的位置关系，通常将蜕膜分为三部分：①包脱膜指覆盖在胚泡表面的蜕膜；②底蜕膜又称基蜕膜，指胚泡植入处底部的蜕膜，将来发育为胎盘的母体部分；③壁脱膜指子宫其余部分的蜕膜。随着胚胎体积的增大，子宫腔渐消失，包蜕膜与壁蜕膜渐融合为一层，且退化变薄。

2. 植入条件

植入受多种因素的影响和调控，其复杂的形成机制至今尚不完全清楚，但胚泡与子宫内膜的同步发育、子宫腔正常内环境的维持等是植入所必备的条件。

（1）母体方面：母体雌激素与孕激素的分泌水平、子宫内膜受体蛋白的情况、子宫内膜是否处于分泌期、宫腔内是否有异物或药物干扰、子宫畸形、子宫内膜炎症等均可影响胚泡的植入。

（2）胚胎方面：桑葚胚是否及时进入子宫腔、胚胎发育情况、透明带能否及时消失、层粘连蛋白和蛋白水解酶的分泌及活性等均可影响胚泡的植入。

3. 异常植入

宫外孕是指胚泡植入在子宫以外的部位，约占妊娠数的1/500 ~ 1/300。最常见于输卵管，又称输卵管妊娠；也可发生于子宫阔韧带、肠系膜、卵巢表面等处，易致胚胎早期死亡或母体大出血。若植入发生在近子宫颈内口处，并在此形成胎盘，称前置胎盘，分娩时因胎盘堵塞产道可致难产；若胎盘早期剥离则可致母体大出血，甚至危及生命。

二、胚胎的形成

（一）胚层的形成

二胚层胚盘形成于胚胎发育的第2周，是由上胚层和下胚层构成的圆盘状细胞盘，又称胚盘；三胚层胚盘形成于胚胎发育的第3周，由内胚层、中胚层和外胚层共同构成，呈鞋底状。

1. 二胚层胚盘的形成

（1）二胚层胚盘的形成：胚胎发育的第2周初，内细胞群细胞不断增殖分化，近胚泡腔侧的内细胞群细胞，形成一层较小的立方形细胞，称下胚层又称初级内胚层；近胚端滋养层侧的细胞，则演变成一层较大的柱状细胞，称上胚层又称初级外胚层。此外，上胚层来源于内细胞群中央的非极性细胞，下胚层来源于内细胞群外周的极性细胞。第2周末，由上、下胚层紧密相贴，中间隔有基膜，形成圆形的胚盘称二胚层胚盘。二胚层胚盘为胚胎发育的原基，决定了胚胎的背、腹面，上胚层侧为背面，下胚层侧为腹面。

（2）羊膜囊的形成：受精后第8天，上胚层细胞之间出现腔隙并渐扩大，形成羊膜腔，腔内充满液体称羊水。羊膜腔底部由上胚层构成，周围及顶部由一层扁平的羊膜细胞包绕，构成羊膜；两者环绕羊膜腔形成的囊，称羊膜囊。

（3）卵黄囊的形成：受精后第9天，下胚层细胞迅速增殖，周边部分的细胞向腹侧延伸，形成由单一层扁平上皮围绕形成的另一封闭的囊，称卵黄囊，其顶部由下胚层构成。

（4）胚外中胚层的形成：受精后第10 ~ 11天，随着细胞滋养层的增殖，在羊膜囊、卵黄囊与细胞滋养层之间的胚泡腔内，渐填充有一些星形细胞，形成胚外中胚层。受精后第12 ~ 13天，胚外中胚层内出现一些腔隙，并渐融合形成一个大腔，称胚外体腔，其发生来源至今无定论。胚外体腔将胚外中胚层分成内、外两层，内层贴附于卵黄囊外表面，称胚外脏壁中胚层；外层覆盖于细胞滋养层内表面和羊膜囊的外表面，称胚外体壁中胚层。

（5）体蒂的形成：由于胚外体腔的扩大，第 2 周末，羊膜与滋养层连接处的胚外中胚层渐缩窄至胚盘尾侧，缩窄的胚外中胚层组织形似蒂状，称体蒂。体蒂将二胚层胚盘及其卵黄囊和羊膜囊悬吊于胚外体腔内，是连接胚体和绒毛膜的唯一系带，将参与脐带的形成。

2. 三胚层胚盘的形成

（1）原条、原结、原沟的形成：第 3 周初，二胚层胚盘一端中线处的上胚层细胞迅速增殖，形成一条纵行的细胞索，称原条；原条头端细胞增生膨大，密集呈结节状，称原结，原结中央凹陷，称原凹；原条的背侧中线出现一浅沟，称原沟。

原条是胚盘分化的核心组织，原条的出现不但对内胚层、中胚层的形成有重要意义，而且决定了胚盘的头、尾端和左、右侧，原条形成的一端即胚盘（胚体）的尾端。随着胚体的生长发育，原条渐向尾侧退缩；受精后第 13 天，原条长度约为胚体长度的 1/2，到第 22 天时，原条缩短为胚体长度的 1/10 ~ 1/5，直至第 26 天时，原条全部退化、消失。畸胎瘤即为残留的原条细胞分化形成的囊性肿瘤，由多种组织构成，多生长在人体的骶尾部、生殖腺等部位。

（2）三胚层胚盘的形成：上胚层细胞继续增殖，并向原沟迁移，从原沟下嵌入原条深部的上、下胚层之间向周边迁移；其中一部分细胞在上、下胚层之间形成一层新的细胞层，称胚内中胚层，即中胚层；另一部分细胞迁移到下胚层并逐渐替换了其内全部的细胞，形成一全新的细胞层，称内胚层。

中胚层向周边延伸达胚盘边缘，与胚外中胚层相延续。内胚层和中胚层形成后，上胚层细胞改称外胚层。至第 3 周末，均起源于上胚层的内、中、外三个胚层共同构成三胚层胚盘。人体的各种细胞、组织、器官均由此演变而来。因胚盘头尾生长速度比左右快，且头端又快于尾端，故三胚层胚盘外形呈前宽后窄的鞋底形。

（3）脊索的形成：原结细胞经原凹内卷向头端迁移，在内、外胚层间增生形成一个细胞柱，称头突，又称脊索突，以后发育为一纵形细胞管称脊索管，最终在其背侧壁形成一条细胞索，称脊索。随着胚体的生长和脊索向头端延伸生长迅速，脊索逐渐占据胚盘中轴的大部分，而原条相对向尾端缩短。脊索为暂时性中轴器官，虽以后退化为椎间盘的髓核，但它对神经管和椎体的发生起着重要的诱导作用，是生物进化过程的重演。

（4）口咽膜、泄殖腔膜的形成：胚内中胚层在迁移中，于脊索头侧和原条尾侧端，各留下一个无中胚层的圆形区域，此处内胚层细胞增高且排列紧密与外胚层直接相贴呈膜状，位于脊索头侧的称口咽膜；位于原条尾侧的称泄殖腔膜。位于口咽膜头侧的中胚层，称生心区或生心板，将来发生为心脏。

（二）三胚层的分化

内、中、外三胚层的分化发生于胚胎发育的第 4 ~ 8 周，三胚层分化过程如下：

1. 外胚层的分化

外胚层的分化包括神经管、神经嵴和表面外胚层的形成。

（1）神经管的形成：胚发育到第 3 周，在头突和脊索的诱导下，脊索背侧中线处的外胚层细胞增生呈板状，称神经板。神经板沿长轴中线向中胚层方向下陷，形成神经沟，沟两侧隆起处称神经褶。随之，神经沟在中段开始闭合，且向头、尾两段延续，逐渐形成了神经管。神经管头、尾端未闭合处，分别称前神经孔和后神经孔，至胚胎发育第 4 周末，前、后神经孔封闭。

神经管是中枢神经系统的原基。其头端膨大，形成脑的原基，并参与形成松果体、神经垂体和视网膜等；其尾端较细，为脊髓的原基。无脑畸形和脊髓裂的形成，即为前、后神经孔未闭合的缘故。

（2）神经嵴的形成：在神经沟闭合过程中，神经板外侧缘的部分细胞迁移至神经管背侧，形成一纵行细胞索，并很快分为左右两条分列于神经管的背外侧，称神经嵴，是周围神经系统的原基。此后分化为脑神经节、脊神经节、植物神经节和外周神经。此外，“神经嵴还可远距离地迁移，形成肾上腺髓质的嗜铬细胞、黑素细胞、甲状腺滤泡旁细胞等”[①]。

（3）表面外胚层的分化：神经沟完全闭合后，神经管及神经嵴脱离外胚层，并被表面外胚层覆盖，位居于表面外胚层的深面。表面外胚层将分化为表皮、毛发、指（趾）甲、汗腺、皮脂腺、口腔、肛门、鼻腔、乳腺的上皮及嗅上皮、味觉上皮、牙釉质、晶状体、内耳等。

2. 中胚层的分化

中胚层细胞增殖速度较快，在中轴线两侧由内向外依次分化成轴旁中胚层、间介中胚层、侧中胚层和间充质。

① 刘黎青．组织学与胚胎学 [M]．北京：中国中医药出版社，2015：215.

（1）轴旁中胚层：邻近脊索两侧的中胚层细胞迅速增殖，形成两条增厚的细胞索，称轴旁中胚层，随即断裂为左右对称的细胞团块，称体节。体节的横断面呈三角形，中央有一裂隙，称体节腔。第一对体节于第 20 天由颈部向尾部依次出现，且胚的表面形成明显隆起。体节大约每天出现 3 对，至第 5 周末，体节全部形成，共 42 ～ 44 对。因体节数目依胚龄的增长而增多，故早期胚龄可依体节数推测。

（2）间介中胚层：间介中胚层位于轴旁中胚层外侧，呈条索状，将分化为泌尿系统和生殖系统的大部分器官和结构。

（3）侧中胚层：侧中胚层位于间介中胚层外侧、胚盘的边缘，呈板状。侧中胚层内先出现许多小的腔隙，后融合为一个大腔，称胚内体腔，且与胚外体腔相通。胚内体腔由头端至尾端依次分化为心包腔、胸膜腔和腹膜腔。胚内体腔将侧中胚层分隔成背侧的体壁中胚层和腹侧的脏壁中胚层；体壁中胚层与外胚层相贴，与覆盖在羊膜囊上的胚外体壁中胚层相延续，参与体壁的形成；腹侧的脏壁中胚层与内胚层相贴，与卵黄囊表面的胚外脏壁中胚层相延续，参与消化与呼吸系统的构成。

（4）间充质：其他散在分布的中胚层细胞，形成间充质，分化为部分结缔组织、肌细胞、心、血管、淋巴管等。

3. 内胚层的分化

内胚层分化为原始消化管、咽囊、尿囊和泄殖腔。

（1）原始消化管：由于胚盘由扁平状渐向腹侧卷折成圆柱状胚体，内胚层随之被卷入胚体内，呈长管状结构，称原始消化管或称原肠。原始消化管由头端到尾端依次分为前肠、中肠、后肠。前肠头端由口咽膜封闭，后肠尾端由泄殖腔膜封闭；中肠经卵黄蒂与卷出体外的卵黄囊相连通。原始消化管将分化为咽到直肠的消化管上皮、肝和胰的上皮及喉以下呼吸道和肺的上皮。

（2）咽囊：内胚层在咽部向两侧突出形成的五对囊状结构称咽囊，分别分化成中耳及甲状旁腺、甲状腺、胸腺等器官的上皮。

（3）尿囊和泄殖腔：膀胱、尿道、前列腺、尿道球腺等器官的结构均为尿生殖窦的衍化物，而尿生殖窦又是泄殖腔和尿囊的一部分，因而这些器官的上皮均来自内胚层。

三胚层的分化是胚胎发育的关键时期，将形成胚胎各组织和器官的主要结构。

（三）胚体的形成

在三胚层形成和分化过程中，由于胚盘各部分器官系统的组建及生长速度不同，胚体外形也随之发生变化。胚盘由头大尾小的盘状逐渐卷折为圆柱状的胚体。

三胚层生长速度为外胚层生长最快，内胚层生长最慢；胚盘中轴部位（神经管和体节等）生长迅速并向背侧隆起，胚盘边缘部位生长较慢，渐向腹侧包卷，形成侧褶。三胚层胚盘的侧褶，使内胚层卷到胚体内部，外胚层包在胚体最外层，胚盘渐变为圆柱体。另外胚盘头尾方向的生长较左右侧快，使胚盘的头尾端向腹侧方向弯曲，形成头褶、尾褶，而且头端的脑和颜面部的形成速度又快于尾端，故形成头大尾小的“C”字形圆柱体。

头褶使胚盘头端的生心区、口咽膜折到腹侧，生心区渐向口咽膜尾侧移动。尾褶使胚盘尾端的泄殖腔膜和体蒂移向腹侧。随着胚体的进一步发育，胚体腹侧的头褶、尾褶及左右两侧褶缘（即外胚层的边缘）渐靠拢，最终汇聚于胚体腹侧处，形成原始脐带。至第 8 周末，胚体颜面发生，眼、耳、鼻的原基已形成，眼睑张开，四肢明显，手指、足趾呈分节状，尿生殖窦膜和肛膜破裂，脐疝明显，外生殖器出现，但不能辨性别，胚体初具人的雏形。

第三节　胚胎各期的测量与外形特征

胚胎在不同的生长发育期，其外形特征、长度、重量等测量指标均有区别。对流产、早产及意外伤害的胚胎，可依据以下方法进行胚胎龄的测定。

一、胚胎各期的测量方法

测量胚胎长度的常用指标有最大长度、坐高、立高、足长等。

第一，最大长度：最大长度（greatest length，GL）又称全长，适用于测量 3 周之前的盘状胚，是早期胚的测量方法。

第二，顶臀长：顶臀长（crown-ramp length，CRL）又称坐高（sitting height，CR），适用于测量 4 ～ 8 周的胚。由头部最高点量至臀部最低点；对颈曲明显的胚胎，可从颈部最高点量至臀部最低点。

第三，顶跟长：顶跟长（crown-heel length，CHL）又称立高（standing height，CH），适于测量 8 周以后的胎儿；可以头顶—坐骨结节—膝—足跟的总长度为立高。

二、胚胎各期的外形特征

第一周（卵裂期）：受精、卵裂、胚泡形成，植入开始。

第二周（两胚层期）：植入完成，圆形两胚层胚盘形成，滋养层发育为绒毛膜。

第三周（三胚层期）：原条出现，鞋底形三胚层形成，脊索形成，神经板和神经嵴出现，体节出现。

第四周（体节期）：神经管形成，鳃弓 1 ～ 3 对，胚体为圆柱形，胚内原始循环系统建立，脐带、胎盘形成，视泡、听板出现。

第五周：胚体可分头（大）、尾，腹部、心、肝、中肾显出，肢芽明显，鳃弓 5 对，听泡、桨状上肢出现。

第六周：头部比例很大，前胸向左右扩大，眼泡发育成眼杯，上肢较下肢发达，耳廓突、脐疝出现。

第七周：颜面形成，眼睑形成，视网膜色素明显，下肢开始分化出大腿、小腿和足等，上肢开始出现手指，体节消失，脐疝明显，乳腺嵴出现。

第八周：头抬起，眼已形成，眼睑开放，耳廓出现，颜面具人形，尿生殖窦膜和肛膜破裂，脐疝仍存，外生殖器出现，尚难辨性别，尾消失。

第三月：胎儿头部较大，约占全身 1/3，眼睑闭合，外阴可辨性别，骨化中心出现，颈明显，指甲开始发生，脐疝消失，神经反射出现，眼耳基本到位，性别可辨。

第四月：肌肉神经发达，有胎动，耳竖起，趾甲开始发生。

第五月：头部占全身 1/4，有毛发生长，胎毛出现，可听到胎儿心音，胎脂出现。

第六月：胎体瘦小，皮肤红有皱纹，眉毛、睑缘睫毛发生，指甲全出现。

第七月：胎儿皮下积累脂肪，皮肤红微皱，眼睑重新打开，头发出现，呼吸、吞咽及体温等调节中枢已建立，有瞳孔对光反射，此时出生能存活。

第八月：皮下脂肪增厚，皮肤浅红光滑，趾甲全出现，胎儿睾丸由腹腔下降至阴囊，乳腺分化完成。

第九月：皮肤皱纹消失，趾甲平齐指趾尖，味、嗅觉发育，肢体弯曲。

第十月：胎体丰满，表面有胎脂，胸部发育好，胎毛基本脱落，颅骨未完全闭合，有囟门，指甲超过指尖。

第四节　胎膜、胎盘及胎儿血液循环

一、胎膜与胎盘

胎膜与胎盘不参与胚体的形成，是胚胎发育过程中形成的附属结构，对胚胎的发育起到保护、营养、呼吸、排泄等作用。早期发育的胚体经滋养层从子宫蜕膜中吸收营养；继之，由绒毛膜从绒毛间隙中吸取营养；以后，通过脐带从胎盘中吸取营养。胎儿娩出后，胎膜、胎盘即与子体和母体子宫分离，并被排出体外，总称为衣胞或胞衣。

（一）胎膜

胎膜是来自胚泡的部分附属结构，主要包括绒毛膜、羊膜囊、卵黄囊、尿囊和脐带。

1. 绒毛膜

（1）绒毛膜的形成及结构。绒毛膜由滋养层和胚外体壁中胚层共同构成，位于胚胎及其附属结构的最外层，直接与子宫内膜接触。

受精后第 3 周初，滋养层迅速增生分化为细胞滋养层和合体滋养层，两者共同向胚泡表面突出，形成许多绒毛状突起，突起的表面为合体滋养层，中轴为细胞滋养层，形成初级绒毛干。随着胚外中胚层及胚外体腔的出现，胚外中胚层与滋养层紧密相贴构成绒毛膜板，胚外中胚层由此伸入绒毛膜板表面的初级绒毛干中，形成其中轴，使初级绒毛干变成次级绒毛干。次级绒毛干与绒毛膜板共同构成绒毛膜。至第 3 周末，次级绒毛干内的胚外中胚层进一步分化为血管网和结缔组织，并与胚体内的血管相通，此时的绒毛改称为三级绒毛干。

绒毛之间的腔隙称绒毛间隙，内含母体血液。由三级绒毛干发出的一些分支绒毛游离于绒毛间隙内的母血中，称游离绒毛。三级绒毛干的主干（绒毛干）末端则直接与子宫蜕膜相连接，称固定绒毛，其内的细胞滋养层增生，穿过合体滋养层，连接于底蜕膜，形成细胞滋养层柱的细胞继续增生，在合体滋养层与底蜕膜之间延伸，形成一层完整的细胞滋养层称细胞滋养层壳，使绒毛膜与子宫蜕膜牢固结合，同时可隔离合体滋养层和蜕膜，防止合体滋养层细胞过度融蚀蜕膜。

（2）绒毛膜的发育。在胚胎发育的前 6 周，绒毛膜表面的绒毛生长发育均衡。发育到第 3 个月，随着胚体外形的变化及体积的增大，与包蜕膜接触的绒毛因受压，血供匮乏而萎缩退化，使该处绒毛膜变光滑、平坦，称平滑绒毛膜，平滑绒毛膜和包蜕膜随胚体的增大，渐与壁蜕膜融合，子宫腔消失。而底蜕膜中的绒毛，因有充足的血液供给而生长茂盛，密集成丛，称丛密绒毛膜，其绒毛内血管经脐带与胚体血管相通。从密绒毛膜与底蜕膜共同构成胎盘。

绒毛膜的功能：绒毛浸泡在绒毛间隙的母血中，胚体通过绒毛从母体血液中吸收氧气和营养物质，并排出代谢废物。绒毛膜还具有内分泌及屏障作用。

（3）绒毛膜的异常发育。若绒毛膜的血管发育不佳或与胚体血管连接受阻，则可因营养缺乏导致胚胎发育不良或死亡。若滋养层细胞过度增生，则绒毛内疏松结缔组织变性、水肿，血管消失，绒毛呈大小不等的水泡状，整个胚胎发育不良，外形似葡萄串称葡萄胎。若滋养层细胞过度增生发生癌变，称绒毛膜上皮癌。

2. 羊膜囊

羊膜囊指羊膜等包绕羊膜腔形成的囊状结构，由羊膜、羊膜腔、羊水共同构成 . 最初羊膜囊位于胚盘的背侧；随着胚胎发育，胚盘向腹侧包卷，羊膜囊渐扩大，胚体陷入羊膜腔内，当胚盘变为圆柱状胚时，整个胚胎被羊膜囊包裹在羊水中生长发育。

（1）羊膜。羊膜薄而透明，由一层羊膜上皮和薄层胚外中胚层构成。早期羊膜与外胚层相连，附着于胚盘周边部分；随着胚体的形成与发育，羊膜向胚胎的腹侧包绕至体蒂，形成原始脐带；以后，小部分羊膜包在脐带表面，大部分羊膜与绒毛膜相贴，胚外体腔消失。

（2）羊水。妊娠早期，羊水主要由羊膜上皮分泌，羊水澄清透明，呈弱碱性；妊娠中、晚期，羊水较混浊，其内含有胎儿的分泌物、排泄物及脱落上皮。羊水由羊膜不断分泌产生，同时又被胎儿吞饮或被羊膜、胎盘胎儿面和脐带表面吸收，以保持新陈代谢和动态循环。胚胎在羊水中生长发育，是种系发生重演的特征之一。

羊水给胚胎提供了自由活动的舒适环境，可防止胎儿与羊膜粘连，同时可保持恒定的环境温度，并可缓冲外来压力与振荡等。临产时，还具有扩张宫颈、冲洗产道的作用。足月时，羊水含量可达 1000 ~ 1500mL。若少于 500mL，则称羊水过少，可见于胎儿无肾或尿道闭锁。若多于 2000mL，则称羊水过多，常因消化道闭锁或神经管封闭不全而致。穿刺抽取羊水，为早期诊断预测某些先天性异常及胎儿性别的检测方法之一。

3. 卵黄囊

卵黄囊位于胚盘腹侧，由内胚层和胚外中胚层共同构成。

（1）卵黄囊的形成及演变。胚第 4 周，由于卵黄囊顶部内胚层向腹侧卷折，卵黄旗被包入脐带，渐缩小，以卵黄蒂与原始消化道相连；在第 5 ~ 6 周，卵黄蒂闭锁，卵黄囊也随之退化。若卵黄蒂未闭锁，可致脐粪瘘。若卵黄蒂根部未退化，则在成人回肠壁上形成麦克尔（或回肠）憩室。

（2）卵黄囊的作用。人胚卵黄囊内无卵黄物质，已失去提供营养的作用，并很快退化在胚胎发育的第 16 天左右，卵黄囊壁上的胚外中胚层细胞增殖，形成许多细胞闭，称血岛，其中央的细胞逐渐分化为造血干细胞；而周围的细胞分化为内皮细胞，形成原始血管。血岛是最早发生造血干细胞和原始血管的部位。此外，由卵黄旗顶部尾侧的内胚层迁移出部分细胞进入生殖嵴后，分化发育成原始生殖细胞，并诱导生殖腺的发生。

4. 尿囊

尿囊发生于第 3 周，是由卵黄囊顶部尾侧的内胚层向体蒂内突出形成的一个内胚层盲管。人胚尿囊无生理功能，存在数周即退化，是生物进化过程的重演。但其壁上的胚外中胚层形成的一对尿囊动脉和一对尿囊静脉，随后可演变成一对脐动脉和一条脐静脉（右侧的退化）。随着大部分尿囊的退化，尿囊根部演化为膀胱的一部分；尿囊成为由膀胱顶部伸到脐内的一条细管，称脐尿管或尿囊管，以后完全闭锁形成脐中韧带；出生时，若脐尿管未闭，则称脐尿瘘。

5. 脐带

脐带是连于胚胎脐部与胎盘胎儿面中心处的圆索状结构。脐带外有羊膜覆盖，内有黏液性结缔组织、体蒂、卵黄囊、尿囊及其血管等，随着尿囊、卵黄囊的闭锁，脐带内仅留有黏液性结缔组织、脐动脉、脐静脉以及卵黄囊和尿囊的遗迹。脐带是胎儿与胎盘间物质运输的唯一通路，有重要的生理功能。

足月胎儿的脐带长约 40 ~ 60cm，直径 1.5 ~ 2.0cm；如果脐带过长

（120cm 以上），则易缠绕胎儿肢体、颈部或形成结节，影响胎儿发育，严重时可引起胎儿窒息死亡。如果脐带过短（30cm 以下），则易造成胎盘早剥等异常情况的发生。

（二）胎盘

胎盘是胎儿与母体进行物质交换的重要结构，具有重要的屏障和内分泌作用，是由胎儿的丛密绒毛膜与母体的底蜕膜共同构成的圆盘状结构。

1. 胎盘的形态

胎盘呈圆盘状，足月胎盘重约 500g，直径为 15 ~ 20cm，平均厚度为 2.5cm，其中央厚、边缘薄，由胎儿面和母体面两部分构成。胎盘的胎儿面表面光滑，覆盖有羊膜，中央或近中央处有脐带附着；透过羊膜，可见脐带周围有呈放射状走行的胳血管分支；母体面较粗糙，为剥离后的底蜕膜，由 15 ~ 30 个稍突起的胎盘小叶构成。

2. 胎盘的结构

由胎盘的胎儿面向母体面做垂直切面，可观察到胎盘由三层结构构成：①胎儿面的绒毛膜板；②中间层的绒毛和绒毛间隙内的母体血液；③母体面的细胞滋养层壳及蜕膜构成的基板。

胎儿面表面平滑，其深层为绒毛膜结缔组织构成的绒毛膜板，并分布有脐血管的分支。绒毛膜板上发出约 40 ~ 60 个绒毛干，通过细胞滋养层壳，固着于底蜕膜上；每个绒毛干又分支形成许多末端呈游离状态的游离绒毛，脐血管的分支经绒毛干到达游离绒毛内形成毛细血管。由于绒毛表面的合体滋养层分泌、溶蚀周围的底蜕膜组织形成一些腔隙，渐汇集成相互连通的绒毛间隙，螺旋动脉及静脉即开口于此，使绒毛浸浴在含有母体血液的绒毛间隙中，有利于物质交换的进行。从底蜕膜发出若干楔形小隔，伸入绒毛间隙内，称胎盘隔，将胎盘分隔为 15 ~ 30 个小区称胎盘小叶。每个胎盘小叶内有 1 ~ 4 个绒毛干及其分支。因胎盘隔远端呈游离状态，故绒毛间隙相互连通。

3. 胎盘的功能

（1）物质交换：胎盘是胎儿与母体间物质交换的唯一途径。胎儿发育所需的氧气、营养物质等经胎盘从母体中摄取，其代谢废物、二氧化碳等经胎盘排到母体血中胎儿与母体之间的物质交换需通过胎盘屏障。胎盘既是胎儿的营养器官，又是胎儿的呼吸和排泄器官。

（2）保护作用：胎盘屏障可有效阻止母体血液内的某些大分子物质、多数致病微生物、有害物质等侵入胎儿体内。母体血液中的IgG可经合体滋养层细胞的吞饮作用进入胎儿体内，使胎儿获得免疫能力。但某些药物、病毒，甚至细菌、螺旋体等也可通过胎盘屏障进入胚胎体内，影响胚胎的正常发育，甚至导致畸形。

（3）合成分泌作用：胎盘可分泌多种类固醇激素、肽类激素和蛋白类激素，还能合成前列腺素、多种神经递质和细胞因子等，对妊娠及胚胎生长均起重要作用，是胎儿和母体共同拥有的一个内分泌器官。

胎盘分泌的主要激素有：①人绒毛膜促性腺激素（human chorionic gonadotropin，HCG）属于糖蛋白类激素，受精后第2周末即可从孕妇尿中测出，第9～11周达高峰，以后下降约维持至第20周。人绒毛膜促性腺激素能促进卵巢内黄体生长发育，维持妊娠。尿中HCG的检测，常作为早孕诊断的指标之一。②人绒毛膜催乳素（human chorionic somatomammotolropin，HCS）即人胎盘催乳素（humanplacentallactogen，HPL），在妊娠两个月开始出现，第8个月达高峰，一直维持到分娩。HCS可促进母体乳腺的发育及胎儿的生长。③人胎盘孕激素（human placental progesterone，HPP）和人胎盘雌激素（human placental estropen，HPE）在妊娠第4个月开始分泌，以后分泌量逐渐增多，并逐渐替代了母体卵巢分泌的孕激素和雌激素的功能，以维持妊娠过程机体对女性激素的需求。

4. 胎盘的血液循环

胎盘内有胎儿和母体两套各自封闭的循环通道，通过胎盘屏障进行物质交换。

（1）胎儿血循环通路：该循环使胎儿脐动脉所含的静脉血，经绒毛毛细血管与绒毛间隙内的母体血进行物质交换，将静脉血变成动脉血，再沿脐静脉返回到胎儿体内。

（2）母体血循环通路：母体动脉血经底蜕膜的螺旋动脉到达绒毛间隙，与绒毛毛细血管内的胎儿血经胎盘屏障进行物质交换后，经底蜕膜小静脉返回母体子宫静脉。

（3）胎盘屏障：胎盘屏障指胎盘内胎儿血与母体血之间进行物质交换所经过的结构，又称胎盘膜。胎盘屏障由三个部分组成：①绒毛合体滋养层、细胞滋养层上皮及基膜；②绒毛内薄层结缔组织；③线毛毛细血管的基膜及内皮三部分组成。胎儿血与母体血经胎盘屏障进行选择性通透，完成物质交换的功能。妊娠晚期，胎盘屏障逐渐变薄，只由绒毛毛细血管内皮、基膜和薄层合体滋养层构成，更有利于物质交换的进行。

二、胎儿血液循环

（一）胎儿血液循环的途径

胎儿血液循环途径来自胎盘的脐静脉的血，它富含氧和营养物质，由脐静脉经脐带至胎儿肝脏后，部分血液经静脉导管直接注入下腔静脉，部分经肝血窦后再入下腔静脉。下腔静脉还收集由下肢和盆、腹腔器官来的静脉血，下腔静脉将含氧和营养物质相对较高的混合血送入右心房。从下腔静脉导入右心房的血液，少量与上腔静脉来的血液混合，注入右心室，大部分血液通过卵圆孔进入左心房，与由肺静脉来的少量血液混合后进入左心室。左心室的血液大部分经主动脉弓及其三大分支分布到头、颈和上肢，以充分供应胎儿头部发育所需的氧和营养；小部分血液流入降主动脉。从头、颈和上肢回流的静脉血经上腔静脉进入右心房，与下腔静脉来的小部分血液混合后经右心室进入肺动脉。由于胎儿肺无呼吸功能，血管阻力较大，故仅 5% ~ 10% 肺动脉血液进入发育中的肺脏，再由肺静脉回流到左心房，90% 以上通过动脉导管注入降主动脉部分降主动脉的血液经分支分布到盆、腹腔器官和下肢，部分经脐动脉回流入胎盘，在胎盘内和母体血液进行气体和物质交换后，再由脐静脉送往胎儿体内。

（二）胎儿血液循环的特点

胳动脉、脐静脉的存在，静脉导管和动脉导管的存在以及心房内血液分流作用是胎儿血循环的特点。

1. 胎儿血液循环系统的结构特点

（1）胎儿心脏的特点：胎儿心脏的房间隔上有一卵圆孔，孔上有瓣膜，右心房的血液可通过卵圆孔进入左心房。在右心房的下腔静脉入口处有一瓣膜样结构，可将来自下腔静脉的血液导向卵圆孔，致使下腔静脉的血液大部分经卵圆孔进入左心房。

（2）胎儿的肺处于不张状态，无气体交换功能，因而肺循环很不发达，但脐循环发达。脐动脉中的血液为静脉血，脐静脉中的血液为动脉血。

（3）胎儿肝内有一比较粗大的静脉导管，沟通脐静脉与下腔静脉。来自胳静脉的血液大部分经此导管直接流入下腔静脉，只有少部分血液流入肝窦。

（4）胎儿的主动脉弓上分出三个供应胎头和上肢血液的大动脉，即头臂干、左颈总和左锁骨下动脉，在这三个分支动脉下方的一段主动脉缩窄，称动脉峡。

（5）胎儿的肺动脉十分叉处与降主动脉之间有一条动脉导管，来自右心室的肺动脉中的血液大部分通过这一导管流入降主动脉，只有少部分血液流入肺。

2. 胎儿血液循环的功能特点

（1）胎儿的肺循环和胃肠肝循环很不发达，但有一个成体没有且特别发达的脐循环，后者替代了前者的大部分功能。

（2）胎儿血液循环中，动脉血与静脉血有部分相混，但不影响功能。

（3）供应胎儿头颈和上肢的血液丰富，含氧量最高，因而胎儿头颈和上肢发育最快，而躯干、下肢和腹盆脏器的血液含氧量低，发育也较慢。

（三）胎儿出生后血液循环的变化

胎儿出生后脐循环停止，肺功能启动，肺循环增强，血液循环的功能变化引起了血液循环的结构变化。

第一，脐静脉闭锁，成为由脐部至肝的肝圆韧带；脐动脉大部分闭锁成为脐外侧韧带，仅近侧段保留为膀胱上动脉。

第二，肝的静脉导管闭锁成为静脉韧带。

第三，出生后脐静脉闭锁，从下腔静脉注入右心房的血液减少，右心房压力降低，同时肺开始呼吸，大量血液由肺静脉回流入左心房，左心房压力增高，卵圆孔瓣紧贴于第Ⅱ房间隔，使卵圆孔关闭。出生后约 1 年，卵圆孔瓣与第Ⅱ房间隔完全融合，形成卵圆窝。

第四，出生后肺开始呼吸，动脉导管因平滑肌收缩达到功能闭锁，出生后 2 ~ 3 个月由于内膜增生，动脉导管完全闭锁，成为动脉韧带。

第五章　胚胎学：胚胎各论

第一节　胎儿颜面的发生

人胚第 4 周时，胚盘由扁平状向腹侧卷折成为圆柱形。神经管头端迅速膨大形成脑泡（脑的原基）。脑泡腹侧间充质增生，胚体头部外观呈较大的圆形突起，称额鼻突，位于口咽膜上方。同时，口咽膜下方的原始心脏发育长大并突起，称心突。

一、胎儿鳃弓的发生与颜面的形成

（一）胎儿鳃弓的发生

在第 4 至第 5 周，约 22 ～ 29 天，生成鳃弓。鳃弓是 6 对沿背腹方向左右对称排列的柱状突起，由头颈部两侧的间充质增生而成。鳃弓内外表面分别是咽壁内胚层和外胚层，中轴部分是间充质。

人在胚胎时期出现的 6 对鳃沟中的第 5 对鳃沟会逐渐消失，第 6 对鳃沟非常小，不鲜明，只有前 4 对鲍弓非常明显。邻近的鳃弓间都有一个凹沟，即鳃沟。与鳃弓同时生长的是咽囊，由原始消化管头段（原始咽）两侧壁的内胚层由内向外膨出，生成左右对称的 5 对囊状结构。5 对囊状结构与 5 对鳃沟一一对应，中间隔着一层由鳃沟外胚层、咽囊内胚层及其之间的少量间充质构成的薄薄的鳃膜。

鳃弓、鳃沟、鳃膜与咽囊统称为鳃器。人胚的鳃器存在时间短暂，是人胚种系发生的重演现象，其中鳃弓参与颜面与颈的形成，其间充质分化为肌组织、软骨和骨；咽囊内胚层则是多种重要器官的发生原基。

（二）胎儿颜面的形成

第一鳃弓出现后，其腹侧部分迅速分叉成为上下两支，分别称为上颌突与下颌突。左、右两侧下颌突很快在腹侧中线愈合，将口咽膜与心突分隔开。此时的胚体颜面由额鼻突、左右上颌突及左右已愈合的下颌关 5 个突起组成，这 5 个突起围起来，中央有一个宽大的浅凹，称为口凹，即原始口腔，它的底部是口咽膜，将口凹与原始消化管隔开。口咽膜约在胚第 24 天破裂，原始口腔便与原始咽相通。胚 4 周末，在额鼻突的下缘两侧，局部外胚层组织增厚形成左、右一对捕圆形的鼻板，第六周鼻板中央区凹陷形上额成鼻窝，其下方以一细沟与口凹相通。鼻窝的内、外侧缘隆起，分别形成内侧鼻突和外侧鼻突。外侧鼻突与上颌突之间有一浅沟，称鼻泪沟，是鼻泪管和泪囊的原基。

颜面的发育先从两侧开始，逐渐向正中演化。胚胎发育到第 5 周，下颌与下唇开始发育，由左右下颌突向中线生长并愈合。胚胎发育到第 6 周，鼻梁、人中和上唇的正中部分开始发育，由左右内侧鼻突向中线生长并相互愈合。左右上颌突开始向中线发育，并与外侧鼻突和内侧鼻突有序愈合，鼻窝与口凹间的细沟发育平整，二者完成分离。上颌以及上唇的外侧部分由上颌突发育而成。中和上唇正中部分由内侧鼻突在中线合并发育而成，外侧鼻突发育成鼻外侧壁与鼻翼。前额和鼻根、鼻梁和鼻尖都由额鼻突发育而成。原本向前方开口的鼻窝伴随鼻外部结构的发育开始向下方发育，逐渐发育成为外鼻孔。鼻窝的深度经过一定程度的扩大发育成原始鼻腔。最开始由薄薄的一层口鼻膜将原始鼻腔和原始口腔间隔开来，到胚胎发育到第 7 周时口鼻膜碎裂，原始鼻腔和原始口腔实现互通。

当胚胎发育到第 2 个月时，侧上、下颌突由外侧向中线逐步发育，两者愈合成为颊部和口角，原本宽大的原口，即原始口腔的开口逐渐缩小，口凹变深。眼部发育始于额鼻突的外侧，两个眼睛伴随脑与颅的快速发育和上颌与鼻的生成逐渐向中线靠近，直到到达合适的眼间距。第一鳃沟发育成为外耳道，第一鳃沟周围的间充质发育成为耳廓。起初位置偏低的外耳伴随下颌与颈的发育开始移向后上方。胚胎颜面到在第 2 个月底初具人的样貌。

二、胎儿咽囊的演变与甲状腺的发生

（一）胎儿咽囊的演变

原始咽由消化管头端的膨大部发育而成，为一左右较宽、背腹略扁、头宽尾细的漏斗状结构，其头端由口咽膜封闭，胚第 4 周口咽膜破裂，咽与原始口腔和原始鼻腔相通。在原始咽的侧壁有 5 对囊状突起称咽囊，分别与其外侧的鳃沟相对。随着胚胎的发育，咽囊演化出一些重要的器官。

第 1 对咽囊：内侧份向第一鳃沟伸长形成咽鼓管，外侧份膨大演化为中耳鼓室，第 1 鳃膜分化为鼓膜，第 1 鳃沟形成外耳道。

第 2 对咽囊：外侧份退化，内侧份及上皮下的间充质一起分化为腭扁桃体，其内胚层主要分化为扁桃体表面上皮，周围的间充质分化为扁桃体的淋巴组织。

第 3 对咽囊：腹侧份上皮细胞增生，形成左右两条细胞索，向尾侧延伸，在胸骨柄后方合并形成胸腺原基，以后细胞索根部退化而与咽囊脱离，若不退化，可形成副胸腺。胸腺原基的上皮细胞分化为胸腺上皮细胞；背侧份上皮细胞增生，下移至甲状腺原基背侧，形成下一对甲状旁腺。

第 4 对咽囊：随着腹侧份细胞的不断退化，背侧份上皮细胞开始增生，并逐渐移向甲状腺原基背侧，并且会渐渐发育成上一对甲状旁腺。

第 5 对咽囊 : 由于本质很小 , 会逐渐发育成一个细胞团 , 亦称为鳃体 . 迁移来的神经嵴细胞分化发育成滤泡旁细胞 , 鳃体细胞团中一部分细胞融入甲状腺组织后也会分化为滤泡旁细胞。原始咽的其余部分形成咽，其尾端移行于食管。

（二）胎儿甲状腺的发生

胚胎发育到 4 周始，相当于第 1 对咽囊平面的原始咽底壁正中线的位置，内胚层上皮细胞开始增生，在间充质内下陷发育成一个盲管，叫作甲状舌管，也称作甲状腺原基。沿着颈部正中位置，甲状腺原基向尾侧延展、下陷，尾端向两侧膨大发育，生成甲状腺的侧叶。胚胎发育到第 7 周时，甲状舌管的上段慢慢消失，最终在初始处形成一个浅凹，叫作舌盲孔。胚胎发育到第 11 周时，随着甲状腺滤泡的生成，甲状腺素将会慢慢分泌出来。

三、胎儿舌与腭的发生

（一）胎儿舌的发生

第 4 周末，第 1 对鳃弓内侧面间充质细胞增生，在咽底后方正中位置生成一个名为奇结节或正中舌芽的小小突起。至第 5 周始，一个比较大的突起生成于正中舌芽的前方两侧，被称为外侧舌突或侧舌芽。两个外侧舌突越过奇结节快速发育增大，在中线位置愈合生成舌体的前 2/3 部分，奇结节发育成舌体位于舌盲孔前方的很小部分。位于第 2、3、4 鳃弓腹内咽底中部的间充质向咽腔内凸向增生，发成联合突。联合突前部发育成为舌体的后 1/3 部分，即舌根，联合突的后部发育成会厌。舌盲孔最终位于舌体与舌根愈合处的“V”形界沟顶点。口凹外胚层发育成舌体上皮，咽壁内胚层发育成舌根上皮，鳃弓间充质发育成舌内结缔组织，枕部体节的生肌节发育成舌肌。

（二）胎儿腭的发生

腭的发生从第 5 周开始至第 12 周完成。腭来源于两个部分，即正中腭突与外侧腭突。约第 6 周，左右内侧鼻突融合后处内侧面的间充质增生，形成一个突向原始口腔的小三角形突起，称正中腭突或称原发腭，将形成腭前部的小部分。约在第 6 ～ 7 周，左、右上颌突内侧面间充质增生，向原始口腔内长出一对扁平突起，称外侧腭突或称继发腭，它们在中线愈合，演变为腭的大部分，左、右上颌突的前缘与正中腭突汇拢愈合，其连接处残留一小孔，即切齿孔。以后，腭前部骨化为硬腭，后部则为软腭。

四、胎儿鼻腔的发生

原始口腔与原始鼻腔伴随腭的发育被重新间隔开来，生成固定的口腔与鼻腔，鼻腔的后鼻孔位于腭的后缘与咽的连通处。额鼻突的外胚层、内侧鼻突的中胚层组织随着腭的发育开始增生，逐渐生成鼻梁和鼻尖，同时并向原始鼻正中形成鼻中隔，向下垂直生长，其下缘与腭在中线愈合，形成左右鼻腔。与此同时，每一鼻腔侧壁还形成三个嵴状皱襞，分别构成上、中、下三个鼻甲。

五、胎儿颜面与口腔的常见畸形

（一）唇裂

作为一种比较普遍的颜面畸形，唇裂多发生在上唇，是由于上颌突与同侧内侧鼻突发育时愈合不完全造成的。病症为人中外侧垂直裂隙，单侧裂隙较多见，也存在为数较少的双侧裂隙，位于正中位置的唇裂不常见。正中宽度唇裂主要是因为内侧鼻突发育不良导致人中缺损；上唇或下唇的正中唇裂主要是因为左、右内侧鼻突不完全愈合或两侧下颌突不完全愈合，与唇裂相伴而生的病症有腭裂和牙槽突裂。

（二）面斜裂

面斜裂的裂隙多位于下睑内眦与上唇口角之间，系因上颌突与同侧外侧鼻突未愈合所致。

（三）腭裂

腭裂较常见，有多种类型。正中腭裂是由左、右外侧腭突未愈合所致；前腭裂为正中腭突与外侧腭突未愈合而形成（单侧或双侧，常伴发唇裂）；两者复合存在为全腭裂，多伴有唇裂。

第二节　胎儿颈与四肢的发生

一、胎儿颈部的发生

颈部由第 2、3、4 和第 6 对鳃弓发育而成。第 5 周时，第二对鳃弓生长迅速，向尾侧延伸并越过第 3、4、6 对鳃弓，与下方心突的上缘隆起即心上嵴融合。心上嵴是心突上缘的间充质增生向头端长出的嵴状突起。当二者愈合后，它们与第 2、3、4 鳃沟之间出现一个封闭的间隙称颈窦。颈窦很快闭锁消失。由于鳃弓与心上嵴的生长、食管和气管的伸长、心脏位置的下降，颈逐渐延长成形。

二、胎儿四肢的发生

第 4 周末，于胚体左右外侧体壁先后出现上下两对小突起，即上肢芽与下肢芽，它们由深部增殖的中胚层组织和表面外胚层构成。肢芽逐渐增长变粗，先后出现近端和远端两个缩窄环，将每一肢芽分为三段。从近端至远端，上肢芽分为臂、前臂和手，下肢芽被分为大腿、小腿和足。肢体中轴的间充质先形成软骨，继而以软骨形成骨的方式形成骨；周围的间充质分化形成肢体的肌群，脊神经向肢体内长入，随着肢体的伸长和关节形成，第 7 周肢体由最初的向前外侧伸直方向转向体壁弯曲。肢体的手和足起初为扁平的桨板状，而后其远端各出现四条纵形凹沟，手板和足板遂呈蹼状；至第 8 周，由于局部细胞凋亡，蹼膜消失，手指和足趾形成。

三、胎儿颈、四肢的常见畸形

（一）胎儿颈的常见畸形

颈囊肿和颈鳃瘘：颈窦若未完全闭锁消失，就会在胸锁乳突肌前缘处留有封闭的颈囊肿；若颈囊肿有开口与咽腔（内口）或体表（外口）相通，则形成颈鳃瘘。

（二）胎儿四肢常见畸形

四肢常见的畸形有三种类型：①无肢畸形，表现为肢体缺如，或局部缺如，如无肢体，或无前臂，或无手等，下肢亦然；②短肢畸形，如海豹肢，表现为四肢短小，手或足直接长在肢体或躯干上；③四肢发育障碍，如并肢、并指（趾）、多指（趾）、单块肌肉或肌群的缺如、关节发育不良、骨畸形、马蹄内翻足等。

第三节　胎儿消化和呼吸系统的发生

消化系统和呼吸系统大多数器官来源于原始消化管，第 3 周末，由于胚体从扁平的胚盘逐渐卷折成圆柱体，卵黄囊顶部的内胚层及外侧的脏壁中胚层被卷入胚体内，形成一条头尾方向纵行的封闭管道，称为原始消化管，又称原肠，是演变为消化系统及呼吸系统的原基。原肠的头、尾端有口咽膜和泄殖腔膜封闭，两膜分别在第 4 周和第 8 周破裂消失。原始消化管从头至尾端分为三段：前肠、中肠和后肠。

前肠包括的器官有咽、食管、胃、十二指肠上段、肝、胆、胰、喉、呼吸道、肺、胸腺、甲状腺及甲状旁腺等；与中肠腹侧互通的卵黄囊会慢慢变细，最终成为卵黄蒂，在胚胎发育到第 6 周时闭锁消失；十二指肠中段至横结肠右 2/3 部的肠管将由中肠分化；从横结肠左 1/3 部至肛管上段的肠管将由后肠分化而成。内胚层会发育成为上述消化管、呼吸道及腺体的上皮，脏壁中胚层会发育成上述器官的结缔组织和肌组织。

一、胎儿原始消化管的发生与演变

（一）胎儿食管与胃的发生

食管由原始咽尾端至胃之间的一段前肠分化而成。第 4 周时，食管为一短管，以后随着颈部的形成和肺部器官的发育而下降并迅速伸长。其上皮由单层增生为复层，致使管腔一度闭锁，第 8 周增生的上皮退化，管腔重现。周围的脏壁中胚层分化为食管壁的结缔组织、肌组织。

胎儿的胃的原基形成于第 4 ～ 5 周，食管尾侧的前肠会逐渐膨大，呈梭形状。胃的原基的背侧缘发育速度快，生成胃大弯，腹侧缘发育速度较慢，生成胃小弯。胃大弯的头端向上膨出生成胃底。胃背系膜快速生长同时突向左侧生成网膜囊。网膜囊的发育使得胃沿胚体纵轴顺时针旋转了 90°，同时导致胃大弯从背侧移向左侧，胃小弯从腹侧移向右侧，胃的整体位置发生改变，由垂直变为由左上至右下的斜行。

（二）胎儿肠的发生

肠是由原始消化管前肠尾段、中肠及后肠分化而成，各段肠管的形成与中肠的演变、旋转和位置固定密切相关。肠初始为一直管，以背系膜连于腹后壁。第 5 周后，由于其增长速度较快，致使肠管向腹部弯曲形成“U”字形襻，称中肠襻。中肠襻背系膜的中轴部分有肠系膜。中肠襻以连于顶端卵黄蒂为界分为头、尾两支。尾支近卵黄蒂处有一囊状突起，称盲肠突，是盲肠和阑尾的原基，亦是大肠与小肠的分界线。

胚胎发育到第 6 周，正处发育期的肝和肾占据了腹腔内的大部分空间，肠襻发育迅速，需要较大空间，因此进入脐带中的胚外体腔，即脐腔内生成生理性脐疝。随着在脐腔内不断发育，肠襻同时以肠系膜上动脉为中心从腹面看逆时针旋转了 90°，从原来的矢状位变成了水平位，故肠襻的头支转至右侧，尾支转至左侧。

第 10 周，腹腔容积增大，肠襻从脐腔退回腹腔，脐腔闭锁。在肠襻返回腹腔的过程中，头支在先，尾支继后，逆时针方向再旋转 180°，使头支转至左侧，尾支转至右侧。头支演变为空肠和回肠的大部分，位居腹腔的中部；尾支主要演化为结肠，位居腹腔的周边。盲肠突最初位于肝下，以后下降到右髂窝，其近侧段形成盲肠，远侧段形成阑尾，其余尾支则形成升结肠、横结肠、降结肠，尾端移向中线形成乙状结肠。

（三）胎儿直肠的发生

泄殖腔由分化后的后肠的末段膨大而成。泄殖腔的腹侧连接尿囊，末端由泄殖腔膜密封。胚胎发育到第 6 ～ 7 周，后肠与尿囊之间的间充质发育成尿直肠隔。泄殖腔因尿直肠隔向尾端发育与泄殖腔膜愈合，被纵向分为背侧的原始直肠和腹侧的尿生殖窦。腹侧的尿生殖膜和背侧的肛膜也由泄殖腔膜分化而成。泌尿生殖管道在尿生殖窦的参与下逐渐发育而成，直肠和肛管上段由原始直肠分化而成。内胚层发育成肛管上段的上皮，肛膜外方外胚层内陷生成肛凹，第 8 周时，肛膜破裂，肛凹加深演化为肛管下段。肛管上、下段的分界线为齿状线。

二、胎儿消化腺的发生与演变

（一）胎儿肝与胆的发生

第 4 周初，前肠末端腹侧壁的内胚层上皮增生，形成一囊状突起，称肝憩室，其生长迅速并伸入到原始横隔内演变为肝和胆。憩室的末端膨大，分头、尾两支。头支是形成肝的原基，该支细胞迅速增生，形成树枝样的分支，近端分化为肝板和肝内胆管上皮，末端分支旺盛形成肝细胞索，并吻合成肝板网，网间隙是形成肝血窦的部位。卵黄静脉和脐静脉也反复分支并相互吻合，在肝板网间隙内形成肝血窦。胚胎大概发育到第 6 周时，肝细胞间发育出胆小管，到第 9 ～ 10 周，肝小叶开始发育，到第 3 个月胆汁开始形成，胚胎肝开始发挥造血作用。胆囊及胆道的原基在狭小的肝憩室尾支逐渐发育。肝憩室的近端逐渐延伸变细发育成胆囊管，远端逐步增大发育成胆囊。肝憩室的基部变长形成胆总管，与胰腺导管融合，开口在十二指肠的位置。

（二）胎儿胰的发生

第 4 周末，前肠末端近肝憩室处，内胚层细胞增生，形成两个突起，一个位于腹侧称腹胰芽，另一个位置稍高、较大，位于背侧称背胰芽，它们分别是腹胰和背胰的原基。各级导管及其末端的腺泡由两个胰芽的上皮细胞增生并反复分支而成。上皮细胞分化出一部分细胞融入间充质内，生成胰岛。胃和十二指肠的位移及肠壁的不均等发育使得腹胰从腹侧移向右侧，使得背胰由背侧移向左侧，最终令腹胰移到背胰的下方，二者相融合，形成胰头下半部，背胰形成胰头上半部、胰体和胰尾。腹胰和背胰的导管远侧段构成主胰管，主胰管和胆总管汇合开口于十二指肠大乳头。背胰导管近侧段退化消失，若未能退化则形成副胰管。

三、胎儿喉、气管、支气管与肺的发生

呼吸系统仅有鼻腔上皮由表面外胚层构成，其他器官的上皮均来自原始消化管的内胚层。

原始咽尾端底壁正中在胎儿发育到第 4 周时会生出一条纵向浅沟，即喉气管沟。随着喉气管沟的渐渐变深，其尾端与头端相愈合，生成一个长形盲囊，叫作喉气管憩室。由间充质增生的气管食管隔将位于食管腹侧的喉气管憩室与食管间隔开来。喉气管憩室的上端开口位于咽，此部分会发育成喉，中段生成气管，末端增大分化为左支、右支，叫作肺芽，也是支气管和肺的原基。随着不断分化，肺芽分支呈现树枝状，到第 24 周时已具有 17 级，逐个生成了肺叶、肺段支气管以及呼吸性细支气管、肺泡管和肺泡囊。到第 28 周时，肺泡数量增多，I 型肺泡细胞和 Π 型肺泡细胞都出现在肺泡上皮上，表面活性物质也开始分泌出来。此时健全的肺内血液循环系统可以保证胎儿出生后就可以呼吸，因此怀孕 7 个月的胎儿出生后也可以活下来。

四、消化系统与呼吸系统的常见畸形

（一）消化管狭窄或闭锁

消化管狭窄或闭锁主要见于食管和十二指肠，在其发生过程中，上皮细胞曾一度出现过度增生而使管腔狭窄或闭锁。随后过度增生的细胞凋亡，上皮变薄，管腔恢复正常。如细胞凋亡过程没有发生，则引起消化管狭窄或闭锁。

（二）先天性脐疝

先天性脐疝由于肠襟未从脐腔返回腹腔或脐腔未闭锁，当腹压增高时，肠管可从脐部膨出。

（三）麦克尔憩室

麦克尔憩室又称回肠憩室，为消化系统最常见的一种畸形，发生率为 2% ~ 4%，男女发生率之比为 3 ： 1，是由于卵黄蒂的近端未退化所致。较为典型的麦克尔憩室呈囊状突起，多位于距回盲部 40 ~ 50cm 处的回肠系膜缘对侧肠壁上。其顶端可有纤维索与脐相连。

（四）脐粪瘘

脐粪瘘又称脐瘘，是由于卵黄蒂未退化而成为一条细管，使肠管与脐相通，出生后，肠管内容物可由此溢出。

（五）先天性巨结肠

当神经嵴细胞不能转移到结肠壁内时，此段肠壁的副交感神经节细胞就会缺失，肠壁不再具有收缩能力，内容物逐渐累积在肠腔内导致上段肠管不断增大，从而生成先天性巨结肠。

（六）肛门闭锁与直肠闭锁

肛门闭锁也被称作不通肛。男性胎儿的发病率比较高，肛膜不完全破裂或肛凹与直肠末端连接不通畅，是肛门闭锁的主要致病因。直肠闭锁则是由尿直肠隔向背侧转移所致，常常会出现直肠尿道瘘、直肠阴道瘘、直肠膀胱瘘、直肠会阴瘘等各种直肠瘘并发症。

（七）肠襻转位异常

肠襻转位时需要肠襻从脐腔退回腹腔时沿逆时针方向旋转 180º 。在此过程中，肠襻一旦没有旋转，或者旋转方向不对，或者旋转不到位，就会导致消化管位置偏移等各种疾病，同时心、肝、脾、肺等器官也会出现各种异位疾病。

（八）气管食管瘘

发育不健全的气管食管隔不能良好地分隔气管与食管，导致气管与食管通过瘘管互通，形成气管食管瘘。此病也会伴有食管闭锁。

（九）透明膜病

透明膜病对于不是足月出生的胎儿来说，发病率比较高，致病因是Ⅱ型肺泡细胞分化不健全，导致表面活性物质不能正常分泌，使得肺泡表面张力不断加大，无法随呼吸运动扩张收缩。通过显微镜可见，肺泡呈萎缩下陷状，间质水肿，一层由血管渗出的透明血浆蛋白膜包裹在肺泡上皮表面，透明膜病之名也由此得来。

第四节　胎儿泌尿和生殖系统的发生

一、胎儿泌尿系统的发生

（一）胎儿肾及输尿管的发生

胚胎发生中，先后出现三套泌尿器官，即前肾、中肾和后肾。由前肾经中肾到后肾的演化，重演了种系进化的过程，结构也由简单到复杂，最终后肾保留下来，形成永久肾。

1. 前肾

前肾发生于胚胎第 4 周初，在第 7 ~ 14 对体节外侧的生肾节处先后共发生 7 ~ 8 对小管，称前肾小管。前肾小管一端通向胚内体腔，另一端弯向尾侧，与相邻的前肾小管连通，形成一条纵行管道，称前肾管。前肾小管的发生不同步，尾端的一对前肾小管出现时，头端的小管已开始退化。人胚前肾存在时间很短，第 4 周末，最后发生的前肾小管也将退化，但前肾管的大部分保留，并继续向胚体尾端延伸，成为中肾管。人类前肾无泌尿功能。

2. 中肾

中肾发生于胚胎第 4 周，当前肾小管尚未完全消失时，中肾小管已开始发生。中肾小管首先于第 14 对体节外侧的生肾索内形成许多单层立方上皮构成的横行小管，称中肾小管。随后中肾小管向胚体尾端逐渐发展，数目增多，总数可达 80 对左右。

中肾小管呈“S”形弯曲，内侧端膨大并凹陷形成肾小囊，囊内有从背主动脉分支而来的毛细血管球，即肾小球，两者共同构成肾小体。外侧端与向尾侧延伸的前肾管相吻合。当中肾小管通入前肾管时，前肾管改称中肾管或称吴夫氏管，中肾管向胚体尾端继续延伸，直至通入泄殖腔。

胚胎发育到第 8 周，头端的中肾小管开始退化，而尾端则仍继续发生，到第 9 周大部分都退化，仅留中肾管及尾端的中肾小管。中肾小管在男性形成生殖管道的一部分，在女性仅残留一小部分，成为附件。中肾在胚胎早期曾具有一定的泌尿功能。

3. 后肾

后肾发育为成体的永久肾。胚胎发育到第 4 周末，当中肾还在发育中时，后肾即开始形成。后肾起源于输尿管芽和生后肾原基输尿管芽：在中肾管末段通入泄殖腔处，其管壁向外突出形成一个小盲管，称输尿管芽。输尿管芽向胚体顿、背侧方向迅速延伸，并长入胚体尾部生肾索的中胚层组织中。输尿管芽经反复分支，逐渐演变为输尿管、肾盂、肾盏和集合小管。

生后肾原基是指在输尿管芽的诱导下，胚体尾端中肾嵴的细胞密集，呈帽状包围在输尿管芽的末端，形成后肾组织帽，称生后肾原基。生后肾原基的外周部分形成肾的被膜及肾内结缔组织，内部开始是一些实体的细胞团，以后每个细胞团逐渐演化成“S”形的后肾小管。后肾小管不断延长弯曲形成近端小管、细段和远端小管。远端小管的末端与由输尿管芽分化而来的集合管接通。近端小管头端凹陷形成肾小囊，包绕着由肾动脉的细小分支所形成的毛细血管球，共同构成肾小体。近髓肾单位发生较早，浅表肾单位的发生是随着集合小管末端不断向皮质浅层生长并分支，诱导生后肾原基而形成。后肾的原始位置较低，随着胚胎腹部生长和输尿管芽的伸展，后肾约从第 28 对体节处上升 4 个体节，肾门也由朝向腹侧转向内侧，固定为成体肾的永久位置。

（二）胎儿膀胱和尿道的发生

膀胱和尿道起源于泄殖腔的尿生殖窦。人胚胎第 4 ～ 7 周时，由于尿直肠隔逐渐向尾侧延伸，最终将泄殖腔分隔成背侧的直肠和腹侧的尿生殖窦泄殖腔被分隔后，泄殖腔膜也被分成背侧的肛膜和腹侧的尿生殖窦膜。

膀胱和尿道由尿生殖窦演变而来。尿生殖窦分三段，分别演化为膀胱或尿道的不同部分：①上段：发育为膀胱，其顶端与尿囊相接，两侧有中肾管的开口，随着膀胱的扩大，输尿管起始部以下的一段中肾管逐渐并入膀胱，成为膀胱后壁的一部分，并导致输尿管与中肾管分别开口于膀胱。并入膀胱的中肾管在膀胱壁上形成一个三角区，称膀胱三角。从膀胱顶到脐之间的一段尿囊称脐尿管，在胎儿出生前退化成纤维索，称脐中韧带。②中段：保持管状，在女性形成尿道，在男性成为尿道的前列腺部和膜部由于肾向头端迁移等因素的影响，使输尿管开口移向外上方，而中肾管的开口在男性下移至尿道前列腺部。在女性，其通入尿道的部位退化。③下段：在男性形成尿道海绵体的大部，女性则扩大成阴道前庭。

（三）胎儿泌尿系统常见畸形

“胎儿泌尿生殖系统畸形在临床上较常见”[①]，约有 3% ~ 4% 的人有肾或输尿管的先天性畸形。

1. 肾脏发育异常

（1）多囊肾。多囊肾是一种常见畸形。由于生后肾原基发生的肾单位未与集合管接通，尿液不能排出，肾单位因尿液积聚而胀大成囊状，故称多囊肾。多囊肾的囊泡多少与大小存在着很大的差异，其中的大囊泡是由数个小囊融合而成。多囊肾的成因有两种说法：一种是由于集合小管发育异常，管腔阻塞；另一种是由于集合小管与远端小管未接通，但两种说法的共同结果都是使尿液积聚在肾小管内。多囊肾对机体的危害与管腔阻塞的数量成正相关。

（2）异位肾。胚胎发育时，肾脏上升的程度和方向发生异常所致在异位生长的肾统称异位肾，但其位置与形态有很大的差异，故可根据结果进行分类：①骨盆肾：后肾未上升停留在盆腔内。骨盆肾这类畸形的患者肾功能可完全正常，无任何症状。②马蹄肾：较常见的一种异位肾，发生的原因是两肾下端异常融合，形成一个马蹄形的大肾，由此造成肾的上升受肠系膜下动脉根部的阻拦，导致肾的最终位置较正常低。③单侧两肾：后肾发生时，一侧的输尿管芽伸向对侧的生后肾原基的下端，诱导对侧的生后肾原基又形成一个肾脏。

（3）肾阙如。中肾管未长出输尿管芽，或输尿管芽未能诱导生后肾原基分化形成后肾。两侧肾阙如者少见，但单侧肾缺如的发生率却占出生婴儿的 1/1000，由于功能上的代偿可无任何症状，因此决不能凭猜测判断任何一个人有两个肾。

2. 输尿管发育异常

常见的是双输尿管和双肾盂，由于同侧发生两个输尿管芽，或输尿管在增殖过程中发生分支，形成两条输尿管和两个肾盂，但它们的肾脏多半相连。

（1）膀胱外翻：膀胱前方的腹壁发育不全，无基层，使膀胱前壁破裂，黏膜外翻，并可见输尿管开口。

（2）脐尿管畸形：①脐尿管瘘，由于脐尿管完全未闭锁，胎儿出生后

① 纪慧，董素贞 .MRI 对胎儿泌尿生殖系统畸形的诊断价值 [J]. 国际医学放射学杂志，2018，41（1）：62.

膀胱内的尿液经脐尿管从脐部流出；②脐尿管囊肿，脐尿管中段未闭锁，囊内上皮分泌的液体在局部形成囊肿；③脐尿管窦，脐尿管一端未闭锁，在近膀胱端膨大形成脐尿管窦，开口于膀胱。

二、胎儿生殖系统的发生

生殖系统包括生殖腺、生殖管道和外生殖器的发生过程均可分为性未分化和性分化两个阶段。胚胎的遗传性别虽在受精时就已决定，但在生殖腺开始分化前，男性和女性的生殖系统结构是相似的，故称生殖器官未分化期。第 7 周，生殖腺开始性别的分化，而外生殖器的性别特征则要到第 12 周才能辨认。

（一）胎儿生殖腺发生与分化

生殖腺原基包括表面上皮、生殖腺嵴的间充质及原始生殖细胞：胚胎发育到第 5 周时，尿生殖腺嵴出现体腔上皮的增厚区，称表面上皮或生殖上皮。

1. 胎儿未分化性腺的发生

胚胎第 5 周，生殖腺嵴的表面上皮向下方间充质内生出许多不规则的上皮细胞索，称初级性索。胚胎第 4 周时，位于卵黄囊后壁近尿囊处有许多源于内胚层的大而圆的细胞，称原始生殖细胞。胚胎卷褶时，卵黄囊的一部分被卷入胚胎内，于第 6 周开始卵黄囊壁上的原始生殖细胞以变形运动的方式，沿背侧肠系膜陆续向生殖腺嵴迁移，约在 1 周内迁移完成，并散在分布于初级性索内。

2. 胎儿睾丸发生

胚胎细胞的性染色体为 XY 时，未分化性腺发育成睾丸，原因是 Y 染色体短臂上有睾丸决定因子。在睾丸决定因子的作用下，初级性索增殖，并与表面上皮分离，向生殖腺嵴深部生长，分化为细长弯曲的生精小管，其末端连接形成睾丸网。第 8 周时，表面上皮下方的间充质形成一层白膜，它是生殖腺分化为睾丸的指征。分散在生精小管之间的间充质细胞分化为睾丸间质细胞，并分泌雄激素。胚胎时期的生精小管为实心细胞索，内含两类细胞：由初级性索分化形成的支持细胞和原始生殖细胞分化形成的精原细胞。在胚胎的生精小管中大部分是支持细胞，这种结构状态持续至青春期前。睾丸决定因子是位于 Y 染色体短臂 1A1 区的 DNA 片段，又称为性别决定区。

3. 胎儿卵巢发生

胚胎细胞的性染色体为XX时，未分化性腺自然分化成卵巢。卵巢的形成比睾丸晚，人胚胎第10周后，初级性索向深部生长，在该处形成卵巢网。随后初级性索与卵巢网都退化，被血管和基质所替代，成为卵巢髓质。此后，生殖腺表面上皮又一次向深层间充质内长出许多含有原始生殖细胞的增厚的上皮索，称次级性索。随着次级性索的生长发育，皮质部分逐渐增大，在次级性索中的原始生殖细胞分化为卵原细胞，卵原细胞进一步分裂增殖，分化为初级卵母细胞。约在第16周，次级性索开始断裂，形成许多孤立的细胞团，成为原始卵泡。原始卵泡中央是一个初级卵母细胞，周围是一层由次级性索细胞分化形成的小而扁平的卵泡细胞。卵泡之间的间充质构成卵巢基质。足月胎儿的卵巢内约有100 ~ 400万个原始卵泡，在母体促性腺激素的刺激下，少部分原始卵泡可在出生前生长发育成初级卵泡，但很快就退化，大多数的原始卵泡一直持续至青春期前仍保持着静止状态。

4. 胎儿睾丸与卵巢下降

生殖腺最初位于后腹壁的上方，随着生殖腺的增大，逐渐突向腹腔，与后腹壁之间的联系变成了系膜，以睾丸系膜和卵巢系膜悬在腹腔中。自生殖腺的尾侧到阴囊或大阴唇之间，有一条由中胚层形成的索状结构，称引带，它的末端与阴唇、阴囊隆起相连。随着胚体迅速增长，引带相对缩短，导致生殖腺随之逐渐下降。

第18周时，生殖腺的位置已移至骨盆边缘，卵巢停留在骨盆缘稍下方，而睾丸则继续下移，第6个月时到达腹股沟管上口。第7个月开始，当睾丸通过腹股沟管下降时，腹膜沿腹股沟管向阴囊方向突出形成一个盲囊，称睾丸鞘突。鞘突包在睾丸的周围，并随同睾丸进入阴囊，形成鞘膜腔。第8个月时睾丸降入阴囊后，鞘膜腔与腹膜腔之间的通道逐渐封闭。睾丸下降的过程是机械力量（包括睾丸引带的牵拉、腹腔内压力及头侧悬韧带退化）和激素（促性腺激素和雄激素）共同作用的结果。其中，睾丸引带起着关键性的作用。

（二）胎儿生殖管道的发生与演变

1. 胎儿的未分化期

人胚胎第6周时，男女两性胚胎都发生一对中肾管和一对中肾旁管，又称苗勒氏管，这两对管道将分别发育成男、女性的生殖管边。中肾旁管由中肾嵴的体腔上皮内陷卷褶而成，上段位于中肾管的外侧，两侧相互平行；中段弯向内侧，从中肾管的腹面越过，到达中肾管的内侧；下段的左、右中肾旁管在中线合并。中肾旁管上端呈漏斗形开口于腹腔，下端是盲端，突入尿生殖窦的背侧壁，其末端的中胚层组织增生，在窦腔内形成隆起，称窦结节或称苗勒氏结节。中肾管开口于窦结节的两侧通入尿生殖窦。

2. 男性胎儿生殖管道的分化

因生殖腺分化为睾丸，睾丸间质细胞分泌的雄激素促进中肾管发育，而睾丸支持细胞产生的抗中肾旁管激素抑制中肾旁管的发育，并使其逐渐退化，仅存留与睾丸相邻的十几条中肾小管，在雄激素的作用下发育形成附睾的输出小管。中肾管头端增长弯曲成附睾管，中段变直形成输精管，尾端成为射精管和精囊。

3. 女性胎儿生殖管道的分化

因生殖腺分化为卵巢，缺乏雄激素的作用，故中肾管逐渐退化，同时因缺乏睾丸支持细胞分泌的抗中肾旁管激素的抑制，中肾旁管则继续发育形成女性生殖管道。中肾旁管上段和中段演变成输卵管，左右中肾旁管的下段在中线合并形成子宫。尾段形成子宫颈和阴道穹隆部。窦结节处的内胚层增生形成阴道板，它起初为实心结构，到胚胎第 5 个月时，演变成管道，内端与子宫相通，外端形成一薄膜，附着在阴道口，以后该膜的中心穿孔，残留组织在阴道口的周边形成一层膜，称处女膜。如果生后处女膜中心仍不穿孔，则称处女膜闭锁。

（三）胎儿生殖系统常见的畸形

1. 隐睾

足月儿在生后的 6 周内，早产儿在生后 3 个月内，如睾丸未下降至阴囊而停留在腹腔或腹股沟等处，则称隐睾。隐睾可发生在一侧，也可发生在两侧双侧隐睾由于腹腔温度较高，生精细胞不能发育成熟，是造成男性不育的原因之一。

2. 先天性腹股沟疝

先天性腹股沟疝多见于男性。由于腹腔与鞘突间的通道没有闭合，因此当腹压增大时，部分小肠可突入鞘膜腔，形成先天性腹股沟疝。

3. 异常子宫

双子宫双阴道是由于左右中肾旁管未合并，各自发育成子宫和阴道。双角单颈子宫是因左右中肾旁管中段的上部未全愈合。

4. 阴道闭锁

由于窦结节未形成阴道板，或因阴道板未形成管腔，即上皮增生将管腔阻塞后未开通，因此造成阴道闭锁。有的为处女膜未穿通，外观不见阴道。

5. 两性畸形

两性畸形是由于性分化异常导致的性别畸形。患者外生殖器介于男女两性之间，称间性。根据生殖腺性别可分为两种：①真两性畸形：患者体内同时有睾丸和卵巢，染色体为46，XX/46，XY嵌合体。原因尚未确定，现认为可能是受精时，两个核型不同的精子进入卵子，并在第一次卵裂时，极其偶然地形成了一个二倍体细胞，则发育成活。②假两性畸形：体内只有一种性腺，如有睾丸，核型为46，XY，因而雄激素分泌不足，导致外生殖器呈间性者称男性假两性畸形；如有卵巢，核型为46，XX，由于肾上腺分泌过多的雄激素，导致外生殖器呈间性者称女性假两性畸形。

6. 雄激素不敏感综合征

雄激素不敏感综合征又称睾丸女性化综合征。患者生殖腺为睾丸，核型为46，XY，能产生正常量的雄激素，但因靶细胞缺乏雄激素受体，雄激素不能产生效应。同时睾丸支持细胞产生抗中肾旁管素，使女性生殖管道也不发育。因此患者既无健全的男性生殖管道，亦无子宫和输卵管，外阴则呈女性，并具女性第二性征。

7. 畸胎瘤

畸胎瘤又称皮样囊肿，是一种囊性肿瘤，囊内可有皮肤、毛发、皮脂腺、牙、软骨等，有时也可见有其他组织或器官。这种囊肿可发生在身体的任何部位，但最常见的是在卵巢或睾丸内。

第五节　胎儿心血管系统的发生

在胚胎发生过程中，最早开始功能活动的系统是心血管系统，大约开始于第3周末。血液循环的开始帮助胚胎获取所需的养分和氧气，同时帮助胚胎进行代谢并排出二氧化碳，可以说血液循环是胚胎健康发育的重要保证。心血管系统的形成始于中胚层分化，先是形成原始的心血管系统，继而通过生长、合并、新生、萎缩等复杂的过程形成成体的心血管系统。

一、胎儿原始心血管系统的建立

胚胎发育至15～16天时，卵黄囊壁胚外中胚层的间充质细胞开始不断聚集、增殖，并形成一个个细胞团，这些细胞团被称为“血岛”。随后，血岛内部会出现裂隙，裂隙周围的细胞变扁会逐渐分化为内皮细胞，内皮细胞所围成的内皮管就是原始的血管，内皮管会不断延伸（出芽），与更多的内皮管相互连通形成内皮管网络。同时，在体蒂和绒毛膜的胚外中胚层内，内皮管和内皮管网络也同样在生成，内皮管网间的融合连通逐渐构建成胚外原始血管网。和裂隙周围的细胞不同，血岛中部的游离细胞会变圆并分化成为造血干细胞。

胚胎发育至18～20天时，胚胎内部的充质也以同样的方式出现裂隙，充质细胞同样会变扁，继而分化为内部细胞并形成内皮管，内皮管同样会通过出芽的方式连通，形成原始血管网。

到了第3周末，胚胎内外已经形成好的原始血管网在体蒂处发生连通，这就是原始心血管系统的形成，也标志着胚胎血液循环的开始。这一时期的原始血管还不分动脉和静脉，随着胚胎的继续发育，血管周围逐渐形成了血管的中膜和外膜，此阶段，血管的动、静脉结构逐渐显现出来。

原始心血管系统的主要结构包括：①心管：最初心管共1对（左右各1条），位于前肠腹侧，胚胎发育至第4周，左右心管合并。②动脉：腹主动脉共1对，位置与心管头端相连。腹主动脉随着心管的合并而融合成1条动脉囊。弓动脉共6对，位于胚胎头端，穿行于相应的鳃弓内，将背主动脉与心管头端膨大的动脉囊连接起来。主动脉共1对，位于原始消化管的背侧，随着胚胎的发育，左、右背主动脉也将合并，但沿途会发出许多分支。腹侧会发出多对卵黄动脉。脐动脉共1对。此外，背侧还会发出约30对的节间动脉及其他分支。③静脉：共有1对前主静脉、1对后主静脉，前主静脉的作用是收集上半身的血液，而后主静脉的作用则是收集下半身的血液。两侧的前、后主静脉会发生汇合，最终形成左、右总主静脉，两条总主静脉的开口则位于心管尾端静脉窦的左、右角。此外，还有1对卵黄静脉和1对脐静脉，2对静脉都回流于静脉窦。随着胚胎的不断发育，胚体循环、卵黄囊循环和脐循环三套循环通路逐渐会形成。

二、胎儿心脏发生

心脏在胚盘头端、口咽膜前方脏壁中胚层中发生，此位置被称为生心区，前方的中胚层为原始横隔。

（一）心管发生

胚胎发育至 18 ～ 19 天时，生心区的中胚层内部会出现一个“围心腔”，围心腔腹侧的脏壁中胚层细胞十分密集，继而形成 1 对左右并列的细胞索，称为生心索。生心索的内部会逐渐出现腔隙，继而形成 1 对左右并列的内皮管道，称为心管。最开始的时候，心管所在的位置为胚体的头端，但随着胚体头端向腹侧卷褶，心管和围心腔就转移至咽的腹侧、口咽膜的尾端。胚胎发育至 22 天左右时，随着胚体左右侧褶的发生，1 对并列的心管向中线靠拢，最终融合成 1 条。同时，围心腔不断扩大并且向心管背侧扩展发育为心包腔，心管背侧与前肠腹侧之间的间充质逐渐变窄，最终形成心背系膜，将心管与心包腔的背侧壁连接起来。除心管的头、尾端外，其他部分的心背系膜很快退化，形成心包横窦。心管融合后会陷入心包腔，此时心管周围的间充质将逐渐聚集并发育成心肌外套层，这也就是心肌膜和心外膜的原基。内皮和心肌膜之间的心胶质会逐渐分化为心内膜的内皮下层和心内膜下层。

（二）心脏外形的建立

心管头端与动脉相连，尾端与静脉相接，头、尾两端相对固定。由于心管各段生长速度不同，由头端向尾端首先出现一个膨大，依次为心球又称动脉球、原始心室和原始心房。随后在心球头侧出现动脉干。动脉干头端与动脉囊相连。之后，心房尾侧会出现静脉窦，从外形看是一个膨大部，静脉窦的末端左、右角分别连接同侧脐静脉、总主静脉和卵黄静脉，于是原始心管形成了 5 个膨大，即动脉干、心球、原始心室、原始心房和静脉窦。

由于心管的发育较心包腔快，心球和心室的发育又较心管其余部分快，同时心管的两端又固定于心包上，因此，心球和心室间会形成球室襻，它的外形是弯曲的，凸面向右、腹和尾侧。不久之后，心房会慢慢移至心室头端背侧偏左的位置。随后，静脉窦也会从原始横膈内游离出来至心房的背面尾侧。到这一阶段，心脏已经呈现出“S”形的弯曲外形。心房在受到腹侧的心球和背侧的食管限制后，会向左右扩展。心房的扩展会使房室沟加深并逐渐形成房室管。心球的尾段会更加膨大并融入心室内，最终会成为右心室，而原来的心室则会成为左心室。此时，心脏的外形已经基本演变成人们熟悉的样子，但是内部的分隔仍未完成。

（三）心脏内部的分隔

心脏内部分隔始于胚胎发育的第 4 周，第 8 周末基本完成。心脏各部的分隔是同时进行的。

1. 房室管分隔

胚胎发育至第 4 周末时，房室管背侧壁和腹侧壁心内膜下的组织会产生增生并隆起，人们称之为心内膜垫，两个心内膜垫呈对向生长，它们共同将房室管分为左、右房室孔。在房室孔的周围，间充质会产生明显的局部增生，增生使之向腔内隆起，最终形成房室瓣（左侧是二尖瓣，右侧为是三尖瓣）。

2. 原始心房分隔

在心内膜垫发生的同时，原始心房顶部背侧壁的中央会出现第Ⅰ房间隔，也叫原发隔，是一个薄的半月形矢状隔。第Ⅰ房间隔会沿着心房背侧壁和腹侧壁向心内膜垫生长，在游离缘和心内膜垫间暂时保留一个孔（第Ⅰ房间孔或原发孔）。逐渐，第Ⅰ房间孔越变越小，最终与第Ⅰ房间隔游离缘融合，孔洞封闭。在闭孔之前，第Ⅰ房间隔的上部中央会出现多个小孔并融合为一个大孔，人们称之为第Ⅱ房间孔，也叫继发孔。由于原发隔的形成，将原始心房分隔为左、右心房，两心房间以第Ⅱ房间孔相交通。

胚胎发育至第 5 周末时，原始心房顶部腹侧壁的中央会出现第Ⅱ房间隔，也叫继发隔，是一个较厚的半月形隔。第Ⅱ房间隔的生长会沿着向心内膜垫方向，它会逐渐遮盖继发孔。当继发隔的腹、背缘与心内膜垫接触时，下方会留有卵圆孔。第Ⅰ房间隔刚好在左侧覆盖卵圆孔，因此被称为卵圆孔瓣。在胎儿出生前，肺循环系统不发挥作用，因此，胎儿的右心房比左心房压力更大，因此进入右心房的血液就可以冲开卵圆孔瓣进入左心房。胎儿出生后，肺循环系统开始发挥作用，左心房的压力逐渐增大，在左右心房共同的压力作用下，两个隔紧贴并愈合，最终成为一个完整的房间隔，此时卵圆孔完全关闭，左、右心房彻底分隔。

3. 原始心室分隔

胚胎发育至第 4 周末时，心室底壁近心尖处会形成室间隔肌部，是一个较厚的半月形肌性隔膜，其生长方向为向心内膜垫方向，室间隔肌部和心内膜垫间留有一个孔（室间孔），作用是使左、右心室相通。

胚胎发育至第 7 周末时，心球的左、右心球嵴向下生长延伸，与室间隔肌部的腹背缘融合，心内膜垫也分别和左右心球嵴、肌性室间隔游离缘融合，最终形成了室间隔膜部。室间隔膜部封闭了室间孔，使肺动脉干连通了右心室，主动脉连通了左心室。

4. 动脉干与心球分隔

在胚胎发育的第 5 周，心球远端的动脉干和心球内膜下组织局部增生并形成动脉干嵴（上段）和左、右心球嵴（下段）。两条嵴以螺旋形的姿态向下延伸，在中线愈合后成为主肺动脉隔。主肺动脉隔将动脉干和心球分隔为肺动脉干和升主动脉。当主动脉和肺动脉分隔后，主动脉连通第 4 对弓动脉，肺动脉干连通第 6 对弓动脉。

三、胎儿出生后血液循环的变化

胎儿出生后脐循环停止，肺功能启动，肺循环增强，血液循环的功能变化引起了血液循环的结构变化。

第一，脐静脉整体发生闭锁，形成了一根从脐部至肝的肝圆韧带；脐动脉大部分发生闭锁，形成了脐外侧韧带。

第二，肝的静脉导管发生闭锁，成为了静脉韧带。

第三，胎儿出生后，脐静脉完全闭锁，因此下腔静脉注入右心房的血液逐渐减少，右心房压力降低，同时又由于肺部呼吸功能的启用，致使大量血液由肺静脉回流入左心房，左心房压力增大，在左右心房压力的变化下，卵圆孔关闭（出生 1 年左右，卵圆窝形成）。

第四，出生后肺开始呼吸，动脉导管因平滑肌收缩达到功能闭锁，出生后 2 ~ 3 个月由于内膜增生，动脉导管完全闭锁，成为动脉韧带。

四、胎儿心血管系统的常见畸形

“心血管系统畸形是我国最常见的出生缺陷”①，心血管系统的发生较

① 马语红，师叔静，孙鸽，等．早孕期超声筛查胎儿重大心血管系统畸形的研究进展 [J].

为复杂，故先天性畸形的发生也较多见，最常见的心血管系统常见畸形，具体内容如下：

（一）房间隔缺损

卵圆孔未闭是房间隔缺损的最常见原因，卵圆孔未闭主要因以下情况产生：

第一，第Ⅰ房间隔（卵圆孔瓣）过小，不能完全遮盖卵圆孔。

第二，第Ⅱ房间隔发育不全，其所形成的卵圆孔明显过大，就导致卵圆孔瓣不能完全覆盖并关闭卵圆孔。

第三，心内膜垫发育不全，导致第Ⅰ房间隔未能与其融合而造成房间隔缺损。

（二）室间隔缺损

室间隔缺损主要包括室间隔膜部缺损和室间隔肌部缺损两种，其中更为常见的是室间隔膜部缺损。室间隔膜部缺损的主要成因是心内膜垫或心球嵴发育不全，室间隔膜部未能与室间隔肌部完全融合。相对室间隔膜部缺损而言，室间隔肌部缺损比较罕见，主要成因是室间隔肌部形成时心肌膜组织过度吸收。

（三）动脉干与心球分隔异常

1. 主动脉和肺动脉错位

主动脉和肺动脉错位的主要成因是动脉干和心球分隔时，主肺动脉隔直行而未螺旋形行走。主动脉从右心室发出，肺动脉干则从左心室发出。主动脉和肺动脉错位通常会伴有室间隔缺损或动脉导管未闭的情况，就导致肺循环和体循环之间出现了直接连通的情况。

2. 主动脉或肺动脉狭窄

主动脉或肺动脉狭窄的主要成因是主动脉和肺动脉隔偏位，由此就会造成动脉干和心球在分隔上的不均，继而导致两侧动脉一侧粗大，一侧狭窄（主动脉狭窄或肺动脉狭窄）。偏位的主动脉和肺动脉无法与室间隔良好融合，因而出现室间隔缺损的情况，较大动脉会骑跨于缺损部。

中国妇幼保健，2016，31（14）：2985.

3. 法洛四联症

法洛四联症除包括肺动脉狭窄、室间隔膜部缺损和主动脉骑跨外，还包括右心室肥大。法洛四联症的主要成因是动脉干分隔不均，这就会导致肺动脉狭窄和室间隔缺损，粗大的主动脉就会因向右侧偏移而骑跨在室间隔缺损处。同时，由于肺动脉狭窄，右心室的压力就会增高，继而引起肥大。

4. 动脉导管未闭

动脉导管未闭的主要成因是胎儿出生后，动脉导管壁肌组织收缩困难，导致肺动脉和主动脉相通，同时主动脉的血液就会有一部分流入肺动脉，形成肺动脉高压、右心室肥大的情况。动脉导管未闭畸形多发于女性，严重影响着患儿的生长发育。

下篇：组织学与胚胎学教学实践

第六章　组织学与胚胎学教学的课件制作

第一节　组织学与胚胎学的课件制作条件

相关教研室所当前面临着一个重要的问题，就是如何不断提高学生的学习效果。从多年的教学实践出发，组织学与胚胎学的课件制作应满足以下三个条件：

第一，任课教师的综合素质应处于较高水平。教师只有充分发挥自己的教学能力，赢得学生的信任，才能从根本上提升教学质量，这也是教学工作的基础保障。因此，学校在选择任课教师的时候，一定要从综合素质方面进行考量。

第二，任课教师英语使用娴熟，英语教学能力较强。组织学与胚胎学是难度很高的学科，教师所使用的学习资料、所面对的学生涉及多个国家，因此，可以说双语教学能力是任课教师必须具备的能力。从目前的师资队伍状况来看，教师的英语听说能力还有待加强，因此，学校要定期开展英语能力培训，在选择任课教师的时候也应组织相应的专业英语试讲，这不仅关系到该学科的教学质量，更关系到整个学校的教学质量。

第三，任课教师应具有规范管理、严格要求学生的意识和能力。教师能否把握住教学工作的各个环节，关系着教学质量是否有所保证，因此，教师从一开始就应加强课堂管理，无论是出勤、纪律、作业、考试，都要严格按照学校的相关规定进行。这样做有利于保障学科教学质量的提升，有利于维护学校教学秩序的稳定，更有利于绝大多数学生的学习与个人未来的发展。

第二节 组织学与胚胎学多媒体课件的制作

在现代教育技术不断发展的形势下，医学形态学教学也发生了巨大的变化，教学模式、教学手段等方面都有了根本性转变。在传统教学中，“图片+实物标本”的教育模式占主要地位，而随着教学模式的发展，多媒体技术逐渐在教学中广泛使用，教师们开始利用幻灯、视频、网络等技术进行教学。因此，要以实际教学活动为出发点，以学科特点和学校实际情况为依据，制作适合学生学习的多媒体课件，并通过实践活动不断丰富和完善课件。总之，多媒体教学的成功应用对学科教学质量的提升具有十分重大的意义。

一、组织学与胚胎学多媒体教学课件的制作内容

“组织胚胎学是中医院校医学生最先接触的西医基础专业课之一，学生普遍感到难以理解和记忆”①。组织学与胚胎学是研究机体正常微细结构及个体发育规律的科学，它以显微镜观察组织切片为经典方法，是医学的基础学科之一。组织学与胚胎学所学习的知识具有显微结构、平面图像、局部组成及静止状态等特征。为使多媒体课件既能够体现学科特点，又能够符合教学要求，本书进行了初步探索：

第一，多媒体课件素材的收集。多媒体课件素材主要包括图片、视频、电影资料等，多媒体课件的素材收集就是对这些内容的系统性收集工作，主要目的在于能更好更全面地制作多媒体课件。在观察显微镜下的实物标本时，要利用显微摄影系统，将教学标本制作成高清图片，图片要包含从低倍到高倍各层次各视野的形态结构，包括石蜡切片、磨片、冰冻切片、银染、血管注射等常规及特殊制作方法。此外，为了使教学内容更丰富，专家还要充分利用扫描仪扫描相关组织学彩色图谱的部分图片。教学中还可以合理运用动态画面来演示胚胎发育过程、心血管发生过程、泌尿过程等，通过直观的形式提升教学和学习效果，可以说，动画或电影也是多媒体课件中极为重要的组成部分。

第二，多媒体课件的制作。虽然网络上关于组织学与胚胎学的课件有很

① 刘建春，高岚，张育敏，等．中医院校思维导图融入组织胚胎学混合式教学的研究与实践［J］．中国中医药现代远程教育，2022，20（2）：1.

多，但要想找到真正适合本校教学的课件还具有相当大的难度。因此，为了使课件获得更加连续完整的效果，从而更好地开展多媒体网络教学，专家就要以学科的教学大纲为基础，运用 Frontpage 和 PowerPoInt 软件，分章节、突出重难点地将课程制作成为多媒体课件光盘。在实验部分，利用多媒体技术可以更有效地指导学生正确观察标本；学科最新进展部分可以拓展学生的视野；复习与自测部分可以帮助教师和学生自己掌握教学效果与学习效果。课件的每个部分都是精心编排的，都含有丰富恰当的图片、动画等，并且通过科学的方式将这些素材有机地结合成为整体。

在理论和实践课程中，教师可根据具体安排和实际情况点击相关内容。每一部分内容都可以通过计算机投影、播放和演示，教师可以以此为素材进行知识讲授。由于多媒体课件具有交互性，因此教师可以根据课堂的实际需要随时调出相关图片、视频、复习自测题等。

二、组织学与胚胎学多媒体课件教学的重要优势

组织胚胎学的知识十分丰富，但课时却相对较少，以往教师的教学手段也比较单一，就会导致很多学生尤其是初学者觉得内容晦涩难懂十分乏味，因此很多学生成绩难以提高，甚至半途而废。多媒体课件教学最大的优势就在于，包含文本、图像、声音等多种信息，内容生动形象、直观逼真、趣味程度高，能够制造愉悦的学习氛围，使学生大大提升了学习热情，从而能更深刻地理解和记忆知识，更快更有效地掌握学科内容。此外，多媒体教学能够为教师减负，能够帮助教师承担一部分教学任务，使老师能够将更多的时间和精力投入到重要的教学环节中，同时也能有更多的时间开展科研工作，这不仅提升了教学质量，也提升了教师的综合素质。

三、组织学与胚胎学多媒体课件制作及应用需注意的问题

多媒体课件的制作应符合直观、真实、系统和连贯等要求，课件制作的最终目的是学生能够更透彻地学习知识，因此课件不应过多重复教科书上的内容。多媒体课件不仅是为了教师教学的方便，更重要的是要以学生为中心，提高学生的学习乐趣，帮助学生更高效地学习知识，从而提升分析和解决问题的能力，体现出学生的主体地位。因此，课件内容的安排一定要科学合理，字体颜色要注重整体性，文字与画面配合要清晰美观，文字、图片、动画的

编排除了考虑内容需要外，还要充分考虑艺术性。此外，多媒体课件不能一成不变，时代在发展，科学技术在进步，人们对事物的认识也在不断深入，因此，课件在制作后需要随时补充完善。

教师在运用多媒体课件进行教学时，一定要注意课件的使用与自主教学方法使用的结合，教师不应过于依赖课件，更要重视教育的技术与艺术，从而激发学生的学习兴趣，提高教学效果。传统的教学方式已经让学生习惯了看书、听讲、记笔记的课堂行为，因此，多媒体课件教学一定要避免教师的单向输出，同时要帮助学生充分发挥主动性进行学习。多媒体课件内容具有直观形象的特点，最适合灵活多变的教学方式，因此教师应为学生留出充足的思考空间，让学生带着疑问学习，锻炼学生的观察、思考能力。需要强调的是，多媒体课件虽然好，但是在实验教学中仍然不可忽视动手能力，显微镜是医院生的重要工具，显微镜的使用能力在一定程度上决定了医学生的学习效果。

第三节　组织学与胚胎学教学用 CAI 课件的制作

在医学院校中，组织学和胚胎学属于非常重要的基础学科，课程内容中包含很多专业名词，描述的学科内容并不是人肉眼就能看见的，在教学中，明显缺少鲜明性及直观性。尤其是胚胎学，是教学中的重难点，一个受精卵发育成成熟的胎儿，身体器官从无到有，经历了非常复杂的结构变化和形态变化，如果课堂上只是用简单的语言描述这一变化过程，那么很难达到预期效果。从某种程度上来说，传统的教学媒体可以为课堂教学提供帮助，但传统的教学媒体存在很多客观限制，很难满足课堂教学的要求。

随着科技的进步以及多媒体技术的发展和普及，计算机辅助教学成为了应用广泛的现代化教育技术，这项技术在医学教育领域的应用非常广泛。在本科和专科教学课堂中，临床、全科及高护等专业的教学自制了 PowerPoint 电子幻灯片，经过不断实践和探索，形成了《组织学与胚胎学》CAI 课件，并且取得了良好的教学成果。

一、CAI 课件的制作过程和方法

第一，在编写脚本的过程中，严格遵守教学大纲要求，以第五版教材为蓝本编写《组织学与胚胎学》教材，主要针对临床本科学生，与此同时，还需要兼顾其他专业的教学需求，将每一个章节的具体内容编写出来。另外，编写时应该注重简洁明了、层次清晰、重点突出，参考大量专业资料，让内容更加充实，进而展现医学教材的前沿性。

第二，在图像采集的过程中，筛选图片可以从彩色的组织学图谱、精美的英文原版教科书、教学录像带、挂图以及标本等途径获得，并用扫描仪和数码相机获取其中的内容；同时，还可以利用抓图文件在网上抓取各种影像资料和图像。经过筛选和对比之后，把典型、清晰的图像和影视资料用 PS 加工处理，具体操作包括抠图、调节对比度和亮度，添加注解等，并将处理后的图片以 JPG 格式保存，制成图像数据库。

第三，利用 PowerPoint 自定义制作动画，可以制作一些简单的动画，比如，合成或释放肥大的细胞脱颗粒及甲状腺激素，等等；同时，还可以在网上下载动画，并利用网上的抓图软件截取所需图像，还可以利用 PowerPoint 中的动画功能，把抽象、静态图像编辑成连续的动画，将文件以动画形式存储。

第四，在制作视频文件时，要依据课件的整体要求，把教研室筹建的胚胎学实验室结果用摄像机记录下来，并用视频编辑软件和特效软件采集、整理和剪接，将视频镜头和特效结合在一起，切换视频和特效，还要在视频画面中添加字幕和解说，由此形成一部内容全面的电视教学录像短片，这类短片具有较强的艺术性及科学性。随后，运用视频压缩软件将视频压缩成 AVI 文件，将压缩文件存储在计算机中，以备使用。

第五，制作音频文件的编辑软件是 AdobeAudition。先把授课教师的声音录入计算机中，在计算机内处理，然后按照顺序编号，将文件存为 WAV 格式，还可以下载网上音乐和购买网络素材作为音频文件的背景音乐，将文件编号之后，把文件存储在计算机中备用。

第六，目前，应用广泛的多媒体教学编辑软件是可以合成 CAI 课件的 PowerPoint，此软件操作简单，具有完善的图片编辑功能和文字编辑功能。此外，它还具有按键超链接功能，由此实现交互式播放功能，如此方便修改，广受教师青睐。PowerPoint 可以将准备好的图文、动画等素材有机整合，将这些素材整合成多媒体课件。此外，还要从整体的角度检查和调试制作好的课件。要注意的是，应该检查各超链接的正确性，并根据相应内容进行预演，使课件更加完善。最后，还要把制作完成的幻灯片存储为 PPS 或 PPT 格式，在硬盘的根目录下打包文件，把文件夹中的所有文件都存储在光盘根目录下，并将文件刻录到光盘中。由此，即使脱离 PowerPoint 环境，存储的文件也能自动运行课件。

二、组织学与胚胎学 CAI 课件的特点及应用

《组织学与胚胎学》CAI 课件属于 CD-ROM 光盘型，该课件可以自动运行，还可以打开光盘之后运行文件。《组织学与胚胎学》CAI 课件的主要作用是为教师授课提供理论支持，进而实现重点突出、文字精练的功能，展现课程的前沿性。该课件可以提供准确、精美和典型的图像，还能将自制的音频和视频加入其中。在课件中，每一个章节都会设置教学目录、教学总结及教学思考，使用者可以随意进入和退出，该课件具有较强的交互性。在胚胎学教学过程中使用自制课件之后，原本枯燥乏味的课件变得更加生动形象，特别是可以帮助学生理解和记忆胚胎学中的重难点，进而提升学生的学习效率。

应用多媒体教学手段可以为医学教育提供有效方法，并且，多媒体教学手段为形态学教学带来了美好的发展前景。总之，为了实现多媒体课件教学，提升多媒体教学的效果，在设计和制作的过程中，教师一定要把教材吃透，并抓住重点，精心策划教学内容；教师在教学的过程中必须充分结合课件，运用多种教学方式吸引学生注意力，激发学生的学习积极性。与此同时，教师应该不断提升专业能力和素养，在教学的过程中结合教学技巧，不断探索和实践，从而形成个性化的教学特点。

第四节　组织学与胚胎学实验课多媒体课件制作

当前，我国的经济水平、文化水平和教育水平都在深入发展，越来越多的留学生选择在我国留学深造，其中，大量医学留学生学习专业、系统的临床医学。对外国留学生来说，组织学和胚胎学是他们最早接触的医学课程，属于基础医学学科，临床医学不仅和生理学、病理学等课程紧密联系，还与妇产科等临床医学联系紧密，该专业的学生应该以这门课程为学习基础，为

后续学习奠定坚实的基础。从实际情况来看，组织学和胚胎学的教学安排非常紧凑，内容比较抽象，且知识点密集，学生在学习的过程中很容易产生厌学心理。因此，要巧妙运用现代教育技术，准确使用多媒体课件，以此培养和提升留学生的学习积极性，进而提升组织学和胚胎学实验教学质量，增强留学生的实践能力①。

当前，现代教育技术不断发展，我国的计算机辅助教学技术不断推广、应用，越来越多的教师掌握了多媒体课程制作，并将这项技术广泛应用于课堂教学中，不断创新教学模式，从而为课堂教学注入新活力。多媒体技术可以综合处理图文、音视频等各种信息，将这些信息与课堂教学紧密联系，并通过视觉和听觉刺激人体感官，让学生可以在短时间内了解和掌握较多信息，将原本抽象的学科知识以多样化的形式呈现出来，这样不仅可以激发学生思维，还可以帮助学生提升认知，并不断激发学生的学习积极性，进而提升学习效果。

一、组织学与胚胎学实验课多媒体课件的教学设计

教学最基础的依据是教材，教材还是设计多媒体课件的蓝本，只有准确把握教材内容，学生才能深入理解教学知识，并形成知识结构和体系。所以，在设计教学课件之前，教师应该仔细分析、研究教学内容，把握好重难点知识的设计，明确课件内容、结构以及呈现形式等。教学内容和教学目标的重要依据是教学大纲，教师应该明确教学内容和目标进而确保课件的可靠性。组织学和胚胎学的课程内容比较抽象，针对外国留学生，教师应该用英语授课，并充分利用多媒体，形象、直观地展现课程关键内容，与此同时，在课件中插入生动的图片和动画，让教学内容变得更加直观、生动，这样可以帮助留学生深入理解教学重难点，还能弥补教师语言表达的不足，进而提升教学效果，有效实现教学目标。

二、组织学与胚胎学实验课多媒体课件制作的素材准备

多媒体课件中会用到很多多媒体素材，包括听觉素材、视觉素材，另外，多媒体素材还包括表达思想的元素，包含图文、动画和声音等。在搜集素材的过程中，依据制作需求搜集素材，获取素材的方式多种多样，制作方式各

① 郭丹，陈同强．留学生组织学与胚胎学实验课多媒体课件制作与实践 [J]. 科技视界，2013（36）：128.

种各样，具体步骤如下：首先，利用硬件设备采集素材，如扫描采集图像，制作动画视频，通过话筒的方式输入语音，还可以从多媒体素材中获得对应元素。其次，运用素材编辑工具软件加工、编辑和处理多媒体素材，并且，将素材按照一定格式存放在文件夹中，以备后用。而且，随着互联网技术的发展，组织学、胚胎学素材可以在国内外的网站下载，如HE染色组织图像、结构动画等素材，下载完之后以备后用，在制作课件时，可以为课件内容提供丰富的表现力，进而增强课件的丰富性，并紧跟时代的发展步伐，最终获得最佳教学成果。

三、组织学与胚胎学实验课多媒体课件的具体制作

多媒体课件最重要的步骤是制作课件。根据教学设计明确教学内容，并将各类素材有机融合在一起，最终编辑为操作灵活、视听效果佳、交互性较强的课件，由此可以满足学习者的多样化需求，让学习者之间实现交互，最终获得良好的控制效果。

将文字巧妙地运用到多媒体课件中，在制作课件的过程中，应该尽可能使用准确、精练的教学内容，与此同时，还应该明确字体样式、颜色和位置等。文字最基本的要求是简练、重点突出。讲解的过程中应逐渐显示教学内容，进而帮助学生掌握重难点。另外，课件中的文字、背景要合理搭配，让读者更容易接受课件内容。在教学的过程中，教师需要全程使用英文授课，通过制作课件，可以弥补教师在语言表达上的缺点，提升教学效果和教学水平，在解释课件中的某个结构时，应该尽量让句子简练、清晰，并将重要的内容总结成关键内容。另外，还可以使用各种字体、字形等强调重难点，还可以利用各种动画技术，以增强学生的好奇心，由此，学生可以更准确地了解和掌握课程内容，避免出现理解错误，进而帮助学生记忆课件内容。

在制作多媒体课件的过程中，充分利用文字、动画、视频等媒体素材，并将各类素材融合在一起，如此可以增强学科的趣味性，将科学中抽象的内容变成更直观的音视频等，学生可以更好地理解学科内容。在制作画面的过程中，应尽可能把图像和图形等主要内容放大一些，以引起学生的注意，如果图像内容比较复杂，则应该逐一显示。如果一下就显示图像的全貌，那么学生很难抓住重难点，教师在讲解的过程中也很难理清思路，因此，教师应该分步显示图形。

运用视频方式呈现直观形象，在讲解的过程中，教师应适当使用剪辑软

件，进而获得好的教学效果。同时，教学课件不宜过多设计，以免影响教学内容。

四、组织学与胚胎学实验课多媒体课件制作的测试与修改

教师在制作课件的过程中，应该合理运用修改、设计工具，合理评价课件，另外，在制作课件时，还应该反复测试、评价和完善课件内容，进而提升课件质量。同时，教师在实践的过程中应该综合学生的意见，不断改进和完善课件内容，优化教学内容和教学过程，使教学更符合实际需求，进而提升教学质量。

总之，可以动态演示多媒体课件内容，动态演示具有丰富的内容，且具备较强的感染力。动态课件弥补了普通幻灯片的不足，可以充分激发学生的兴趣，提升学生学习的积极性。多媒体课件可以改变留学生在学习过程中的畏难情绪，通过影像图像清晰显示课件内容，进而提升教学效果。在制作医学多媒体课件的过程中，教师应该遵循一定的规律，以学生为主体，将积极、合理的学习理论引入教学实践中，进而增强学科感染力。

第七章　组织学与胚胎学的教学质量研究

第一节　教学质量及其监控体系

一、高等教育质量建设的内部主体

（一）学习者

学生是学校的主人，是活动在学校里最庞大的一支力量。在中世纪学校诞生之初的相当长时期内，学生在学校办学过程中处于绝对强势地位，对课程设置、教师聘任与考核等诸多环节具有决定性作用。随着高等教育发展，学生的地位逐渐受到教师、政府、投资者的影响，但学生作为高等教育重要的利益相关者，其地位没有发生根本性改变。在知识经济和终身教育时代，传统意义上的学生概念已不能涵盖在高等院校里接受教育的学习者。除了以学习为职业的学生外，还包括各类以闲暇或者职业为目的接受继续教育的成年学习者（在职），成年学习者（在职）在现代高等教育机构中所占的比重越来越大。因此，我们采用更具有包容性的“学习者”来代替“学生”。

高等教育质量建设应当以学习者为基础，满足学习者需求、形成质量扩张力，发展在学生中，并形成一定的价值导向。高等教育机构和学校的建设都必须以学生为基础，而不是以教师或知识为基础，我们必须以普通学生为起点，把迫切需要学生掌握，并且一个正常的普通学生能够掌握的教学内容作为一所学校的核心，把它看作学校的中心内容和基本组成部分。既然学习者是高等教育质量建设的主体，那么，就应当尊重并提供学习者参与高等教育质量建设的路径和机制。学生参与学校管理的权力应当受到重视和保护，以打破传统二元权力结构的桎梏，重新建构一种以学生利益为中心，以学校发展为目标的由学生权力、学术权力和行政权力三种权力相互制衡、和谐共融的学校内部管理权力关系结构，这是对学生权力的认可，也是对高等教育现有行政权力与学术权力二元格局弊端的有效修正。

（二）教育者

教育者是教育活动过程中两类重要主体之一。一般而言，教育者就是教师。但在现代教育条件下这种说法太过于局限。在现代高等教育体系中，对学习者实施教育影响的不仅包括传统意义上的教师，还包括社会其他机构中的专业人员，如科研机构的研究人员、行业企业的技能型人才等。这些人员的身份显然不是“教师”，但他们确实经常出现在高等教育机构中对学习者产生了实质性影响。因此，教育者概念比教师具有更大的包容性，也更适合当前高等教育发展的实际情况。

采用教育者概念并没有否认教师，教师仍然是教育者的主体，他们是高等教育形成质量扩张力的主体对象，为教育质量提供了基本发展机会。高校教师是高等教育活动的执行者，是实现人才培养、科学研究和社会服务功能的行为主体。不论什么时候，都没有人会怀疑教师是高等教育质量的利益相关者，没有人会怀疑教师对于人才培养质量的合法性和影响力。在高校教师群体中，教授处于领导地位，对高等教育质量建设发挥着直接性的重要影响。学校教授应该是学校人力资源的所有者之一，而且是最主要人力资源的所有者，让教师尤其是有丰富经验的教师承担起更多的教学责任，实现高质量高等教育建设，成为高等教育建设中的骨干力量和支撑。

除了教授带领下的教师团队，活动在高等教育领域的相关人员尤其是编外兼职导师，他们也是高等教育的重要人力资源。当高等教育发挥其经济属性和承担起社会责任之后，高等教育发展必然是符合时代发展要求和顺应时代发展需要的。加强高等教育与社会联系的重要方式就是直接从其他社会机构如企业、研究机构引入智力资源，他们是高等教育的教育者，是质量建设的重要组成。

（三）管理者

高等教育机构是一种社会组织，它承担着特定的责任和使命，具有相应的人员、部门和制度。在高等教育“去行政化”的改革氛围中，也不能否认高等教育机构的行政职能。高等教育即使能够“去行政化”，也不能“去行政”。高等教育机构这种社会组织的正常运转必然需要依靠一套人员精干、结构完整、功能完备、制度健全、经济高效的组织体系。

在高等教育机构管理者团队中，校长是发挥核心作用的领军人，是高等教育质量建设的顶层设计者。在“政府主导下的合规格性单向度质量观”时代，校长是政府在高等教育机构中的代表，是政府政策的具体执行者，但缺少足够的办学自主权，具有浓烈的官方特点。在“多主体介入表达的复合需要性复合质量观”阶段，校长是高等教育利益相关者群体中的“首席”，从财产所有权角度说，学校校长的准确定位应该是学校的代理人或受托管理人，在利益相关者视角下，学校校长是一个反映利益相关者要求，并具体实施的决策执行人。校长角色和地位的变化，让校长真正具备了成为教育家的现实条件。校长及其所带领的管理者团队是高等教育质量建设最重要、最直接的主体，其他利益相关者能够在多大程度上参与高等教育质量建设以及参与的形式和方式都受到管理者的决定性影响。

二、高等教育质量建设的外部主体

（一）契约组织

高等教育质量是高等教育机构提供的教育服务产品满足利益相关者需求均衡解的程度。高等教育的产品主要有毕业生人力资源、科学研究成果和社会培训项目等，用人单位、成果受让方、接受培训者等是这些产品的用户或顾客。产品能够在多大程度上满足用户需求是判断质量高低的标准，也是质量建设的根本着力点。高等教育机构与产品用户之间形成了契约关系，这些契约组织是高等教育的重要利益相关者。在这个意义上，高等教育质量建设就是不断地改善高等教育机构与这些契约组织的契约关系。学校就是由利益相关者组成的社会机构。学校是一系列利益相关者不完全契约的集合体，学校制度就是高等教育利益相关者之间的“契约网”。

在传统高等教育质量建设模式中，这些契约组织只是类似于普通商品消费者一样单纯地使用产品，而不参与到产品生产过程之中。高等教育质量建设的现代模式要求契约组织参与到产品生产全过程中，它是质量建设的重要主体。一方面，高等院校可以通过市场调研，改变高等教育课程内容和组织模式，通过多样化的教学方式和培养模式来调整人才目标，使得毕业生在增长知识的同时具有相应的技能和良好的合作意识；另一方面，通过与契约组织合作的方式，如在课程设置和课程评价中邀请雇主参加，直接表达雇主对精英人才的切实需求和企业人才发展方向，可以使教育内容更灵活机动，从而形成能力教育。通过高等教育机构与契约组织深度合作的方式，发挥契约组织对质量的管理作用形成建设性扩张力，进而利用内部能量促成高质量教育局面的形成。

（二）社会公众

时至今日，高等教育机构是处在社会巨型系统中的一个因子，与其他社会公众保持着千丝万缕的联系。对于社会公众，他们一方面作为纳税人与学校有一定的经济联系；另一方面，高校的发展有助于促进社会发展和进步，进而保护和增加社会公众的利益。高等教育机构与这些社会公众保持着或直接或间接、或明显或潜在的互动联系。否认这种联系，对高等教育质量建设主体分析就不是全面客观的。

当精英高等教育转向大众高等教育，高等教育竞争空前激烈。高等院校竞争力的核心在于质量，有质量就有品牌，有品牌才有市场。在这一系列的互动环节中，社会公众发挥着重要影响作用。社会公众对高等教育质量的认可度是高等院校质量评价的准绳。一方面，如果社会公众对高等院校教育质量认可度高，那么，高等院校能够因此集聚更多的教育资源，使其质量建设进入一个良性循环轨道；另一方面，社会公众对高等教育质量的评价可以作为高等教育质量建设自我检视的镜子。将外部的社会公众引入内部，并成为高等教育质量建设主体，能够有效地改进高等教育的质量。

（三）社会团体

校友是高等教育质量建设的重要主体之一，校友是曾经的学生，对高等院校发展的历史有比较深入的了解，对学校抱有深厚的依恋情感，这些杰出校友走出校门之后，在社会各行各业建功立业，是社会建设与发展的主力军。他们所创造的物质资源和其他社会资源在服务于社会的同时，也可以为高校的建设与发展贡献力量。将分散的校友资源组织化，如建立各地校友会，为高校质量教育体系建设贡献力量，是形成高等教育质量大局观的重要手段。在高等教育领域，除校友外，还有大量的学术团体、院校联盟等社会团体也能够成为形成高等教育质量全局发展的重要组成要素。

总而言之，高等教育质量建设的主体是多元的，包括学习者、教育者、管理者、政治组织、契约组织、社会公众、社会团体等。以高等教育机构为核心，众多利益相关者彼此之间形成紧密的合作伙伴关系。合作伙伴关系是以独立利益为前提的。首先，合作伙伴关系不是简单的集体主义，它不是用集体利益代替个体利益，而是在充分尊重各方利益基础上的合作；其次，合作伙伴关系力求发现其赖以存在的基础共同利益。在保证各方利益的前提下，利用现有条件发挥出更大的效益，形成更高的改革张力，对教育质量进行更彻底的改革，并携手推进高等教育质量建设体系的全面形成和发展。

三、高等教育质量建设的完整体系

高等教育质量建设是高等教育的利益相关者共同追求高质量的行动过程，在这一过程中，包含着评价策略、品质保证和质量提高等重要内容。评价策略是质量建设的先驱思想力量，品质保证是评价策略目标的实现，质量提高是对二者综合力量的发展和前景实现。

（一）高等教育质量评估

在 20 世纪中期以后，世界高等教育进入快速发展期。在高等教育急剧扩张的同时，伴随着高等教育经费短缺，再加之公共问责的范围越来越广泛，高等教育质量评估成为影响高等院校生存与发展的关键，从而掀起了新一轮高等教育质量保障运动。就中国高等教育评估来看，已有多年历史。

根据联合国教科文组织出版的《质量保证与认证：词汇的基本术语和定义》对“质量评估”的定义，质量评估是一个系统收集、量化、运用信息，并据此判断高等教育机构或者教育项目的教学效果和课程充足程度的过程，系统收集、量化、运用信息即机构评估，判断高等教育机构或者教育项目的教学效果和课程充足程度的过程即项目评估。与此同时，质量评估也是一个评价学生学习成果，并提高学生学习与发展和教师教学效果的技术性设计过程。该定义指出了质量评估的核心内涵是“判断”，也就是要对高等教育质量水平的高低作出断定、形成结论。

一个科学合理的判断要有依据为前提，这种依据包括：①标准；②事实。高等教育质量评估的结论不仅是表征事实满足标准的程度，更是要反映事实和标准，事实是能够真实可靠地反映高等教育质量的“信息”或“证据”。若没有这些“信息”或不真实的“信息”，则高等教育评估就失去了效果。标准是评估的尺度，任何评估都不可能离开标准，但标准应当是生成性而非完成性的，是个性化的而非统一性的。该定义还指出了对象不同的两种质量评估类型，即机构评估和项目评估。机构评估是对高等院校整体办学水平的评估，项目评估是对高校内部某个专业或学科的评估。一所整体办学水平不高的学校完全有可能在某个专业或学科上办出特色、办出水平，一所整体办学水平高的学校并不意味着其全部专业或学科都是高水平的。高等教育质量评估的这两种区分具有重要的实践价值。另外，该定义对学生发展和教师教学效果的关注体现了高等教育质量核心本质是人素质的提高和人的价值体现。评价策略成为高等教育质量建设的起点，是提高高等教育质量的手段、环节和步骤，其根本的目的在于提高教育质量、促进学生发展。高等教育质量评估在高等教育中有着十分重要的作用和地位，但质量评估只是实现目的的手段，而不是目的本身。

质量评估是对质量状态的诊断，其诊断结果即评估结论可以是定量的，也可以是定性的。但是，无论是标准参照性评估还是常模参照性评估，其评估结论终究都要求具有区分性。这是高等教育自身发展的需要，也是社会公众对高等教育的要求。在这个意义上，质量评估强调的是指标和标准体系。评价者为了测量和评价被评价者的完成水平，将按照预先设定的与目标息息相关的标准进行评价，这个评价有一定的等级和标准，有分数高低之分。质量评估是一项复杂工程，将其应用到教育领域中来，会使问题变得更复杂。高等教育质量评估的复杂性主要体现在评估主体和对象的多元性。

高等教育机构是一种典型的利益相关者组织，它为所有的利益相关者共同拥有，而不是某类主体的私有财产，即使民办高校也不例外。在理论上，所有的利益相关者都是高等教育质量评估的主体，但在实践上，往往由个别主体在没有得到其他主体认可的情况下代行了该项权力。如何吸收各类利益相关者及其代表参与高等教育质量评估，无疑是高等教育质量建设的重要方向。从评估对象来看，以整体办学水平为核心的院校评估、以专业人才培养质量为核心的专业评估和以质量建设专项工程为核心的项目评估都应当纳入高等教育质量评估的视野。

简而言之，评估策略体系是实现高等教育质量体系发展的前提条件。只有通过质量评估对高等教育质量作出准确的把脉和诊断，找到问题的症结所在，质量保障和质量改进才有坚实的基础。

1. 质量评估的重要意义

对教学质量开展科学的评估，对于我国高等教育的发展有着积极的现实指导价值和深远意义。

（1）教学质量评估是国家教育行政部门转变职能，实施法治教育的需要。

教学质量评估是加强高校管理的有效方法之一。随着我国教育的不断发展，教育体系在不断完善，教育领导部门的职责也由原来的领导各大高校逐渐转变为对高校进行宏观调控和监督。通过对教学的评估和调控，能够让各高等院校更明确自身的办学理念和未来的发展道路，让各项工作井然有序。同时，高校也要从评估中不断积累经验，改变原有教学的思维定式，在确保自主权得到充分发挥的情况下，开展符合法律和社会要求的教学活动。

（2）高校教学质量评估是提高高校整体办学水平，保证、控制高校教学质量的需要。随着社会的不断发展，我国高校教育也逐渐普及。各大高校纷纷扩招，在校人数逐年增加。但在人数激增的背后，高校的教学质量和人才培养都出现了一系列问题。要想整体提高高等院校的办学水平和教学质量，就要充分发挥出高校自身的优势和特长，规范教育管理，不断改善现有的教学环境和条件，解决存在的一系列问题。中华人民共和国教育部也在不断鼓励各高等院校通过教学质量评估，找出自身存在的问题和不足，通过教学改革促进教学发展，找到一条能够协调发展的有效途径，开办规模、结构和教学质量都符合社会发展的满意教育。此外，开展正确的教学质量评估，能进一步端正高等院校的教学态度，牢固确立教学工作的首要地位，以发展促改革，稳步提升教学质量，在完善教学质量和监控体系的情况下，实现教学制度化、规范化。

（3）高校教学质量评估是深化改革，促进教师成长，加强高校与社会联系的需要。要确保教学质量得到提升，必须在进行教育体制改革。开展质量评估有利于高等院校通过评估发现的问题进一步审视自身存在的不足，并进行相应修正和调整，不断深入教学体系的改革，促进教学工作的发展，能够在一定程度上发展高等院校教育，这是不断深化教育改革的动力所在。此外，通过开展教学质量评估，高校也能够更深层次地认识自身的存在价值和意义，不断提高工作开展的积极性。因此，教学质量评估是一种宏观调控的有效手段。在教师发展方面，教学质量评估也可以激励教师不断提升自我，为高校培养出一大批经验丰富、素质过硬的优秀教师。高等教育发展必须适应社会经济、政治、文化、科学技术发展的需要，才能为教育的发展提供源源不断的动力和源泉。教学质量评估也需要相关部门搜集信息并进行及时反馈，通过反馈进一步调整教学管理体系，从而为社会发展培养优秀人才。因此，教学质量评估也能起到保持社会和高校密切联系的作用。随着中国的国际地位不断提升，与世界各国的联系也不断深入。我国高等教学不断发展，也会促进中国教育和其他国家的教育不断发展进步，促进世界教育整体向前发展进步。

2. 质量评估的主要功能

（1）导向功能。导向功能是指教学质量评估具有引导高校教师朝着理想的教学目标不断前进的功能。通过教学质量评估所设定的一系列评估标准可以对教师的教学和学生的学习进行价值评判。根据评估结果，教师和学生能够发现教学过程中存在的问题，进一步作出调整，明确教学发展的方向。教学质量评估的标准、内容和结果都会对教师、学生和学校起到导向的作用。高校也能够参与评估结果和意见，并结合自身的实际情况和特点，进一步制定科学合理的评估体系和教学管理体系，从而有效促进教学质量的提升和高校的发展。

（2）鉴定功能。鉴定功能是指开展教学质量评估能够科学判断教师教学合格与否、优劣程度、水平高低等实际价值的功效和能力。学校教职工都需要参考教学质量评估的结果开展聘任、晋升、升职降级等一系列工作。在结合教学质量评估结果后，高校可以及时调整和补充教学师资队伍，从而为人才培养提供坚实的保障。

（3）调控功能。教学质量评估的调控功能是指通过评估能够进一步对教学的教学活动起到调节和控制的功能。通过评估的结果，教师可以反思自己的教学过程，进一步对后续的教学工作作出调整和完善，不断优化教学行为。开展常态化的教学质量评估，教学质量会得到稳步的提升。

（4）监督功能。监督功能主要指教学质量能够对教师的教学起到一定的监督作用，督促教师不断作为、提高教学质量。教学质量评估是教育质量监控的重要手段，是提高教学质量的保障。正确有效的教学质量评估，能够让高校认清自身与其他高校之间的差距，发现教学中存在的问题并找出合理的解决途径，这正是开展教育评估的目的所在。

3. 质量评估的相关原则

质量评估的过程涉及诸多内容，是一个复杂、烦琐的系统过程，需要遵守以下原则：

（1）规范化原则。在开展教学质量评估时，要始终坚持以科学的现代教育理论为指导，设置的评估目标、衡量标准、开展程度和评估办法都要充分考虑到高等院校自身的教学规律和实际情况。此外，在进行评估工作时，需要对被评估的对象使用科学正确的方法和步骤对其进行合理地评估，秉承实事求是的理念，确保评估结果真实可靠。

（2）民主化原则。民主化原则是指在开展教学质量评估工作时的各个程度和步骤都要做到公开、公正、透明，考虑到评估参与者的所有意见和建议，体现出高等院校的自主性和主体地位。只有这样才能真正实现教学质量评估的目的，促进教学工作的改善。

（3）多元化原则。教学质量评估是一个纷繁复杂的过程，需要做到科学民主。因此，在开展教学质量评估时必须要做到多元化。多元的评估主体、内容和评估方法，能够确保评估结果公平、公正、公开。

（4）发展性原则。开展教学质量评估的目的并不是为了证明教学的价值，而是要能够评估促进发展。教学质量评估不仅要对被评估者的过去进行考察，也要充分考虑到其现在的发展，发现现存的问题，为后续的教学工作提供参考和努力方向。

4. 质量评估的代表性类型

现有的教学质量评估类型繁多，具有代表性的是：斯塔弗尔比姆模式、费用—效果模式、目标游离模式和反对者模式。斯塔弗尔比姆决策模式由美国著名教育评论专家斯塔弗尔比姆提出，该模式认为教学质量评估的评估过程和判断效果等内容都需要按照决定的结果来进行。费用—效果模式以莱文为代表，该模式认为在开展教学质量评估时，需要认真考虑评估的效果如何，也要充分考虑到开展评估需要的费用，力求用最少的费用取得最优的评估效果。目标游离模式的主要代表人物是美国教学学家斯克里文，该模式认为在评估过程中会出现许多突发情况，因此不需要设定具体的评估目标，而是要根据具体的情况及时调整评估目标。反对者模式的典型代表人物是美国学者沃尔夫，该模式认为评估价值是由评估的结果体现出来的，被评估的对象可能根据自身的特点呈现出不同的教学效果。我国现有的教学评估体系充分结合了国外先进的评估理论，形成了符合我国教育特点的教学评估结构，现有评估有要有以下类别：

（1）高校自评。高校自评主要是指高等院校自行组织的教学评估，也叫自我评估，如高等院校按照教育部下发的文件要求对自身教学工作开展的教学质量评估。高校自评对提升教学质量有着深远的意义。

自评主要针对高校内部，符合高校的实际情况，有很强的针对性，方式新颖灵活，搜集信息全面准确，结果真实可靠，评估对象也能够按照自身情况，及时将评估所需标准提供给评估者同，前提是被评估者需要实事求是，诚实守信。高校自评能够激励被评对象不断自省反思，主动发现问题和解决问题，能有效促进高校发展。

在教学质量评估工作开展的过程中，被评对象如果认为自身实际情况距离评估标准较远，则可以及时申请暂缓或退出此次评估，这能够避免不必要的人力物力浪费，有效提高评估工作的效率。

高校自评的结果可以为高校日后的工作开展提供重要的参考依据，为其他组织开展教学评估提供基础和经验。

随着我国高等教育体制改革的不断深入，开展高等学校内部的自我评估具有十分重要的现实意义。开展科学的高校自评对于提高教学质量和教育发展有着深远影响。在这种新形势下，高校自评是高等学校的自我管理、自我约束、自我监督、自我发展的有效机制，又可以让高等院校不断完善自身教学体系，自觉接受社会监督。高等院校要不断密切与社会用人单位之间的联系，时刻掌握社会人才需求动态，及时搜集毕业生就业信息，并将其自为高校自评的重要参考标准，从而不断提升教学评估的成效。

就高等教育质量的提高而言，高校自身是内因，外部质量评估是外因。目前学界普遍认为，教学质量受到诸多因素的影响，如果只凭借从表面上的监督和把控，教学质量难以得到实质上的提升。因此，需要全校的师生和职工共同努力，不断完善自身的评估体系，把其作为提升教学质量和完善教学体系的重要手段。

高校要强化主体意识，加强内部质量控制。随着社会不断发展，政府对各方面都实施集中管理，高校教育质量的地位和作用都没能得到充分的发挥。在高等教育越来越普及的环境下，随着高等教育体制的不断改革，高等院校的地位也应该受到重视，在教学质量评估的过程中所起的作用也越来越突出。当前，政府鼓励各大高等院校结合自身情况开办符合社会发展的教育。高校也应该牢固树立全面发展的理念，认清“质量”这根生命线，在扩大办学规模的同时，确保教学质量处于教育改革发展的首要位置。在完善自身的教育机制时，高等院校要充分参考西方国家的可靠经验，不断建立健全自身的教育质量体系；在根据自身情况制订教学规划时，也要制订相应的教学质量方针、政策和标准，不断完善教学质量的监督、决策、指挥、管理、反馈和教学评价系统，并加强对教学过程的评估与监控，从而形成内部质量保证体系。

要不断完善高等院校的质量评估体系，就是要让高校成为自我调节、自我完善的组织，把教育质量变成教育者的自觉行动，即只有将政府、社会、市场等外部力量转化为高校自身对教育质量的追求，才能够发挥出它们对高等教育质量改进和提高的实际作用。

外部评估是压力，也是动力。高等院校只有自觉将教学质量作为发展目标，不断通过高校自我评估及时发现和解决教学过程中存在的问题，并做出及时修正和调整，调动教职工教学的积极性，提高教学质量的目的才能够真正得以实现。因此，我国在不断完善外部评估体系的同时，更应该致力于院校内部评估体系的建设，切实做到内外部评估体系相互配合、相互补充，并坚持“内为基础、以外促内”的基本原则。

做好校内自评工作。要分立健全高等院校的自评体系。在高等教育逐渐普及的环境下，高校开展有效的自评工作是教学质量动态管理的前进，能够保障教学质量的全面管理。高校自评可以实时监控教学质量，逐渐形成办学理念、教学质量和其相关的下属组织的“学习型系统”，动力十足，生机勃勃。高校内部的评估主要有两种：一种是为迎接外部评估而进行的内部评估活动；另一种是高校为改进和提高教育教学质量而自主开展的评估活动。对于高校教育质量的改进和提高，最为关键的是后一种，有专家称这种评估为校本评估。

（2）专家评估。专家评估是指教育相关部门选派的专家组成指导组对某校的教学质量进行的评估，也称为政府评估，它是政府教育行政部门依据国家规定的高校人才培养目标，对高校开展的教学工作进行全方位考察的评估模式。开展教学质量评估主要是为了让高等院校在政府的有力监督和管理下能够更好地发展自身办学水平，不断提升教学质量和人才培养质量。因此，专家评估是一种由政府直接领导和实施的评估模式。专家评估的相关内容、步骤和方法等都需要教育部门按照国家相关要求和规定进行制订，非常注重对高等院校的宏观评估，过程全面、严格。教育部门可以进一步以专家评估的结果作为依据对高等院校的教学工作进行有针对性的指导和调控。教育部门对高等院校实施评估，是国家监督高等院校教学的有力手段之一。教学部门应该不断建立健全评估制度和体系，确立各单位的基本职责和评估方法、步骤，让高等院校的评估估计有组织、有计划地进行。

选优评估是指在各大高等院校中开展的选拔评比活动。选优评估的主要内容是：在教学质量评估的基础上，选出相对优秀的高校进行进一步竞争，根据评估的结果确定获奖名单并及时公布结果，给予表扬奖励，有国家级和省级两种。在高等院校内部也可以开展相关评估，即学校自行组织的评估模式。此类评估能够有效提高学校管理的效率，为各级部门对高校开展外部评估打下坚实的基础，不断提高教学质量，以适应社会发展的需要和人才需求。

在不断深化高等教育体制改革的情况下，许多高校为了有更好的发展选择与其他高校合并，也有诸多单一型院校不断向综合化的趋势发展，在原有的合格评估、优秀评估、随机性评估、本科教学工作水平评估方案的情况下，继承前面几个评估方案的特点，将评估等级分为优秀、良好、合格、不合格，不按照科类区分评估方案并开展评估工作。

高等教育评估是一种专业性很强的技术活动，其关键是参与评估过程的专家。评估专家队伍的建设可以从下列方面进行：

首先，重视遴选。高等教育评估的专家库应该尽可能面向国内外选择，包括高水平的学科人才以及评估专家等。其成员可以是教育系统内部的从业人员，也可以是其他领域的专家、商人以及其他行业的优秀代表，具有相对丰富的评估理论和知识。此外，还要确保专家库的流动性，适时地进行专家的更换，以确保不同类型的评估都能在专家库中找到对应的评估专家。

其次，重视培训。专家的培训工作极具专业性。要定时、定期对专家库成员进行培训，及时了解和掌握新的教育方针、理论、政策和技术。

最后，重视交流。专家库应该重视专家之间的交流工作，组织形式多样、内容丰富的交流活动，学习国内外的先进经验和技术，不断提升专家的综合素质和水平。可以根据被评对象的等级，聘请一定数量的外籍评估专家，以国际的视野对高等院校展开科学评估，确保教学评估工作科学合理，与国际接轨。

（3）社会评估。社会评估主要指通过社会成立的中介组织起来并实施的高等院校教育质量的评估模式。与上述几种模式不同的是，社会评估主要是从社会的角度对高等院校的教学工作进行评估，更多地考虑社会发展的需要，全方位、多角度地考察高等院校的教育工作，及时将评估结果反馈给高校，为高校进一步调整和完善教学体系提供真实可靠的信息，不断促进高校教育的发展进步。社会评估能够客观、直接地反映高等院校的办学水平和教学质量。社会评估主要是从外部对高等院校进行评估，其评估者主要由社会相关领域人员组成，包括大量的各界人才和专家，由他们共同作出评判。社会评估的结果能够很好地指导高等院校进后续的教学工作。通过有目的、有组织、有计划地对高等院校开展社会评估，可能在一定程度上激励高校不断完善自身的教学提升，提高教学质量。

高等院校与社会各领域之间尚未密切联系，社会对高等院校各方面的了解也不够深入彻底，因此开展的社会评估工作缺乏一定的准确性，评估结果也难以保证其信度。但社会评估的积极作用也可见一斑，它能够密切社会和高等院校之间的合作和联系，激励社会各界积极参与高等院校的教育发展，共同促进高等院校教育进步。

（二）高等教育质量保障

质量保障是从工业管理中的“质量保证”概念借用而来，超越了传统质量管理中的质量检验思想。与质量检验强调对产品严格把关、禁止劣质品进入市场交易从而提高产品质量不同，质量保证强调从生产全过程的视角对产品质量进行全程监控，从源头上提高产品质量及出产产品合格率。质量保证体现了全过程、全方面、全体人员的全面质量管理思想。高等教育质量保障也应当体现工业领域全面质量管理的理念。高等教育质量并非某一个方面的质量，而是涵盖各个方面的整体质量；高等教育质量保障并非只是着眼于毕业生的就业状况，而是涵盖入学、培养、就业等全过程；高等教育质量保障主体并非只是教育者，而是包含了教育者、管理者、企业、社会团体等各个利益相关者。高等教育质量保障突破了点、线、面的局限，是在立体即系统的框架下寻求高等教育质量建设的有效路径。以全面、全程、全员为核心的全面质量管理思想是高等教育质量保障体系建设的重要理论指导，是对传统高等教育管理理论与实践的重要突破。

质量保障是高等院校为达到高等教育质量标准所做的系统性努力过程。质量保障是一套涉及整个高等教育系统及其管理问题的系统化的思维与行动策略，而非一项单独的工具或技术。创新教师理念、加大教育投入、提高教学质量、促进教师发展、完善教育评估、争取社会资源等方面都是高等教育质量保障体系中的重要内容，但他们每一个具体方面仅仅是一个构成要素，要素功能的充分发挥有赖于健全的系统机制来促进各要素之间的协调配合。在传统高等教育管理思维中，过于注重要素而相对忽视了结构。

以人才培养质量为例，高校管理者和教育者往往把人才培养质量归结为教务处的职责，而忽视了人才培养质量的责任是高校的整体责任，每一位教师甚至职工都与人才培养质量有着重要的关系。高等院校可能会把某方面的工作做得很优秀，但整体办学质量难以得到切实保障。高等教育质量的保障是一项系统性工程，它有赖于高等教育管理者对各要素进行有效的统筹，才能发挥出最大的效益。高等教育质量保障体系包括以下主要内容：理念创新支持系统、教育经费支持系统、教师人才支持系统、社会资源支持系统和国际资源支持系统等。

质量保障是高等院校为达到高等教育质量标准所做的持续性发展过程。高等教育质量保障是根据预先制定的一系列质量标准与工作流程，要求高校全体员工发挥每个人的最大潜力与自觉性，认真地实施并不断改进教育教学计划，从而达到或超过预定的教育质量目标，逐步地达到学校总体目标的过程。质量保障贯穿质量建设全过程，在任何环节缺失都难以实现高等教育的目标，如果质量评估是对高等教育质量保障体系建设成果的阶段性检验，那么，它具有明显的阶段性或称中断性。但是，质量保障却只能是连续性的过程，因为每一个中断都可能会对正常的高等教育质量建设过程造成致命的打击，可能会对学习者发展带来负面影响，也可能会对学校发展带来影响。在这个意义上，质量保障是高等教育质量建设永恒的主题，在这一连续性过程中不容许任何中断。质量保障是高等院校为达到高等教育质量标准所做的制度性建构过程。

高等教育质量保障当然离不开要素投入，但更重要的是如何将各种要素有机统一以产生更大的功效，这需要一套相对完善的制度机制来保障，它体现了对高等教育质量管理的思维方式创新。对质量保障的理解，更多的是应该将它看作高等教育质量管理的一种新方式，它有一套自己的核心理念以及在这一理念指导下的一整套行为方式。质量保障强调建立一个持续的、可依赖的、不断满足目标并能够进行周期性审查的体系和程序。质量保障强调目标持续性和可信赖的达成。这些“规范工具”“体系”和“程序”就是使高等教育系统中各个要素协调配合的“润滑剂”，系统的有效运转离不开发挥润滑作用的这些制度与机制。

总而言之，质量保障与质量评估具有紧密的内在联系，质量评估以质量标准为前提，而质量保障又以质量评估为基础。坚持合理标准、科学评估，高等教育的质量保障才会有稳固的基石，高等教育的质量才会有可靠的保证。

（三）高等教育质量改进

质量标准是高等教育利益相关者多重博弈之后的均衡解，是高等教育质量建设的底线，是高等教育质量评估和保障的准绳。质量评估和质量保障的根本目的就是保证高等教育质量能够达到质量标准，从而保证最基本的高等教育公平。但是，高等教育质量建设的终极目标并不仅仅停留在对基本标准的达成，更重要的是对标准的超越，即质量改进。因为追求更高质量是包括企业、社会、学校、教育者、学习者等众多利益相关者在内的全社会的共同诉求。更高质量的高等教育能够为社会培养更多高素质人才、创造更多高质量研究成果、提供更多优质社会服务、传承并创新更多优秀文化成果；更高质量的高等教育能够促进学习者提高职业能力，也能为学习者终身发展能力奠基；更高质量的高等教育是高等教育机构在激烈的市场竞争中，科学发展、和谐发展、可持续发展的生命线。换言之，高等教育质量建设是不断超越的过程。在完成质量评估和质量保障任务之后，不断推动高等教育质量改进是必然的发展趋势。

质量改进是在通过质量评估和质量保障达到高等教育质量标准之后，不断地追求更高质量高等教育的过程。质量改进的任务和目标不同于质量评估和质量保障，但与前两者共处在一个更广泛的连续性过程之中。质量改进也可称作质量提升或质量提高，它既是质量评价和质量保证的原因，又是质量评价和质量保证的结果，从评分等级的质量评价到检查审计的质量保障，最后将归结到改进质量和进一步调整质量目标。从这个意义上来看，质量改进是高等教育质量建设体系的最高层次，是质量评估和质量保障的最终指向。换言之，质量保障与质量提升是同一个问题的两个不同侧面，质量保障侧重于最低“底线”，质量提升更强调更高诉求——追求“卓越”。“卓越”没有标准，没有最高，只有更高，因此，高等教育质量改进就是一个没有终点的连续性过程。不断的质量改进是高等教育实现其本体性价值和工具性价值的要求和体现。

在高等教育质量建设体系的质量评估、质量保障和质量改进不同层次上，所有的利益相关者都应当是责任主体，都对高等教育质量建设担负着一定程度的责任。但是，在不同层次上，各种利益相关者所负责任比重并非固定不变。在质量评估层次上，未来的发展应当是这三类核心利益相关者共同参与、均衡协调。在质量保障层次，政府主要是提供高等院校质量建设的资源投入保障和质量建设过程与结果的监控，高等院校则是具体采取有效措施来实现质量保障，社会参与具有重要意义但往往需要政府和高校提供有利的平台和机制。总而言之，由于高等院校是典型的利益相关者组织，政府又是公共利益的代表者，政府有责任保障高等教育机构向社会提供的高等教育服务能够满足基本的质量要求。因此,质量评估和质量保障的首要责任主体是政府。当然,这并不是指政府就是质量评估和质量保障的实施者,政府对高等教育质量评估和质量保障负责,但具体实施可以通过高等院校和第三方机构去完成。

与质量评估和质量保障不同,高等教育质量改进的首要责任主体是高等院校。政府有责任保证所有高等院校向社会提供的高等教育服务达到基本要求,但政府没有义务、也没有能力将每一所高校办成有特色的高水平学校,而完成高等教育质量改进使命的只能是高等教育机构即高等院校。在当前的高等教育制度环境中,政府为高等院校提供了核心资源、搭建了公平有序的市场竞争环境,高等院校只有通过持续的质量改进来提高核心竞争能力,才能在激烈的高等教育市场竞争中处于优势地位。从表面上来看,质量改进是高等教育质量建设的重要环节和内容,但在其背后更深层次上所蕴含的是高等院校与政府之间的权力关系的变革。质量提升的主要目的是要把质量管理的权力交给高校,发挥其在质量保障中的能动性。质量的提升主要依靠高校,依靠教师和学生。因此,高等院校及其内部利益相关者是高等教育质量改进的首要责任主体,而履行责任的前提和基础是政府能够赋予高等院校充分的办学自主权。当然,在强调高等院校质量改进首要责任主体地位的同时,也不能忽视其他社会主体的质量改进责任。

高等教育系统是复杂性系统,其质量受到高等教育系统内各个构成要素错综复杂的相互影响。高等教育质量改进过程需要多主体、多层面、多途径进行综合治理。总体来看,坚持特色化战略、一体化战略、国际化战略和协同创新战略是推动高等教育质量改进的重要路径。

四、高等教育治理的质量监控体系问题与原因

(一)我国高等教育治理的质量监控体系问题

1. 质量监控标准的问题

我国高等院校的教学质量监控体系还存在着一系列问题,主要有以下方面:

(1)高等院校教学质量监控的目标缺乏系统性。在分析部分高校教学质量监控的目标后发现,许多高校设置的监控目标缺乏一定的系统性,主要表现在以下方面:

首先,总目标与分目标之间没有相关性,关系尚未得到厘清,人力、财

力及物力等物质资源没有得到合理的规划，无法统筹各个部门和教学单位开展教学质量监控工作。

其次，目标不具体。总体而言，各校的教学质量监控目标都存在形式化现象，监控工作浮于表面、流于形式，只是走过场，并未真正落到实处，获取到的信息无法保证其准确性，执行力不足。

再次，目标分散。部分高校采取的依旧是传统的教学质量监控体系，注重知识的输入和输出，而忽视了教学过程的监控。

最后，目标缺乏系统性。由于没有系统的目标，高校的教学质量监控体系过分注重教学的监控，而忽视了实践环节部分。

（2）高等院校教学质量监控的标准被异化。部分高等院校实际绩效管理，强调课程的评价体系，通过对教师进行评价，充分发挥评价的鉴定功能，并对评价对象进行量化和排名，这种做法并不符合教学质量监控体系的指导原则，将教学质量监控看作是高校实施管理的工具，无法实现教学质量监控的诊断功能、激励功能、改进功能和导向功能，在一定程度上异化了高等院校教学质量的监控标准。如此一来，教师的发展也受到了阻碍，无法充分发挥教师的明辨能力，不利于教学质量的提高。

（3）高等院校教学质量监控的岗位职责标准模糊。为切实做好高等院校的教学质量监控工作，有关部门和人员必须严格按照责任义务严格落实相关工作，更好地开展相关监控活动，不断提高教师的积极性，提升教学质量。但实际情况是，高等院校制订的教学质量监控体系中的各人员岗位职责并未充分明确，没有遵循“全面、全员、全过程”的基本原则。工作人员没有正确认识到自身的职责，只将教学监控活动局限于师生之间，无法促进教学质量监控的发展。教学质量监控工作本应贯穿于整个教学过程，但由于监控目标不明确，导致信息的搜集和反馈不及时，评教制度、评价制度等都不够完善，没有真正把教学质量监控活动落到实处，带有极强的主观性，难以将监控工作贯彻执行。

2. 质量监控运行的问题

高等院校教学质量监控在运行过程中主要存在以下三个问题：

（1）学生参与程度较低。在我国高等院校的教学质量监控过程中，教师受到了足够的重视，但学生群体却一直没有充分参与到监控过程中。许多高等院校都认为，只要有了综合素质过硬的师资队伍，就能够有效提高教学质量。但教学质量的高低，其根本是用学生的全面发展作为衡量标准的。因此，教学质量的监控也应该充分考虑到学生在教学过程中的信息反馈作用。然而许多高等院校都并未意识到这一点，无法实现高校的自查整改，走入了教学质量监控的误区。有部分院校虽然在教学质量监控的过程中融入了教师和学生，但在信息的反馈方面只集中在教师的教学设计和教学的完成程度方面，忽视了学生在教学监控过程中的自主性和积极性。事实上，高等院校教学质量的监控体系并未充分考虑到教师和学生在教学过程中所扮演的重要角色，没有充分调动师生的积极性。在进行相关制度的制订和活动开展时，没有详细规划，没有持续提升教学质量，无法提高教学质量监控的实效，进而无法提升高校教学的质量。

（2）信息运行机制不完善。在开展教学质量监控相关活动的过程中，由于受到信息差的影响，搜集到的信息无法保证真实性，没有给予及时的反馈。此外，教学质量监控搜集到的信息覆盖面小，没有对相关信息反馈引起足够重视。由于不完善的信息运行机制，也造成了元监控（对教学质量监控的监控）不足。高等院校无法根据这些部分信息做出合理的判断和及时调整，是否符合自身的发展情况，是否是合理的监控流程，是否能够取得满意的监控效果等一系列问题都会严重阻碍教学质量监控体系的正常动作。

（3）监控的反馈落实不够。教学质量监控是为保证教学质量而开展的，能够更直观、全面地查找教学过程中存在的问题和困难。但部分高等院校的教学质量监控中的诸多反馈信息却流于形式。首先，学生在进行评教时，多数采取分数或者等级的形式，学生提出的一系列整改意见和建议都未真正出现在监控职能部门层级；其次，在进行搜集教学质量监控相关信息时，没有对信息进行分门别类，便将其直接传递给师生。因此，师生在接收到相关信息后，也无法进行科学筛选出有用信息，甚至还会产生消极的影响，例如教师可能会认为评教分数低的学生不认可自己。与此同时，笼统的反馈信息使教师难以找出教学的薄弱环节，也就无法采取针对性较强的改进策略。

（二）高等教育治理的质量监控体系问题形成原因

高等院校教学质量监控问题的成因主要有以下方面：

1. 质量监控的理念落后

我国部分高等院校的教育质量受传统教育观念影响较大，没有因为高等院校教育的不断发展及时作出完善，导致教学质量监控体系发展停滞不前，主要表现在以下方面：

（1）各高等院校普遍对教学质量监控的重视程度不够，只求其有，不求其质。有些高等院校仅仅开展了常规性的教学评价工作，而且评价程序欠缺规范性，评价方式缺乏多样性。教学评价体系系统性不足，缺少专门的信息处理手段，评价信息和数据缺乏准确性，无法充分发挥教学质量监控体系的作用。

（2）教学质量监控并未真正履行“监控”任务，部分高校对教学质量监控体系的使用集中在“评价”，而非“监控”。纵观各大高等院校的教学质量监控体系，主要集中在评价环节，并未正确起到监控作用。然而，监控真实有效，才能够对教学过程展开科学合理的评价。没有完善的监控制度体系，难以搜集准确、全面的信息，延长了信息处理的时间，教学评价的延续性受到破坏，无法实现常态化、制度化。

（3）许多高等院校在设置教学质量监控体系时，盲目照搬其他学校的监控体系，没有充分结合自身的办学理念和特点，无法促进教学质量监控体系的发展，也无法实现教学质量的提升。

2. 质量监控存在缺位和失衡

我国高等院校教学质量的监控体系的缺位和失衡现象较为明显。缺位主要是指制度和机构的缺位。制度缺位指高等院校在制订教学质量监控制度时，虽然结合了自身的实际情况，但在真正的实际过程中，相关部门和教学单位只停留在表面，应付检查之后便不再严格按照制度落实。在出现监控不力的现象时，也会受到各种人为因素的影响，没有采取“就事论事”而是“就人论事”的原则，将监控制度视为无物，无法保证制度的威严，规章制度并未有效发挥制度的约束作用。另外，机构缺位主要是指各监控机构专业性不足，职能体系不健全、无法体现自身特色等实际问题。高校的各个监控职能部门没有清楚认识到各自的职责，没有充分发挥各自的作用。例如，各教学单位是教学基层单位，其教学过程的组织、教学计划和教学管理等方面在提升高等院校教学质量的过程中应发挥关键作用。建立学院（系）层面的教学质量监控和评价体系，能够对教学质量进行更微观的监控和更准确的评价。然而，实际情况是少有高校成立相关的教学质量监控和评价机构。

高等院校教学质量监控的“失衡”主要表现在以下方面：首先，过于重视理论教学的监控，缺乏实践教学的有效监控；其次，过于重视课堂教学的监控，缺乏对其他环节的监控，无法真正将教学检查落到实处；再次，过于重视监控教师，缺乏对学生的严格监控；最后，过分重视教学的水平和实际教学效果的监控，缺乏教学的综合素质和能力的监控。

3. 质量监控缺乏长效机制

高等院校教学质量监控长效机制的缺乏主要分为职责分工不明和效果反馈滞后两个方面。在职责分工上，高等院校的教学质量监控相关部门没有认清教学质量监控的各种职责，没有摆正作为监控人员的位置。相关工作人员日常工作烦琐，没有过多时间开展教学质量监控工作和相关研究。许多管理人员还保留着传统的教学观念，认为教学质量的高低是由教师决定的，作为管理人员只是辅助教师开展教学活动，这种旧有的观念也让相关管理人员在开展教学质量监控活动时过于懈怠。管理人员在教学质量监控过程中的职责履行会受到其知识水平、教学观念和综合素质的综合影响。此外，学校与各基层教学单位的关系也没有得到充分的厘清，没有呈现出各教学单位的独立性和自主性。许多高等院校在开展教学质量监控活动时，既采取了宏观手段，又从微观层面对各单位的教学过程加以干涉，无法充分发挥各基层单位的自主性和积极性，严重阻碍了各单位教学质量监控活动的开展，也无法促进教学质量的提升。

高等院校教学质量监控效果反馈的滞后主要表现在存在的问题上，没有对出现的问题进行及时反馈、验证和解决，导致旧有的问题频繁发生。高等院校的教学质量体系在监控教学时只停留在发现问题环节，没有对问题产生的原因进行深入探讨，更没有探索解决问题的有效途径。不但没有及时反馈问题，使问题延续周期较长，而且缺乏对问题的跟踪验证，甚至将问题束之高阁。此外，高等院校对教学质量监控中存在的问题也没有采取科学合适的解决方法，没有将问题具体落实到单位和个人，难以追究相关责任。由此导致教学质量监控的效果不明显，随着高等院校日常事务的开展，对教学质量监控活动的重视程度也在逐渐降低。

五、高等教育治理的质量监控体系的改革与创新

高等院校教学质量监控体系的优化过程是一项全方位、多层次的系统性工程。要推进高等院校教学质量监控体系的不断发展，只有与时俱进，牢固树立起发展进步的创新意识，形成“全员参与、全程覆盖、全方位育人”的教育模式，由浅入深，循序渐进。

（一）把握教学质量监控的核心理念

1. 树立牢固的质量意识

构建高等院校教学质量监控体系的终极目标是要不断提升人才培养的质量，体系中的各个环节和方面都要根据这个目标展开。在运行高等院校教学质量监控体系时，要对体系中出现的问题和现象不断反思，积累经验和教育，及时发现问题并做出正确调整。此外，构建高等院校教学质量体系也要将人才培养的质量和效益有机结合起来，以学生、家长和企业的就业满意度作为参与，检验教学质量监控体系是否真实可靠。

2. 明确教学质量监控的目标和标准

在开展高等院校教学质量监控活动时，相关部门的管理人员都要对各自的职责有精确的定位和明确的目标。高等院校可以按照现有的教育相关制度和理念，结合自身的特点有针对性地制订出教学质量监控的总目标和各个分目标，并将各个目标落实到各个职能部门。高等院校要进一步把各部门的工作职责和制度规划清楚，以免引起不必要的资源浪费。此外，高等院校在开展教学质量监控活动时，必须要有明清晰的标准，包括动态标准和静态标准。动态标准主要体现在活动开展的过程中，静态标准主要体现在活动的结果上。例如在对学生进行监控时，目标体系既要涵盖学生对教学的满意度，也要将教学育人的成效包括在内。标准除了要有稳定性之外，也要对其及时调整和完善。在完成一个监控周期后，要根据监控结果所体现出的问题及时地对监控标准作出调整。

3. 结合教学规则并创新

规则主要指高等院校在教学质量监控体系的构建过程当中，要按照一定的规则对各项工作的流程和要求提出明确要求。要不断推进教学质量监控活动的开展，首先要在全体教职工人员和学生群体当中牢固树立起规则意识，要求其以规则作为行动引领，所开展的一系列相关工作都要以此规则为前进。创新是指高等院校要不断对自身的教学质量监控体系进行创新性的改进，在结合自身特点和借鉴其他高校的有效经验的基础上，不断完善自身的监控体系。各个高校的监控体系会受到高校自身特点不同程度的影响。因此，高等院校在构建监控体系时，不能盲目照搬其他高校，要充分结合自身的办理理念和实际特点，以问题为导向，在遵守相关规则和发展规律的情况下，对监控体系不断地进行创新和完善。

（二）提升教学质量管理信息化水平

目前现代信息技术蓬勃发展，给各行各业都带来了实质性的影响。教学质量监控也要充分与现代信息技术有机结合起来，通过相关技术手段对信息进行科学的搜集和分析，不断提高监控成效。因此，高等院校在进行教学质量监控时，也要不断提高教学设施的信息化水平，结合学校特点努力构建人才培养的数据采集和管理平台。数据采集与管理平台是体现高等院校人才培养实效的重要标准，能够将高等院校的办学情况和人才培养效果直观、全面地展示在大众眼前，学生能够更全面地掌握每个学生的就业情况，为高等院校监控教学效果奠定坚实的基础。促进高等院校的人才培养数据采集与管理平台的建设，充分体现人才培养数据信息对教学质量监控的积极促进作用，主要可以从以下方面进行：

第一，高等院校要不断对人才培养信息系统进行调整和完善，及时更新相关数据，确保数据的准确性和时效性，教学主管部门系统的相关数据和校内平台的人才数据需要保持一致。因此，要努力组建一支高水平的信息人才队伍，为学校开发出人才培养数据系统，同时要结合自身的实际情况，不断完善系统功能，及时整理、补充、完善相关数据，构建起科学合理的质量预警体系，将影响人才质量的不利因素减到最少。

第二，高等院校要不断优化和完善信息的搜集方式，制订科学有效的信息搜集制度，努力从数据源头采集第一手数据。构建人才数据库，从原有的走过场的数据采集形式逐渐转变为主动采集并持续完善的形式，从容应对数据的缺陷和不足。

第三，要结合实际情况制订出科学有效的数据处理制度，对搜集到的数据进行科学正确的分析和整理并不断改进，对各教学单位的人才培养效果作出科学客观的评价，形成“实时、动态、共享”的数据评价体系，不断促进教学质量监控体系的发展，切实提高教学质量。

（三）培养高等职业教育质量文化

在实际的教学实践中形成，学校所有成员普遍认同，科学稳定的群体意识、目标、标准和评价体系所形成的集合，称为高等职业教育质量文化。高等职业教育质量文化的发展已经逐渐成为高等院校教学质量监控体系的一个重要方向。高等职业教育的质量文化呈现出“金字塔”结构，从上到下主要是精神文化、制度文化、行为文化和物质文化。

因此，要培养出高质量的高等职业教育文化需要重点从四个方面着手：首先，构建物质文化。高等院校的物质文化层面涵盖范围广，具有职业指向，主要分为校园设施文化和校园环境文化，体现出学校的办学理念和综合水平。校园的设施文化主要指学校的各类建筑、楼宇、装饰等，环境文化是指学校的生态环境、资源以及合格发展等方面文化。校园的设施文化和环境文化都对高等院校的教学质量监控和人才培养起着积极的影响作用。其次，打造行为文化。高等院校的行为文化主要指各类活动，包括教学活动、课外活动、社会活动等形式。行为文化体现着学校的文化氛围和人文风貌。再次，凝练制度文化。制度文化能够约束高等院校的管理，使其不断趋于标准和规范。高等院校的制度主要包括各类组织运行机制和管理体系，是文化建设的重要组成部分。最后，弘扬精神文化。精神文化作为文化建设的核心，具有一定的隐现性，主要是指各种形态观念和心理建设。对于高等院校而言，精神文化的具体化形成了校风，精神文化的核心则是校训。因此，要不断传承和发扬学校的精神文化，就要先制定学校文化建设的根本目标，找准关键，通过文化熏陶不断将人才培养的目标落到实处。

第二节　组织学与胚胎学课程直播教学质量管控体系

因受新型冠状病毒疫情影响，各类院校开始大规模线上直播教学。组织学与胚胎学是一门重要的基础医学课程，主要研究人体微细结构及相关功能的科学，具有一定的抽象性，“在医学教育中具有承上启下的作用”[①]。“直播教学质量的保证要求教师对培养对象在培养过程中达到培养目标，质量管控要贯穿整个教学过程”[②]。为提高直播教学质量，达到教学培养目标，对直播教学进行了探索研究，现就探索过程总结如下：

① 李燕，周密，吴挺挺，等．基础医学形态学组织学与胚胎学在线教学的探索与实践 [J]. 中国继续医学教育，2022，14（19）：9.

② 刘川，陈建玲．组织学胚胎学课程直播教学质量管控体系探索 [J]. 解剖学杂志，2021，44（3）：252.

一、组织学与胚胎学课程直播教学的软件甄选

第一，钉钉。钉钉视频直播功能齐全，网络流畅，群直播可达到1000人，且支持联群直播；钉钉会议直播可以邀请300人连麦、点赞、留言；直播教学结束后可以观看直播教学回放、直播发起人可以查看直播数据。

第二，超星学习通。超星学习通平台是教学平台之一，教师可以在该平台进行课程建设、作业发布、线上测试、问题/案例发布；学生可以浏览教师课程建设内容、完成教师发布的作业、测试、问题/案例。可以使教师做到课前和课后教学环节管控。

第三，喀秋莎。喀秋莎可以进行视频剪辑和屏幕录制。可以将录制好或剪辑好视频上传到超星学习通平台。

第四，社交软件群。建立班级微信群和钉钉群，学生通过实名认证后同意入群。社交软件群主要用于师生之间联系和发布通知。

第五，统计学处理。问卷调查结果分析采用“问卷星”自动分析系统进行统计分析。

二、组织学与胚胎学课程直播教学质量管控设计

组织学与胚胎学课程直播教学质量管控设计时需要关注四个方面，分别是课前学习、课堂学习、课堂测试及课后学习。直播教学过程中，师生需要共同参与。教师需要注重直播教学的形成性评价，而且，形成性评价在总体评价中的占比应该达到50%。教师可以根据需要选择学生帮助自己管理课程直播教学。

三、组织学与胚胎学课程直播教学质量管控体系实施

（一）课前学习环节的实施

开课前1个星期，建立班级微信群和钉钉群。在超星学习通平台上传《组织学和胚胎学》电子教材、《组织学与胚胎学彩色图谱》和课程标准，供学生下载学习。上课前3天在超星学习通上传本次课程的教案、教学课件和教学视频。在班级微信群中，通知学生在超星学习通进行自主学习，并且告知学生把超星学习通平台学情纳入平时考核，遇到问题可以随时通过微信、钉钉和学习通询问。

（二）课堂教学环节的实施

开展直播教学的前一天，教师应该通过社交软件群向学生发放通知。通知中应该包括上课时间、上课内容。直播使用的软件是钉钉，教师可以通过屏幕共享的方式向学生讲授课程内容。直播课程正式开始前 5 分钟，教师可以利用超星学习通投屏功能让学生参与签到。超星学习通能够统计签到人数，能够设定签到时长。教师可以了解整体的签到情况，学生也能够查看自己的签到进度。

直播教学时间的确定要符合学校的日常作息时间，直播中传授的内容要符合学校的课程标准。直播教学活动开展前两周，教师应该和学生连麦互动，要求学生整个上半身出现在屏幕当中。这样，教师才能准确判断学生的听课状态，才能时刻确认学生的学习环境。连麦互动是教师对直播教学的教学质量进行管控的重要方式，也是激发学生兴趣、了解学生学习状况的重要途径。

除此之外，为了保证学生始终认真参与课堂教学活动，教师需要适时地根据教学内容进行提问。教师可以让学生直接在留言区提交答案，教师应该及时表扬积极回答问题的学生。如果教师发现有学生问题回答错误，那么教师应该采取包容的态度，鼓励学生继续答题，认可学生积极学习的态度。如果有些学生不积极地参与课堂互动，那么，教师可以适当地使用指定口令输入的方式要求学生互动。

教师可以利用超星学习通讨论区检查学生在直播教学过程中的听课状态。举例来说，教师可以要求学生在讨论区输入固定口令，然后及时查看学生是否快速且正确地在讨论区输入了口令。学生也可以在输入口令之后，自主在讨论区检查自己的输入结果是否正确。使用这种实时互动的方式可以有效检查学生对直播教学的参与程度。

（三）课后学习环节的实施

直播教学完成之后，教师可以利用钉钉软件查看直播过程中的数据信息。举例来说，教师可以通过直播时长来判断学生是否有迟到早退的现象，一旦发现，教师应该扣掉学生的考勤分。

直播教学完成一周之后，教师应该将课后作业发布在超星学习通平台上，要求学生在下次直播教学活动开始前一天提交作业结果。教师应为学生提供三次提交作业的机会，允许学生重复做作业，并且要求学生作业必须达到及格分数 80 分以上。不及格的学生作业将会被退回重新做，最终的作业分数以最高分为准。布置课后作业能够有效引导学生复习学习内容。

教师发布作业之后，应该设置作业完成提醒。比如说，在截止时间前两天提醒没有提交作业的学生尽快提交作业，如果教师发现有学生在作业提交时间截止之后依旧没有提交作业，那么，教师应该在下一次直播教学活动完成时告知该学生一次作业没有完成。如果学生多次没有完成作业，那么，教师应该联系家长，与家长沟通学生的学习情况。

（四）课堂测试环节的实施

课堂测试需要综合运用钉钉群会议直播和超星学习通两种方式。在超星学习通平台上，教师可以发放试卷；借助钉钉会议直播，教师可以监督学生的答题情况，检查学生是否存在搜索答案、翻阅资料等作弊情况。课堂测试过程中，所有人员必须开启静音模式，这样才能为学生提供安静的测试环境，而且，教师必须要求全部学生开启摄像头，让上半身出现在屏幕当中。同时，教师可以随机开启语音检查学生是否私下进行讨论。如果超星学习通发现学生跳出考试页面或钉钉软件发现学生有违规动作，那么教师应该在钉钉视频会议中发出警告。如果警告无法达到效果，那么教师可以提前收回超星学习通中的试卷。

第三节　组织学与胚胎学教学质量的提升策略

组织学与胚胎学主要研究的是机体细微结构、机体功能及机体发育规律等内容，所以，它是一门形态学课程，也是医学生学习生涯中较早学习的必修专业基础课程。医学生需要通过这门课程慢慢地适应大学的学习方式。这门课程知识掌握得是否牢固直接决定了学生的医学学科基础是否牢固。高校开展组织胚胎学教学需要从理论教学和实验教学入手。在教学改革持续推进的情况下，高校理论和实验两种教学的学时比例已经基本持平，因此，对于组织胚胎学教学来讲，实验教学也是至关重要的教学内容。在实验课程中，学生可以深层次地理解理论知识、记忆理论知识，学生也能通过动手操作来开阔视野，形成更浓厚的学习兴趣。除此之外，实践教学也能培养学生形成问题分析能力、问题处理能力，有助于学生形成严谨、实事求是的科研作风。所以说，通过实践教学，学生能够形成更高的素质，能够真正成为高水平的有素质的医学人才。素质教育的实现要求关注实验教学，加强对实验教学的研究，提高实验教学的教学水平和质量。

一、利用现代化教学手段

组织学和胚胎学是非常重要的医学专业课程。显微数码互动系统可以综合集合文字信息、语音信息、图像信息。在图像数码处理技术越来越普及的情况下，组织学实验课可以使用的教学方式越来越新颖。显微数码互动系统可以直观地呈现组织切片图片，相比于传统教学使用的画图或模型，切片图片更生动形象。学生可以借助组织切片图片更好地吸收教学内容，而且，学生的学习兴趣得到了有效激发，有限的课堂时间内融入了更多的课堂信息，课堂效果有了极大的提升。此外，依托显微数码互动系统建立的互动实验室推动了实验教学改革。

（一）发挥显微数码互动实验室的优势

显微数码多媒体教学系统在教学中的灵活运用为学生提供了更丰富的图文信息、视频信息，让学生可以在轻松的学习范围中学习知识。具体来讲，显微数码多媒体教学系统有以下优势：

第一，构建的多媒体互动实验室中包括很多学生实际观察需要使用到的切片图片。这些图片是根据实际的玻璃切片采集而成。图片和学生实际实践课观察到的内容是一样的，在这样的情况下，学生可以根据真实的图片在显微镜下寻找组织结构，这有利于学生更快地找到目标，有助于节约课堂时间。

第二，有利于教师实时掌控课堂，了解学生当下的观察进度。如果出现问题，教师可以及时发现和处理。

第三，多媒体互动实验室提供教学示范功能和辅导功能，师生可以在互动实验室中友好互动。互动方式较为丰富，可以是文字交流互动，也可以是语音交流互动。借助互动实验室，教师可以及时解答学生疑问，更好地辅导学生学习。在互动的过程中，学生更容易形成对课程的兴趣。

第四，多媒体互动实验室提供图像采集服务。学生和教师可以及时保存结构图片，保存相关的教学知识，而且，学生可以根据自己的需要及时复习和观看保存下来的内容。对于学生来讲，互动实验室极有效地辅助了他们的学习。从这个角度来看，互动实验室为学生提供了传统实验课没有办法体验到的服务。互动教学系统依托计算机技术获得了传统教学不具备的优势，丰富了教学方式，提高了教学效果。

（二）构建数字化资源提供新型教学工具

最近几年，高校和教师借助数字切片扫描或应用系统对玻璃切片进行数字化处理，让其变成数字切片，进而构建出了实验教学数字资源库。数字切片会对整个玻璃切片进行整体扫描，这在一定程度上方便了教师教学，教师可以通过缩略导航图看到图像的总体面貌，然后快速锁定图像的位置，并且，根据教程需要选择放大图片或者缩小图片。可以说，这样的教学方式极大地方便了知识的讲授，也让内容变得更直观生动。

举例来说，在讲解消化管这节课程时，教师可以借助数字切片让学生更清晰地了解消化管壁的多层结构，可以让学生看到不同结构之间的不同之处。大部分学生认为，数字切片引入之后，更容易理解组织整体和组织局部之间的联系。数字切片是以学生实验观察到的切片为基础而形成的，更加真实，比教材当中的图谱更具有指导性。综合来看，学生整体学习效率有所提升，因此，可以说数字切片是有助于学生学习成效提高的新型教学工具。除此之外，在计算机网络快速发展的情况下，数字切片库的资源也在不断更新，不断丰富。高校和教师可以借助网络实现资源共享，学生也可以自主利用资源培养自身的自学能力、研究能力。

（三）适应现代教育理念推进双语的教学

现代教育强调培养复合型人才，医学教育也不例外，要注重医学教学和英语教学的同时推进。结合教学实践经验，可以发现使用双语开展实验课教学时，需要慢慢地在原有教学基础上添加英语教学的比例，引导学生慢慢适应双语教学。同时，教师也应该在课件制作当中加入英语专业知识，同时为学生呈现一个专业词汇的中文和英文。此外，教师可以适当引入一些与医学有关的英文原版节目，穿插在教学当中，这样不仅可以激发学生的兴趣，还能让学生在浓厚的英语氛围下学习医学理论知识。综合来看，双语教学有助于提高学生的竞争力，有助于学生变成高素质、高水平的综合型人才。

二、改进传统实验教学方法

（一）开展实验基本技能训练

虽然现代化的教学手段越来越丰富，但是传统教学方式依旧被保留。传统教学方式存在自身的优势。组织学实验课程的开展提出的基本要求是让学生掌握实验技能，让学生可以熟练操作显微镜，并且正确辨别不同的组织结构。想要完成作业目标，必须使用传统教学方式，让学生真正操作显微镜，这样，才能训练学生的操作技能。但与此同时，为了让学生接触更多的资源，也为了提高学生的自主学习能力，教师也会在某些教学中即引入数字切片，让学生看到与显微镜镜头下一模一样的数字化形式的切片图片。最近几年，学校在引入多媒体设备之后，借助设备给学生展示石蜡切片的制作过程，引导学生了解标本的制作环节、制作步骤，这样，学生可以对标本来源标本制备形成感性的认知，这有助于学生后续理解一些抽象概念。与此同时，高校逐步引导临床医学专业的学生在实验当中掌握一些简单的操作技能。举例来说，让学生制备血涂片，学生需要掌握采血技能、涂片技能、脱水技能和染色封固技能，而且学生还要一边实验一边记录实验报告。在实验过程中，如果学生遇到问题，就需要自主分析问题、处理问题。可以说，通过传统实验课，学生对问题的处理能力有效提升，学生也能更深刻地理解科学的严谨性。综合来看，学生对课程有了更深的感性认知，学习兴趣也能被有效激发。

（二）增强镜下绘图技能培养

学生需要在实验课学习过程中掌握显微镜下彩图的绘制技能。绘图可以让细胞组织结构、细胞之间的毗邻关系、细胞染色特点直观地呈现出来。图案具有文字无法替代的功能和作用，长期以来，医学教学一直坚持让学生学习绘图技能。在第一次开展实验绘图课程时，教师就会告诉学生绘图的重要性，并且要求学生严格按照要求书写实验报告。所以，每上一次实验课，学生都会体验一次绘图过程。这样的严格要求可以让学生充分意识到绘图对于组织学实验教学的重要性。

第一，学生在绘图的过程中需要使用眼睛观察，也需要调动大脑思考图片的组织结构信息。在思考的过程中，学生可以将看到的感性的微观形态图片转化成理性的抽象认知。

第二，绘图的过程有助于培养学生的观察力。观察力是开展科学实验需要具备的基本能力，观察力的培养也有助于学生形成严谨的科研态度。实验课绘图要求学生客观真实地记录切片图案信息，而且要注重图案的艺术和美观。画出的图片必须展现真实的组织结构、位置信息、细胞信息、各物质的比例信息、体积信息，相关颜色的记录也必须真实，不能根据主观臆想随意更改。

第三，教师应该在批改作业的过程中深入了解学生的知识理解情况、运用情况。教师可以从作业当中的反馈信息反思教学存在哪些问题，这有助于教师及时改正问题，及时根据教学需要调整教学进度。综合来看，绘图有助于学生完成感性认知向理性认识的飞跃，有助于学生形成科学的严谨的钻研态度。

三、采取灵活多样的课堂教学方法

（一）利用以“问题为中心”的教学方法

以“问题为中心”教学法是以学生为主体，教师为引导，通过解决问题来获取知识的一种教学模式。“问题为中心”教学法应用于组织与胚胎学实验教学中，多采取以验证性实验为主的方式，激发学生学习的积极性和主观能动性，培养学生的创新思维和分析问题、解决问题的综合实践能力。根据实验内容特点，灵活结合启发式、对比式等其他课堂教学方法，选择一些有针对性的、具有启发性的问题，让学生带着疑问去观察，激发他们积极思考。这一过程中要给予学生一定的时间进行质疑、讨论，让学生归纳推理出该问题的答案，并表述出来。

例如，在学习循环系统时，提出“为何中动脉又称为肌性动脉，而大动脉又称为弹性动脉，它们的结构不同与功能上有怎样的关系？”学生通过观察对比几种血管的光镜下结构并结合理论知识，回答老师有针对性的问题，从而掌握大、中动脉管壁结构接与功能的联系，加强了对理论知识认识和理解及灵活应用能力。在 PBL 学习过程中，根据章节内容特点逐步加入综合性知识的实验，这就要求学生不断查阅资料，在自主学习的过程中，有针对性地探索、搜集、整合知识，获取解决问题的知识，并构建知识结构体系。PBL 教学过程让学生逐渐养成了归纳、对比的思维模式，进一步培养学生的分析问题、解决问题的能力。

（二）与其他相关学科及临床知识相联系

组织学与胚胎学和其他的一些学科之间存在紧密的联系，它并不是一门独立的学科，所以，在教学过程中，可以适当地将组织学与胚胎学其他的一些学科联系起来。不同学科之间的联系有助于学生进行知识迁移，也有助于学生加深对知识的记忆。举例来说，讲解消化系统的肝脏内容时，可以适当引入病理学中的肝硬化知识，让学生对比分析正常肝脏和出现病变情况的肝脏有何不同。除此之外，还可以引入病变肝脏在临床中的具体表现。病理学和临床学知识的引入不仅加深了学生对肝脏知识的理解，也在一定程度上让学生构建了不同知识之间的联系，加深了学生的记忆，避免了学生对知识的死记硬背，而且有助于学生将知识灵活地应用在临床实践中。

四、改进实验考核方法及教师教学模式

传统组织学实验课程中使用的考察方式是让学生随机抽取切片，然后让学生在固定的时间内使用显微镜观察切片，并写出切片中的器官名称，还要给出自己判断的依据。也就是说，学生需要写出切片器官中的组织结构信息，这样，才能证明自己的判断是正确的。教师会把学生的观察成绩作为最终的实验成绩，这种传统考核方式有一个明显的缺陷，那就是学生随机抽取到的切片难度并不是等同的，有些学生可能抽取的是简单的器官切片，肉眼观察就能辨认。但是，有些同学抽取的器官切片可能难以简单判断，所以，这种考核模式不能真实反映学生的学习水平。

为了解决这一弊端，高校和教师坚持对实验考核模式进行创新与改革。不再在期末通过一次考核来决定学生的总成绩，教师开始在平时的课堂教学过程中进行随堂测验，通过综合多次课堂表现来确定学生的期末考试总成绩。课堂表现包括三方面的内容，分别是遵守课堂纪律和规则、认真完成作业、积极参与课堂活动，这三方面所占的比例分别是 30% 、40% 、30%。教师会根据这一比例确定学生的实验总分。这样的考核方式激发了学生的学习积极性，让学生以更认真的态度对待学习活动，同时也避免了一次考试一拳定音的评价情况。在这种评价模式下，学生需要在整个学期学习中都始终保有学习积极性，学生不能通过突击复习获得好成绩。结合新考核模式的实践应用效果可以发现，新考核模式有助于教学质量的提升，也能够真实反映出学生的学习水平。

综合来看，高校和教师一直关注素质教育的人才培养要求，一直致力于培养出高素质的人才。高校在组织胚胎学实验教学过程中持续进行探索和创新，发现了更多提高教学质量的方式。在学校持续推进教学方式改革的过程中，教学质量有了很大的提升，也培养出了更多高素质、高水平的医学人才。

（一）采用多种教学手段

第一，使用易位式教学法。这种教学方法强调师生角色互换。举例来说，胚胎学实验教学课程，教师可以在课程开始之前布置任务，要求学生自主查

询资料。实验课程开始之后，教师可以使用胚胎模型向学生介绍胚胎的形成过程。介绍过程中，教师应该适当提问，邀请学生主动参与教学活动，让学生成为学习主体。

第二，组建科研兴趣小组，为学生提供参与科研课题的机会。在参与科研课题的过程中，学生可以学习新的实验技术，可以培养自身的科研思维。除此之外，在实践的过程中，学生也会接触到其他学科知识，如病理学知识、解剖学知识，这容易培养学生形成其他方面的学习兴趣。而且，在遇到问题时，学生在尝试利用现有条件解决问题的过程中，自身的问题处理能力也有所提升。组建科研兴趣小组时，应该遵循教师主导、学生主体的基本思想，注重激发学生的主观能动性。

第三，实验室要定期开放，以满足学生的求知欲望。实验室定期开放并不是简单地将门打开，还需要配备教师，这样学生遇到问题时才能及时获得帮助和指导。实验室为学生课余时间的学习提供了优秀的学习环境和学习条件，师生可以在实验室交流想法，表达自己对问题解决的看法。实验室的开放为有学习兴趣的学生提供了场地支持、资源支持，满足了学生的学习想法，有助于学生对医学形成更浓厚的学习兴趣。

（二）采用多种考核方式

第一，随堂小测试。如果教师只是组织学生观察切片，那么教师就不能判断学生对切片结构的了解程度。所以，教师应该使用一些小测试的方式检测学生的学习成果，并且把测试结果当作学生的平时成绩纳入总成绩中。教师应该科学分配实验课的时间，在讲解切片重点知识之后，应该留给学生足够的时间去观察和分析。最后，在下课之前预留出 10 分钟进行随堂测试。随堂测试是学生在实验课当中努力学习、认真分析观察的动力来源，也是教师判断学生学习成果的重要途径。

第二，绘图。医学生必须具备画出显微镜镜头下彩图的基本能力，绘画一直是医学实验教学中的重点内容，学生需要观察显微镜下的切片结构，真实记录颜色信息、器官结构信息。在绘图的过程中，学生对微观形态结构形成的感性认知会转化成理性认识，这在一定程度上有助于学生更好地理解理论知识。而且，在绘图的过程中，学生的观察力、思维能力得到了有效培养。绘图是科学记录实验结果可以使用的基础方法。借助绘图，显微镜下看到的细胞特点、结构特征、位置特征、体积特征、数量特征、颜色特征都能够被清晰地记录下来。而且，记录的过程中，大脑对相关信息进行了仔细思考，这一过程其实是对知识的深刻记忆。绘图除了有助于学生的成长与提升之外，也有助于教师及时获得反馈信息，调整教学方案，让教学更符合学生的成长需要。

综合来看，组织学与胚胎学想要构建出科学的、质量高的实验教学体系，那么，必须注重教学方式和手段的创新与改革，这样，学生的各方面技能才能得到有效训练，学生才能成为医学领域的高水平、高素质的卓越人才。在教学模式创新、教学课时越来越少的情况下，高校和教师越来越关注教学质量问题。结合过去的教学质量实践，可以发现，从教师的角度出发创新教学方法有助于学生的能力提升和兴趣培养。

五、引导学生调整学习模式及课堂评价体系

组织学与胚胎学学科内容相对抽象，研究的是机体的微观结构以及机体功能。在现代医学快速发展的情况下，组织学与胚胎学领域出现了新的研究方法和理论，这些方法和理论需要及时补充到教学当中。

传统教学并没有强调能力的培养和学习方法的掌握，学生被动地接受知识，没有主动地进行思考。所以，综合来看，学生的创新性思维培养严重不足，所以，教师必须积极引导学生使用新的学习模式，掌握学习技巧，激发学生的学习主动性。

传统教学评价注重判断学生知识的掌握情况，而没有关注学生的动态学习过程。所以，评价比较片面。要解决这一问题需要将学生的动态表现纳入到教学评价体系当中。理想的教学状态应该是教师根据学生的学习需要开展教学活动，最理想的评价体系也应该关注教学设计是否满足了学生的学习需要。具体来讲，教师选择的学习内容要包括当下的研究热点，教师的教学活动要强调师生的互动，也要强调手段的新颖和灵活，这样，学生才能积极主动参与活动，才能从教学中获得良好收益。

之前使用的大班理论授课、小班实验授课的方式并没有取得好的教学成效。为了突出教学过程中的师生互动，为了培养学生的主动学习能力，学校应该使用小班上课的教学方式，同时传授给学生理论知识和实践技能。这样，学生就可以在实验过程中检验和应用理论微观知识，理解和记忆理论知识。在一边学习一边验证的过程中，学生对知识的理解更深刻。在后续的学习过程中也基本不会出现前面所学知识忘记或者淡忘的情况。

综上所述，课堂教学的任务已经不仅仅是学生知识的学习，还包括学生学习方法的掌握、学生自主学习能力的培养等方面。新时代，人才培养更加强调创新性思维、问题处理能力的培养。

六、注重师资培养落实教师导师制度

提高教育教学质量重点在于教师。学校应该注重课程教师专业队伍的建设，资深教师应该发挥传帮带的作用，为青年教师提供更多的教学经验，指导帮助青年教师更快更好的成长，引导青年教师熟悉业务。学校应该在制度方面落实教师专业队伍建设的相关规定和要求，这样，才能构建出结构合理、人员充足、素质优良的教师专业队伍。

（一）确定需配备导师的对象

确定需配备导师的对象需要具备的条件包括：①新参加工作 5 年以内的教师；②新调入学院工作且从事教学工作不满 3 年的教师；③各教研室根据实际情况，认为需要提高教学水平和教学效果的教师；④根据教学考核和测评实际情况，需要提高教学质量的教师。

（二）明确导师带教的具体要求

第一，带教第一阶段即教学能力培养阶段（第 1 年）要求：导师不定期指导学员书写教案、备课笔记、课堂板书设计，制订授课计划，命题阅卷，论文撰写，教具使用，传授授课技巧，原则上每学期听课不少于 10 学时。

第二，带教第二阶段即教学、科研提高阶段（第 2 年）要求：指导开设第二门课，指导开展教研、科研，指导撰写论文，开展多媒体教学以及上公开课。

（三）青年教师的具体培养要求

第一，第 1 年要求：①非师范类毕业的教师要熟悉教育学、教育心理学内容，掌握相关教学法；师范类毕业的教师学习 1 门以上医学课程，有读书笔记。②跟随导师听完该学科全部课程，掌握本专业本学科教材内容，练好课堂教学基本功，能按教学规范要求胜任教学任务，不断探索教研教改新方法，掌握现代化教学手段。③教学、教研理论水平有明显提高，在省级以上杂志公开发表论文 1 篇。④参加实验室建设；在实验老师的配合下，能熟练开出所任课程的全部实验，能独立指导实验教学；临床专业教师能胜任临床带教。

第二，第 2 年要求：①专业理论知识扎实，知识面广，实践能力强，熟练担任 2 门以上课程的教学工作。②具有较强的创新意识和教研科研能力，掌握教学改革和职业教育发展的最新动态，在省级以上杂志公开发表教研或科研论文 2 篇，其中有 1 篇在国家级以上刊物发表或参与承担教研、科研课题（排名前五）项。③能利用多媒体开展教学，每年在学院上公开课 1 次或参加院级以上教学竞赛 1 次。④组织与指导实验、实习等教学工作，参与实验室建设工作。⑤专业水平、教学能力在本学科中处于较高水平。⑥计算机应用能力和英语水平达到相应职称晋升的要求。

七、开展集体备课明确课程教学目标

（一）集体备课的目的

现代化的高质量教学强调要意识到集体备课的重要性。集体备课有助于教师之间彼此学习、彼此帮助，是推动整个教学发展的重要措施。在集体备课过程中，资深教师能够更好地发挥自身的传帮带作用，指导青年教师快速成长。除此之外，教师也可以借助集体备课的方式分享经验，交流想法，合力进行教学方面的创新与改革。集体备课的方式能够发挥出集体智慧，也能够推动优秀教学资源的共建共享。

（二）集体备课的方法

集体备课有助于教学质量提高和教研改革，是解决教学问题的有效方式。

第一，了解学生的学习情况。教师必须以学生为基础，教师需要考虑学生的学习特点和学习需要。

第二，结合课程标准，科学确定教学目标。

第三，以教材为基础着重讲解教材中的重点内容、难点内容，做好不同章节之间的内容衔接，帮助学生拓展知识点内容，引导学生深层次理解知识、吸收知识。

第四，进行教学方法方面的创新。学生是新一代的“网络原居民”，教师可以使用科学技术开展教学活动，吸引学生积极参与教学活动。

第五，思考学习方法。思考学习方法应该从学生的角度出发，教师应该思考如何帮助学生高效吸收知识、理解知识。

第六，做好教学设计方面的准备工作。教师应该精心设计各项教学环节，让每一个教学环节都可以发挥有效作用，教师要注重不同教学环节之间的衔接，精心设计教学方案。

八、创新课堂学习的相关教学模式

很多高校在开展教学活动的时候，使用的都是传统教学模式，教师知识的讲解基本是灌输式，使用的教学理念单一，教学形式单一，只注重知识的讲解，没有从学生的角度出发判断知识是否能够被有效吸收和应用。

兴趣是学生学习效果提升的基本前提。当学生形成了学习兴趣之后，学生会产生更强的自主学习意识，有学习动力，积极参与课堂活动。兴趣的指引比教师单纯的知识灌输更有效，兴趣不是从来就有的，兴趣需要后天培养。教师需要承担培养学生课程兴趣的基本职责，要培养学生形成学习热情。教师可以丰富教学内容、教学方式，组织多样的教学活动，给予学生主体地位，让学生自由的讨论、研究、分析，自由的解决问题。在学生以主体的身份有效参与学习的过程中，学生更容易形成好奇心、好胜心，更容易产生学习欲望和兴趣。

学生以主体身份参与课堂的过程中，教师必须关注学生注意力的凝聚，必须让学生始终以学习任务为主线。教师要注重培养学生的自主能力、问题处理能力，学生在积极解决问题、积极参与讨论的过程中，教师应该给予认可和赞扬，这样，学生能够感受到学习的快乐，能够产生更大的学习兴趣和欲望。教师想要做好以上工作，必须努力备课，提前思考教学过程中可能出现的问题，提前做好应对措施。教师可以将重点内容分解成不同的细小问题，然后通过问题来引导学生思考，培养学生的思维能力。教师应该为学生提供轻松的学习环境，保证学生能够自由思考，能够借助想象力创新问题解决方式。

综合来看，课堂教学不仅是单纯的理论知识学习的场所，还是学生学习技能、掌握方法的场所，学生应该在课堂学习过程中了解知识，发现问题、处理问题，在教学改革不断推进的过程中，每一位教师都应该积极参与教学模式创新、教学方法改进，这是新时代教师的基本职责。

第四节　创新型组织学与胚胎学教学模式的优化

组织学与胚胎学既是以形态学为主体的基础课程，也是介于基础学科和临床学科的交叉学科。因此，有效开展组织学与胚胎学教学活动，创新组织学与胚胎学的教学模式，培养学生的创新思维，是医学教育面临的重要课题。

组织学与胚胎学是医学领域的重要教育专题。教师需要在课堂上将直观的图形、图像、标本、切片等数据信息直接展示给学生。在现今信息技术和数字技术的十分发达的当下，传统的教育方式已经不能满足学生学习组织学与胚胎学的需求，为了优化创新型组织学与胚胎学教学模式，内蒙古医科学校进行了如下卓有成效的探索：

一、转变教学理念

教育技术是一种以伦理为基础的科学方法。教育技术的合理运用可以显著提高学生的学业成绩。教育技术具有“促进学习”与“改善效果”的双重功能。“创造”“使用”和“管理”是教育技术的核心内容。在此基础上，教育技术的实施必须与伦理准则相适应。“创造”成为与“使用”“管理”并列的教育技术内容，这充分说明了教育界已经意识到了技术革新的重要性。

现代教学技术作为支撑日常教学活动的重要手段，需要教师在运用这种技术的过程中，通过科学规划和合理安排最大限度地完善教学效果。除了教师、学生和教材等传统的教学流程基本构成要素以外，教育技术在教育教学活动中的运用，正在成为教学流程的重要构成要素。在信息化社会中，教师的职业素养既表现在知识的运用能力方面，又表现在教学技术和信息技术融合课程内容的程度上。现代教育技术已经渗透到信息社会教学实践活动的方方面面，这对提高师资队伍的整体水平提出了迫切要求。

在思想上，教师要认识到现代教育技术在教学活动中发挥的作用，使学生具备灵活运用知识的能力以及终身学习的能力。教育技术作为一种行之有效的教学手段，需要教师在授课过程中给予积极评价，通过认真思考进行流程再造，促使技术与学科完美结合，从而发挥教学活动的最大功效。在信息化社会的大环境下，优秀的教师必须准确把握教育目的，并全面剖析教学内容，针对能力与基础知识水平不同的学生制定相应的教学计划。

学习是知识逐步累积的过程。教师通过培养学生的自信心，增强学生理论结合实践的能力，有助于促进学生更好地了解、掌握所学内容，使原本枯燥乏味的课堂教学活动变得生动有趣、充满活力。因此，医学专业教师必须转变教学理念，将学生培养成合格的、出色的临床医师，从而将教育活动的现实意义最大程度地发挥出来。

二、合理应用案例教学法

由于传统的教学模式脱离临床实践，因此属于相对被动的教学方法。对于结构复杂、内容既精细又抽象的知识，学生通常只能做到死记硬背，难以领会知识的形成原理，因而会造成负面的心理状态，进而降低了课堂知识的学习效率。教师要将案例导入组织学与胚胎学的课堂，把机体组织与器官功能、人体的生理和病理情况与先天异常症状联系起来，以此激发学生对学习医学知识的兴趣和热情。在课堂上，教师要仔细选择合适的案例，一旦授课遇到困难，就应该及时调整在有限的教学时间内系统讲授专业知识的方法。此外，教师还应该适度增加教学案例的丰富性，借助临床实践提高学生在组织学和胚胎学方面的专业技能，促进学生对相关专业知识的理解和吸收。以授课持续时间为 2 个小时的理论课程为例，教师选择 1 ~ 2 个案例作为课堂讲解内容较为适宜，这样既能激发学生的学习热情，也能预留出充足的时间全面阐述组织学和胚胎学的基础知识。在通常情况下，教学选用的案例必须具备代表性，对学生进一步理解生理学问题能够有所帮助。通过运用多媒体和其他先进的教育手段，以视频、图片和动画等多种方式进行案例呈现，可以达到普通教学手段不能达到的效果。

三、完善多媒体教学

多媒体教学技术的运用，有助于丰富教学活动形式。组织切片、电镜照片、动画等多种教学手段正在替代传统的挂图和线性模式，教师借助多媒体教学技术，可以更直观、形象、生动地向学生呈现人体组织与器官的形态学构造，方便学生理解、掌握所学知识，由此可以显著提高课堂教学质量水平。利用多媒体课件将文字、图像、声音等元素整合起来，还可以有效改善学生的课堂学习状况。由于多媒体技术涉及海量信息传递，资深教师通常会将具体的知识点与实际教学案例结合起来，帮助学生更好地理解所学内容，这是现代教育技术在组织学和胚胎学中灵活运用的体现。

信息技术的不断更新为教育事业的发展和变革带来了前所未有的契机，许多观念、理论、方法都在不断地发生着变化。在这样的大背景下，现代教育技术在教学活动中的运用，主要表现在以下三个方面：

第一，当今的学生，和高科技一起诞生、学习生活、长大，对资讯科技和电脑知识比较了解，经常会接触到手机、平板电脑、阅读器等不同的媒介载体，已经习惯了通过网络获取所需的知识，很难接受传统的教育方式。

第二，现代教育技术和网络技术的发展，催生了各种便捷的教学方式，如在线答疑、远程教育、网络课程设置等，这些教学方式都能有效地帮助教师处理教学过程中遇到的问题。

第三，在信息化社会背景下，高校教师既要承担教育和研究重任，又要完成繁重的工作任务，而将信息技术与课程内容相结合，能够最大限度地激发教师的工作自主性，从而减轻教师的工作负担。因此，运用现代技术从事教学活动是时代发展的必然选择。

与传统的“板书”“挂图”教学方式相比，借助多媒体技术完成教学任务的优势在于，这种新颖的教学形式能够带给学生更宽广的知识视野，与此同时，这种教学形式也带给了学生更大的学习压力。教师使用多媒体教学法完成课程知识的讲解时，学生容易产生视觉疲劳，在课程结束前，学生已经无法接受任何新的知识。所以，教师在制作多媒体课件时，一定要紧紧抓住教材的关键内容，要把教学要点放在最重要的位置，绝不能轻易地把与课堂无关的资料放入课件中。在教学内容的安排上，教师要主动将教学重点和难点放在第一节课的初始部分，这时学生的学习状态最好。在利用多媒体技术辅助教学的过程中，部分教师会在课件中插入大段课文，由于教师翻页速度很快，学生根本无法做好记录，这明显不利于课堂学习效率的提升。因此，教师在制作课件时，应该坚持“以图形为主，以文字为辅”的方针，以“短句”的方式呈现文本材料。由此形成的课件，有助于学生理解、消化、吸收知识。

教师以此为基础，运用计算机辅助教学方法，在组织学与胚胎学的课堂上，通过主动创设问题情景，鼓励学生在提问过程中，通过所见的图像说明问题，并运用所学的知识有效地解决问题，这是多媒体教学手段得到完善的充分体现。

总之，通过不断地探索与调整，充分利用多媒体教学法的优点，为学生提供更优质的服务，进而提高组织学和胚胎学的教育质量水平，是多媒体课程体现创新价值的关键所在。因此，多媒体课程各部分内容的改革，必须与当今时代培养学生的创新思维能力紧密地联系在一起，从而为多媒体课程改革提供清晰的发展方向。

四、渗透人文教育与生命价值教育

教育方式和学习方式作为辅助工具，要真正发挥作用，离不开个体的参与。人文教育与生命价值教育是医学教育的两大主题。现如今，医疗技术日益发达，医患关系却变得更加紧张，二者之间存在的矛盾，与经济制度变革引发的系列问题密不可分。为了缓和紧张的医患关系，教育机构有必要反思并探索适合我国国情的医疗卫生人才培养机制。

从广义的角度理解，价值观主要包含两个层面的内容：个体价值观和社会价值观。个体价值是个体在价值层面的基本追求，社会价值是个体在价值层面的最高追求。鼓励学生追求美好生活并构建公平社会，是高校在人才培育方面肩负的两个主要任务。教师将生命价值观教学与组织学、胚胎学的学科知识结合起来，能够帮助学生辨别道德是非、理解人生意义、倡导社会公平，促使学生严肃认真地看待生活的意义，并真正学会关心自己与他人的生命。

总之，构建教师主导、学生主体的教育平台，引导学生从被动接受知识到积极学习知识的过程，既可以调动学生的学习积极性，又可以培养学生的创新思维能力。通过不断探索和完善，组织学和胚胎学的教育实践终将达到扬长避短、自主高效、科学合理的目的。

第八章　组织学与胚胎学教学中课程思政的融入

第一节　课程思政及其教学实施

一、课程思政的价值

（一）课程思政体现新思想政治教育观

教学如果没有进行道德教育，只是一种没有目的的手段，道德教育如果没有教学，就是一种失去手段的目的。德育方面应致力于改变简单的、直接性的德育方法，而应该采取渗透到各学科和整个学校生活中的间接性德育方法。教师作为课程思政的主体，“其课程思政的教学能力是实现立德树人目标的关键所在”①。具体而言，课程思政实现了知识传授与思想政治教育的融入。各学科的专业课程可以依托本专业的知识及本专业使用的教学实践方法开展思想政治教育，在课程教学中将思想价值和专业知识结合在一起，可以让课程既发挥知识传授的作用，也发挥思想育人的作用。思想政治教育过程中，引入其他学科的知识教学方法和教学理论有助于思想政治教育的发展突破局限，思想政治教育可以不再使用单向知识灌输的教育方式，可以拓宽其他的教育路径，为学生提供其他的知识理论或学习方法。其他专业课程、专业知识的加入丰富了思想政治教育体系，也更好地满足了学生的成长需要。除此之外，课程思政也在一定程度上拓展了思

① 童思思．课程思政背景下［J］．才智，2022（28）：33.

想政治教育的外延，使思想政治教育有了更丰富的内涵。课程思政整合了其他学科的知识，使其他学科也加入到了思想政治教育中，思想政治教育的内涵体系逐渐丰富，在一定程度上向外拓展，思想政治教育不再只是思想政治理论课程，教育也开始覆盖到其他的课程中，在这样的情况下，思想政治教育的感染力及吸引力也开始逐渐提高。

（二）课程思政明确坚持育人为本的导向

课程思政实施的关键在于明确坚持育人为本的导向。在育人为本的导向下，推进课程思政的教育教学改革，需要从学科、教材、教学、管理等方面做好规划和引导。

第一，就学科而言，课程思政要重视哲学社会科学的育人功能，要面向全体学生，帮助学生形成正确的世界观、人生观、价值观，提高道德修养和精神境界，养成科学思维习惯，促进身心和人格健康发展。从而指明了高校哲学社会科学的使命和责任，明确了哲学社会科学育人功能的基本内涵。哲学社会科学所具有的培养学生的理想信念、道德情操、法律意识、生活态度等功能，也为课程思政的实施提供了充分的可能，主要在于哲学社会科学与思想政治教育之间具有同向性，是高校思想政治教育的重要载体和力量。哲学社会科学与思想政治教育之间的这种契合性和相通性，使其成为高校思想政治教育的重要载体，也是课程思政教学改革的重要组成部分。

第二，就教材而言，应加强教材编审，推进课程思政的教学改革，必须推进教材体系的相应发展。如建立一批立场端正、内容科学、体系完备、特色鲜明的核心教材，能够充分适应中国国情和社会发展实际，符合社会主义核心价值观，同时建立统一教材的编订和管理制度，确保教材的质量。

第三，教学方面，应该明确专业课程教学包括的价值教育内容，教学指南的制定要做到完备。课程思政强调所有的高校课程都需要发挥育人作用，所有学科在思想政治教育、思想价值引领方面所发挥的作用应该明确。也就是说，高校应该以课程思政为基本导向，确定各学科的教学指南，明确各学科的教学大纲要求。教学指南的确定要考虑不同课程之间的差异，要尊重课程的独特特点，与此同时，也要吸取思想政治理论教学过程的实际经验，结合思想政治教学使用的教学方案。这样，才能形成适合某一学科课程的教学指南，教学指南才能指导课程思政育人工作的开展。除此之外，也要注意教学管理方面的改革与创新，应该在课堂教学当中突出思想政治教育的重要作用。课程思政教育教学的推进主要是通过课堂教学的方式完成的，所以，必须对课堂教学中各环节展开有效的教学管理。只有课堂教学有好的质量，课程思政理念及相关体系的建设才能真正推进和落实。具体来讲，课堂教学管理的加强要关注以下方面：首先，教学管理制度必须建立并完善，需要在管理制度方面明确在课堂教学当中添加思想教育内容；其次，课堂教学方式需要持续优化创新，课堂教学应该同时关注理论和实践，尤其是要关注实践教学活动的开展。实践是对理论的检验和巩固。在实践过程中，学生会对理论形成更深刻的认知，会更容易理解理论的真正含义。通过亲身体验，学生更容易形成价值认同，更容易将价值理念内容内化成自己的人生价值观。最后，教学评价体系需要优化，需要将思想教育作用的有效发挥定为教学的评价指标。教学评价的优化有助于推进课程思政教育教学改革实施。

（三）课程思政十分重视坚持问题的导向

课程思政坚持问题导向，重点破解课程思政所面临的各类困境。课程思政以育人为核心目标，贯通不同学科和课程的功能，使各学科课程都能真正参与高校育人工作，体现育人价值。在这一导向下，各类学科课程与思想政治理论课之间形成协同合作的整体，共同作用和服务于立德树人这一根本任务。课程思政积极探索构建思想政治理论课、综合素养课程和专业课“三位一体”的思想政治教育教学体系，使各类课程与思想政治理论课形成协同效应。此外，在课程思政理念的引导下，各类课程都要能发挥不同的育人功能。例如，思想政治理论课作为高校思想政治教育的主渠道，需要承担系统化开展理论教育教学的主要职责；综合素养课等综合素养课程，则注重在培养人的综合素质过程中筑牢理想信念，传承中华优秀传统文化，提高学生的人文内涵；而哲学社会科学和自然科学课程则作为专业课，在其具体的专业知识等的教育中凸显价值引领和人格塑造功能。各类课程在育人目标的实现上相辅相成，体现出了新的思想政治教育观。

二、课程思政的作用

（一）有效提升高校思想政治理论课的教学效果

“课程思政的精髓是立德树人，实现知识传授、能力培养和价值引领的统一”[①]。思想理论课是高校思想政治工作的主要阵地和重要渠道，但是在

① 龚一鸣．课程思政的知与行［J］．中国大学教学，2021（5）：77.

实践教学中，思想政治理论课的课堂教学效果却不甚理想，常出现理论枯燥、课堂出勤率低、抬头率不高等现象。对学生进行思想政治教育，主要是以课堂教学形式为主导，传授政治知识、引导思想认知。这种形式是以“直线式”思维为基础，教学内容相对单一。课程思政理念的提出，对改进当前思想政治理论课的教学效果有直接促进作用。

1. 有助于尽快确立起“全过程、全员育人”的理念

课程思政理念的实施，一方面授课教师增强育人意识和育人责任，交流互动，形成人才培养的全面联动机制；另一方面，能有效改变极少数非思想政治理论课教师中可能存在的错误观念。

2. 有助于有效挖掘各学科课程的思想政治教育资源

通过实施课程思政，将更多的部门、所有老师都调动起来，对各学科、各课程中蕴含的思想政治教育资源进行深入挖掘，使学生在学习知识过程中，提升自己的能力、完善自己的人格、培养自己的正确价值观，将个人成长与社会发展协同起来。

3. 有助于合力育人体制机制的逐步形成

通过实施课程思政，一方面，能推动各类课程教师逐渐形成协同合作的育人合力，思想政治理论课教师将对学生的思想政治素质培养放在首位，综合素养课教师将培养学生的思想政治素质和综合素质结合起来，专业课教师把专业知识传授和价值观引领有机统一起来，形成优势互补的合力育人机制；另一方面，能推动学校各部门之间的通力合作，教务处和研究生院在课程建设上统筹协调、宣传部和文科处在课程内容导向等综合资源保障上协作发力。

（二）有效提高高校思想政治工作质量

相比于传统的思想政治教育理念，课程思政在观念上有所突破、在载体上有所拓展、在内容的丰富和方法的创新等方面都有所提升。通过创新思想政治教育理念，主动转变思路，充分挖掘各类课程的思想政治教育资源，促进包括综合素养课、专业课在内的各类课程与思想政治教育有机融合，从而扩展思想政治教育的内涵与外延，实现全员育人、全过程育人的大思政局面，对于提升高校思想政治工作质量有着重要的意义。

1. 有助于线下思想政治工作与课堂育人形成育人合力

在传统的观念中，思想政治教育主要依赖线下的思想政治工作来承担。

但是，在课程思政的理念的认知中，要发挥课堂的作用，加强课堂教学与思想政治教育的融合，强化通过课堂教学来增强育人的实效。高校的重要使命是立德树人，不仅要实现知识探究、能力培养、人格养成，更核心的任务在于价值引领，担负起引领学生成长成才的使命。对学生开展思想政治教育，是所有老师、所有课程共同的使命。因此，利用好课堂教学，也是对学生进行思想政治教育的重要途径。但是课程思政并要从教学目标出发，深入挖掘各专业知识中的思想政治教育资源，加强对学生理想信念、道德价值等的科学引领。

教师在课堂教学中要注重理论与实践相结合，从每门课的知识点中挖掘思想政治教育资源，在课堂中做到育才与育德的统一，以潜移默化的方式引领学生关心国家建设、引领学生处理好个体成长与奉献社会的关系，特别是一些德高望重的学科专家、知名教授，由于其本身具有较高的道德威望和学术权威，在学生群体和社会上具有较高的被认可度和被信任度，因此，他们在传授专业知识的过程中所传递出的家国情怀等正能量的内容，对学生而言将更具有亲和力、感染力和渗透性。以课堂教学为载体加强学生思想政治教育，将课堂主渠道功能发挥最大化，有助于与线下思想政治工作形成思想政治工作共同体，提升高校思想政治教育同质效力，发挥出全员育人的教育合力，能进一步提升高校思想政治教育的质量。

2. 有助于思想政治教育由“阶段”育人向“全程”育人

提升高校的思想政治理论课主要集中开设在学生最初步入校园的阶段，部分教师惯性认为进行思想政治教育是思想政治理论课的责任，这就使得思想政治教育呈现出“阶段”育人的特征，很大程度上制约着高校思想政治工作的整体效果。要坚持全员全过程全方位育人原则，把思想价值引领贯穿教育教学全过程和各环节。高校在加强思想政治理论课建设的同时，还要发挥各门课程的育人功能，挖掘每个阶段每门课程的育人作用，实现思想政治教育由“阶段”育人向“全程”育人提升。

课堂教学活动是学校的基本活动。如果思想政治教育工作都集中在前半段，那么当这些课程结束后，学生的思想政治教育的课堂理论教学就会出现空白。由于思想政治工作是做人的思想工作，而人的思想又会呈现出主观性和复杂性的特点，不是一个阶段和一个时期的集中教育就可以完成任务的，需要思想政治工作者持之以恒地努力，需要将思想政治工作贯穿在学生学习成长的整个阶段，才能实现“全程”育人的目标。因此，提升学校生思想政治工作的成效就必须超越“阶段”目标，树立“全过程”育人的理念。课程思政正是这一理念的体现，帮助思想政治工作实现由“阶段”育人向“全程”育人提升。

另外，课程思政是挖掘专业课的育人资源，通过润物细无声的方式，实现全过程的育人引导。课程教学活动贯穿于学习的始终，课堂教学又是育人的主渠道。各门课程在传授知识的同时，做到价值引领和知识传授的统一，在传授知识的同时，隐性地开展思想政治教育，传播正确的思政价值观。这样既不会引起学生的反感，又能实现全过程的育人目标。高校老师应坚持在课程教学中贯穿思想政治教育，这对于实现“全过程”育人的思想政治工作有着重要意义。

（三）满足培养新时代人才的内在需要

课堂教学是高校开展思想政治工作的重要渠道。思想政治理论课程教学的开展必须与时俱进，需要持续优化和完善，特别是要注重思想政治教育亲和力的提升。此外，思想政治教育也必须加强自身的针对性，这样，才能满足学生对发展提出的要求。高校中除了思想政治理论课程之外，其他的课程也需要与思政课程协同发展。其他课程的加入让思想政治教育突破了只存在于思想政治理论课堂的局限，其他课程和思想政治课程的协同发展也是新时代高校开展育人工作、课程思政工作的基本方式。高校想要在教学中开展育人工作，想要让教学始终坚持社会主义道路不动摇，想要完成对人才培养的根本任务，那么，必须充分有效地认识课程思政，发挥课堂教学主渠道的重要作用。

1. 确保高校坚持社会主义办学方向

改革开放 40 多年以来，中国从国情出发，选择顺应世界发展潮流的中国特色发展道路，取得了前所未有的发展成就，为实现中华民族伟大复兴的中国梦奠定了坚实的物质基础。其中，高校无疑肩负着重大的责任，要始终把培养合格建设者和可靠接班人作为初心和使命。围绕这一初心和使命，高校的发展方向就需要始终同中国特色社会主义建设的现实目标和未来方向保持一致，努力做到为人民服务，教民之所需，育民之所求；要始终坚持为巩固和发展中国特色社会主义制度服务，坚定道路自信、理论自信、制度自信和文化自信；要始终坚持为改革开放和社会主义现代化建设服务。因此，高校就必须要进一步加强思想政治教育，践行课程思政的理念，让所有的老师、所有的课程、所有的环节都承担起“培养怎样的人、为谁培养人、如何培养人”的历史使命，明确中国特色社会主义的办学方向，坚持社会主义学校的育人导向，把立德树人根本任务育人落到实处，确保社会主义学校人才培养目标的顺利实现。

2. 确保育人工作贯穿教育教学过程

长期以来，我国的教育事业都十分重视育人工作，把育人作为教育教学最重要的功能。知识传授是育人的重要基础，课堂教学是育人的主渠道，学用结合是育人的重要目标。课堂教学是学校教学的基本途径，也是联系师生的纽带，更是生发教育意义的场所。课堂教学的重要性不言而喻，不仅是讲授专业知识的主渠道，也是开展思想政治教学的主渠道。在传授专业学识的同时，教师自身的修养和人格对学生也产生着潜移默化的影响。

“学高为师、身正为范”，教师在教育教学过程中也承担着思想政治教育的职责。在课堂教学过程中，通过加强思政理论研究和建设工作，创新教学方式方法，增强思想政治理论课亲和力、说服力和感染力，实现对学生的育人引导；在通识教育中融入德育，润物无声地传达价值追求与理想信念；在专业课教学中，通过挖掘专业课中蕴含的思政资源，以专业知识为载体，通过教师的言传身教，实现对学生的思想引领。践行课程思政的理念，将思想政治教育贯穿于高校教育教学的全过程、全环节，从而提高育人工作的质量。

3. 确保实现立德树人的根本任务

人才培养是学校的根本任务，立德树人是学校的根本使命。当前，高校办学面临着复杂多变的国际国内环境，教育对象的个性十分鲜明、思想活跃，经受着各类思想观念交锋和多元思想文化碰撞的挑战。这虽然给高校的发展带来了机遇，也带来了较大冲击。学生的思想容易受到外界的影响，这就特别需要教师不仅要注重对学生知识和能力的培养，更要做好对学生思想引领和价值观的塑造工作。因此，教师的全部使命不在于简单地向学生传授知识，还要解答学生在成长过程中遇到的疑惑，加强对学生的正向引导。践行课程思政的理念，明确要求教师在教学、科研、管理和服务工作中，既要服务于学科专业的发展，更要承载着对学生的精神塑造。高校要进一步加强对课程思政的宣传，引导全体教师在教育教学工作中自觉践行社会主义核心价值观，以社会主义核心价值观引领学生的价值成长和价值建构，澄清借助网络迅速传播的各种错误思潮、减轻它们对学生成长带来的负面影响，确保立德树人根本任务的实现。

三、课程思政教学的具体实施

高校思想政治教育工作的开展必须始终以立德树人作为根本任务。高校可以使用多种方式开展课程育人工作，但是，众多方式、众多渠道中最重要的是课堂教学方式，高校可以借助课程改革让思想政治教育覆盖整个教育教学过程。通过改革与创新，高校可以在所有的课堂教学中落实教书育人的重要任务，也可以充分挖掘其他课程中存在的思想政治教育资源，让所有的资源都能够在育人过程中发挥重要作用。

（一）强化对课程思政工作的组织领导

各级党委必须注重思想政治理论课程的建设工作，必须从全局角度着手解决思想政治课程建设遇到的突出问题，做好思政课程建设的保障工作、队伍工作。党委应该统一领导思政课程建设，明确思政课程建设过程中不同部门的具体职责，并且做好部门之间的协同配合工作，构建出高校、社会、政府之间的协同工作格局，为思想政治课程教学活动的开展提供良好的社会氛围。要切实抓好此项工作，形成全党全社会协同联动的氛围，就必须要有统筹的规划、科学的设计和有序推进。在其中，体制和机制的问题是带有根本性、全局性、稳定性和长期性的问题。为此，要不断加强对课程思政工作的组织领导，把课程思政工作的目标任务和具体要求落实到各领域各部门、落实到基层单位，努力构建党委统一领导、党政齐抓共管、宣传部门组织协调、有关部门分工负责的工作体制和工作格局，最终形成推动课程思政的整体优势。

1. 加强学校党委统一领导，统筹规划

深入推进课程思政工作，高校党委必须站在坚守意识形态阵地和保障党的事业薪火相传的战略高度，把课程思政工作作为一项重要的政治任务和战略工程，靠前指挥、抓好关键、强化责任，建设一批学生真心喜爱、终身受益的优秀课程，从而培养和造就担当民族复兴大任的时代新人。

（1）要深刻认识高校党委抓好课程思政工作的极端重要性。高校党委履行学校管党治党主体责任，最终目的是要教书育人、立德树人。

（2）要强化高校党委抓课程思政工作的主体责任。把课程思政工作建设纳入学校总体发展规划，列入党委工作议程，坚持课程思政工作与其他工

作同谋划、同部署、同落实、同考核。课程思政是一项需要学校顶层设计、前瞻布局和组织协调的整体性工作，进行统一规划、宏观指导、组织协调和督促检查，最终实现全员、全过程、全方位育人的目标。

（3）要落实学校党委的主体责任，成立校党委书记为组长的课程思政工作领导小组，分管思想政治工作和分管教学工作的校领导共同参加，总体负责全校改革试点统筹。

（4）建立完善学校各部门常态协作和分工负责机制，建立责任清单，细化工作台账，学校相关部处、院系职责明确，有明确思路、有制度、有落实、有成效，最终形成职责明确、思想统一、上下贯通，执行有力和有效监督的课程思政教育教学育人体系。

总而言之，学校党委主担政治责任，监督各部门实施情况，党委书记作为第一责任人，要对课程思政工作的重大事项进行政治指导，对课程思政工作重点任务亲自部署、重大问题亲自过问、重要事项亲自协调；碎化其他校领导的分管责任，结合自己的分管领域，落实教育教学、科研立项、社会实践、经费保障等方面的政策和措施；党委组织部、党委宣传部、教务处、学工部等相关部处进行相对应的保障支撑。各学院（系）要在师资、实践教学基地等方面对课程思政工作予以积极的具体支持。院（系）是直接落实单位，肩负谋划和推进本学科课程思政建设工作的具体职责，充分发挥校院两级和全体教师的积极性、主动性、创造性，形成课程思政的良好机制和氛围，实现协同协作、同向同行、互联互通，构建一体化的响应机制、协同机制和联动机制。

2. 成立咨询委员会，进行科学的设计

课程思政的推进工作仍处在探索阶段，从设计、实施到反馈都需要经过不断的尝试和改进，才能达到更好的教学效果。所以，高校可以针对课程思政工作专门成立咨询委员会。咨询委员会中应该包括学校的教学主管部门，同时还要确定所有部门中负主要责任的牵头部门。在牵头部门的带领下，各部门之间可以通过协同合作共同规划高校课程。思政教育教学改革的具体内容为设计改革方案，论证方案具体实施的科学性、可操作性及专业性。在开始试点之后，咨询委员会也应该及时对应用过程中的问题进行改进，设计针对性的解决措施，保证课程思政工作可以顺利开展。

各高校要紧紧依托专项咨询委员会持续推进课程思政工作，及时完善和优化改进本校课程思政改革建设方案，不断总结经验、改进工作模式，将思

想政治教育与综合素养教育、专业知识教育有机结合，分步骤、分阶段有序推进，从而有效发挥各类课程的育人功能，逐步完善课程思政工作机制。

3. 设立教改推进办公室，加强项目实施力度

学校应该成立课程思政教改推进办公室。教改推进办公室能够按照课程思政工作领导小组的具体要求推进落实相关工作任务，可以统筹负责学校范围内课程思政教学改革方案的实施工作，能够为课程思政工作的开展提供指导服务、咨询服务，也能够监督工作开展，评价工作开展的最终实效。课程思政属于系统性工程，需要协调好院系、学科专业及课程之间的关系，需要保证各项举措的落实。而这些详细工作的开展离不开办公室的跟进和监督。教改推进办公室的建立是工作质量的保障。高校中包括多种多样的专业课程，开展课程思政时，高校可以先开展试点工作，探索如何确定教学目标、内容、方法，如何分配资源，如何组织活动，如何进行教学效果评估。在有了一定的经验之后，高校可以全面推进课程思政，从而使课程思政覆盖所有的课程。

（二）科学把握课程思政的相关工作原则

高校开展思想政治工作，必须针对具体的事宜制定针对性的措施，也必须与时俱进，注重改革与创新。与此同时，各项工作的开展必须遵循基本规律，高校应该在分析规律的基础上把握和运用规律。课程思政工作开展也是一样的，想要提高工作质量，必须尊重教学规律，尊重学生的发展规律，时刻强调尊重规律、坚持原则的重要性。所以，高校推进课程思政工作时，需要按照学校的实际发展需要，科学把握工作原则，切实提升工作开展的质量和水平。

1. 坚持顶层设计与试点培育相结合

课程思政工作的推进，一方面既要加强学校顶层设计，统筹谋划课程思政教学改革任务和路径措施；另一方面又要发挥改革试点的示范带动作用，分步骤、分阶段有序推进，充分发挥校院两级和全体教师的积极性、主动性、创造性，形成课程思政的良好机制和氛围。课程思政理念的提出与践行，有助于强化每位教师的育德意识和育人责任，能充分挖掘所有课程的思想政治教育资源和育人功能，有效弥补了思想政治理论课教师单兵突进、传统思想政治工作队伍单线作战的不足，初步实现了从专人思政转向全员育人的转变。

2. 坚持知识传授和价值引领相结合

在知识传授的同时，深入挖掘各类课程的思想政治理论教育资源，发挥所有教师在知识传授中的价值引领功能。推进教育综合改革，深入理解课程思政的深刻内涵和创新途径，使所有课程都具备价值塑造、能力培养、知识传授三位一体的课程思政教学目标。既要彰显思想政治理论课程显性的思想政治教育功能，又要强化综合素养课、专业课隐性的思政教育作用。深入挖掘各门课程蕴含的思想政治教育资源，强调所有任课教师在课堂教育教学中的价值引领责任，以“立德树人”为根本，寓价值引领于知识传授中，在价值传播中凝聚知识底蕴，真正做到将思想政治教育融入高校课程教育的全过程。

3. 坚持改革创新和遵循规律相结合

课程思政必须结合教育目标、教育环境以及教育实况，与时俱进地推进其自身的改革，这是高校思想政治教育长期发展的客观规律。在推动课程思政改革创新中，要坚持政治性和学理性相统一、坚持价值性和知识性相统一、坚持建设性和批判性相统一、坚持理论性和实践性相统一、坚持统一性和多样性相统一、坚持主导性和主体性相统一、坚持灌输性和启发性相统一、坚持显性教育和隐性教育相统一。既要解放思想、勇于改革、大胆创新、先行先试，又要遵循思想政治工作规律、遵循教书育人规律、遵循学生成长规律，搞好统筹谋划、精心设计，不断积累经验，确保课程思想政治教育教学改革沿着正确的方向健康推进，不断取得扎实成效。

深化高校思想政治理论课教学改革，确定教材、教学和教师三个关键因素，创新课堂教学内容和形式，充分发挥网络的作用，通过社会实践有机融合，密切关注学生成长问题，卓有成效地提高课堂吸引力。对于提升思想政治教育的实效性而言，课程思政的稳步持续推进是突破高校思想政治工作育人瓶颈的一种极其重要的方式。

4. 坚持教师引领和学生参与相结合

在课程思政教学改革过程中，教师要以德立学、以德施教，加强政治引领和思想教育。实施教师德育意识和育德能力提升计划，将其纳入教师培训体系中，通过举办专题专项德育培训，扎实开展推进；完善教师教学激励机制，对专业课程的育人功能和任课教师的德育实效进行绩效评价，纳入教师综合考核体系中，作为重要参考项。梳理优秀典型，加大宣传力度，积极回应社会关注。同时要契合学生成长发展需求和期待，尊重学生的主体地位，提高学生的参与度，增强课程思政工作的亲和力、针对性和实效性。

（三）明确课程思政的正确育人目标

课程思政的教育理念也是一种体现连续性、系统性的课程观，它不拘泥于各科专业知识的学习，而是通过将思想政治教育的目标融汇于各科的教学当中，使得各门课程都能参与到学校育人的过程当中，形成一个完整的课程育人体系。课程思政的育人目标最终是要培养德智体美劳全面发展的人，努力为国家培养更多担当民族复兴大任的时代新人，以课程思政的全面质量提升带动“三全育人”工作，以育人质量的全面提升带动高校“双一流”建设。具体而言，课程思政工作主要从以下六个方面做出努力：

1. 引导学生坚定理想信念

对于当代学生而言，要树立共产主义远大理想和中国特色社会主义共同理想。各门课程教育教学的任务之一，就是要积极引导学生树立共产主义远大理想、坚定中国特色社会主义共同理想。其中，设计思想政治理论课程的内容时，要着重对共产主义远大理想进行阐述分析，要着重讲解中国特色社会主义及中国梦的内涵，让学生了解中国梦的实现方式及中国特色社会主义发展要达到的目标。讲解的过程中可以融合中国共产党发展历史、共产主义发展历史、我国的国家历史等知识，引导学生形成正确的人生理想，树立远大的家国梦想，坚定正确的理想信念。

思想政治教育课设计教学内容时，可以强调通过对比的方式来凸显社会主义制度的优越性，如可以从历史、生态、文化、经济等角度，凸显社会主义的先进特征、优越特征，让学生全方位地感悟和理解社会主义理想信念，引导学生树立正确的人生信念。专业课程在设计教学内容时，要考虑本专业本学科的特点，从专业发展现状、专业发展未来等角度出发阐释专业发展对国家发展、社会发展的重要性，以此来激发学生形成强烈的使命感、责任感，激发学生想要提升自我的欲望，引导学生将自我发展和国家发展结合起来。在思想政治理论课程、专业教育课程及综合素养课程的综合作用下，学生会更认可中国特色社会主义道路、中国特色社会主义理论、中国特色社会主义制度及中国特色社会主义文化，学生也会成为国家未来发展、国家复兴的接班人。

2. 引导学生厚植爱国主义情怀

爱国，是一个公民基本的素养，也是每位学生应当具备的重要情怀。所有课程开展教育教学活动都需要把爱国当作教学的重要任务。学校应该通过教育教学的方式引导学生正确理解和认识爱国主义的基本含义，培养学生形成浓厚的爱国主义情怀，让爱国主义情怀真正在学生的灵魂深处扎根。思想政治理论课程与教学活动的开展可以让学生从理论层面理解爱国主义的含义，使学生正确看待爱国主义在当代社会的价值，还可以让学生掌握爱党、爱国、爱家、爱人民之间关系的正确处理方式，能够培养学生形成科学的思辨思维。培养学生的爱国之情时，可以适当使用真实案例或历史典故。

思政的教育教学内容设计要从不同课程的学科背景出发，为爱国主义提供更多的理论支撑，从社会学、心理学、政治学等不同视角进行辨析，让学生形成更为清晰的认识和更为科学的认知。专业教育课的教育教学内容设计要以学科专业为依托，通过国际学科专业与产业的发展比较，增强学生们投身专业研究、致力产业发展的危机感、紧迫感，鼓励学生把爱国精神投身为国奉献的实践行动中。

3. 引导学生加强品德的修养

立德树人是中国教育的根本使命，培养品德修养高尚的人才是高校教育教学的中心任务。各门课程教育教学的任务之一，就是要积极引导学生理解加强品德修养的必要性，踏踏实实修好品德，成为有大爱、大德、大情怀的人。设计思想政治理论课程教学内容时，要着重关注品德修养基本内涵的阐释和讲解，引导学生正确理解品德修养的意义，引导学生将优秀品德树立为自身的品德发展目标。品德修养含义的解释需要与时俱进，教师要着重讲解当代社会品德修养的意义，尤其是要引导学生正确理解社会主义核心价值观。教师可以从个人、社会及国家三个角度出发，分析社会主义核心价值观的基本内涵。

思想政治课程设计教学内容时，需要细致划分社会主义核心价值观内容。从个人、职业、社会、国家等多个角度分析道德的作用和意义，而且还应该从法治、伦理、文化、历史等角度阐述社会主义核心价值观的表现形态。除此之外，也要对社会中不同的价值观念进行对比，引导学生正确看待观念差异。专业课程设计教学内容时，要以专业知识、专业特性为基础，在此前提下，找到专业教学内容和社会主义核心价值观之间的共同点。

4. 引导学生增长知识见识

如今的竞争是人才的竞争，人才竞争力的核心之一就是见识与才智的较量。高校各门课程教育教学的任务之一，就是要教育引导学生珍惜学习时光，心无旁骛求知问学，增长见识，丰富学识，沿着求真理、悟道理、明事理的方向前进。设计思想政治理论课程的教学内容时，要引导学生正确理解和认识“四个正确认识”，要让学生在认识世界、认识中国特色社会主义、认识时代发展责任、认识远大理想和远大抱负等方面形成正确看法。要培养学生的大局观意识，让学生站在世界的高度正确分析中国和世界的联系。思想政治教育课程教学要让学生意识到个人发展、个人见识对社会发展和国家发展的重要作用，使学生自主能动地提升自身的知识和见识。

思政的教育教学内容设计要以拓展学生见识为主要任务，整合全校教学资源，开设尽可能多、可供自由选择的不同门类综合素养课程，大力拓展学生知识面，主动加强不同学科间的协同与交叉，让理工科学生增加人文社科知识、让人文社科学生接触理工知识，力争实现文理交融、医工交叉；增加实践教学环节，拓宽学生视野，让学生在实践中提升运用知识的能力。专业教育课的教育教学内容设计要以增长学生知识为主要任务，发挥教学名师的育人效应，鼓励更多的大师走进一线课堂，让学生接触掌握最前沿的专业知识；要充分调动教师的教学积极性，培训提升课堂教学水平与效果，激发学生的求知欲，教育学生扎实掌握专业知识。

5. 引导学生培养奋斗精神

新时代中国特色社会主义的建设最需要的精神之一就是奋斗精神和创新精神。高校各门课程教育教学的任务之一，就是要教育引导学生培育敢于担当、不懈奋斗的精神，塑造勇于奋斗的精神状态，保持乐观向上的人生态度。教师在设计思想政治理论课程的教学内容时，要让学生对奋斗精神的本质产生深刻认知。同时，也要和学生阐释中国在新时代要完成的建设任务、要实现的中国梦想，使学生形成责任担当、使命担当。此外，要着重分析有新时代特征的奋斗精神，并且将奋斗精神和理想信念结合在一起，激发学生担负起自己的时代使命。

思想政治课程设计教学内容时，要使内容为奋斗情怀教育而服务。举例来说，学校可以开展奋斗精神专题讲座和专项教育活动，综合对学生进行奋斗精神、爱国精神、乐观主义精神等方面的教育。奋斗情怀教育可以适当引用历史名人的真实事迹，通过真实事迹激发学生形成更强的奋斗动力。专业教育课程在设计教学内容时，需要将奋斗精神融入专业知识的讲授中，要引导学生形成不怕困难、艰苦奋斗的拼搏精神，要让学生敢于攻克研究难题。专业课中，教师可以使用本专业领域内优秀名人的事迹，和学生分享榜样人物在科研过程中的真实成长经历，这样，学生更容易受到激励，更容易奋发图强，拼搏奋斗。

6. 引导学生增强综合素养

高校建设教育体系时，要注重对学生德智体美劳五个方面的综合培养。高校应该构建出质量更高的人才培养体系，培养综合性人才，让学生形成综合能力，形成全局思维、创新思维。对人才的综合培养是当代中国教育发展的职责，也是高校开展课程教育要完成的基本任务。思想政治理论课程设计教学内容时，要强调对学生德行的培养，要引导学生认识和理解个人品德和国家工作之间有哪些异同之处，要引导学生正确看待个人、集体和国家三个利益主体之间的联系。思想政治理论课教学应该致力于将学生培养成有远大家国理想、有正确价值观念的综合性人才。

思想政治课程设计教学内容时，要让教学内容更多地为“体美劳”而服务。举例来说，可以利用体育课程、竞赛比赛培养学生形成健康最重要的观念，让学生注重个人体质、人格以及意识的锤炼。再如，可以利用文化课程、美术课程、音乐课程对学生进行文化教育、美育教育，培养学生形成正确的审美，提高学生的人文素养。此外，学校也可以借助志愿活动、社会实践培养学生形成劳动精神，引导学生正确看待劳动的意义。专业教育课程在设计教学内容时，要着重培养学生的智慧。一方面，要关注知识的讲解，既要讲解基础学科知识，也要讲解学科发展的前沿知识；另一方面，也要注重知识的实践应用，要引导学生使用知识分析问题、处理问题。在实践的过程中，教师要引导学生将理论知识和实践问题联系起来，最终将学生培养成理论知识储备量大、实际动手操作能力强、综合素养水平高的高质量人才。

（四）全力打造“三位一体”的课程体系

高校要坚持立德树人，把培育和践行社会主义核心价值观融入教书育人的全过程，着眼德才兼备、全面发展的培养目标，需要坚持以社会主义核心价值观为核心内容，构建全方位、全过程、全员育人的高校学生思想政治教育体系。课程思政工作是当前教育事业的一项重大战略部署，需要将这一理念全方位地融入高校思想政治工作中，从而为高校开展思政工作提供新的思路、构建新的路线图。打造思想政治理论课、综合素养课程、专业课“三位一体”的思想政治理论教育课程体系，突破了传统思想政治理论课单向度育人理念，建构起了思想政治理论课、专业课和综合素养课协同的立体化育人模式，突出显性教育和隐性教育相融通，将价值引领蕴含在知识传授和能力培养中，注重在价值传播中凝聚知识底蕴、在能力培养中体现价值内涵，进而创造性地将人文与科技相结合、将思想政治理论课与专业课相结合，提高了高校思想政治理论课的实效性。因此，推进课程思政教育教学改革，要从战略高度构建以思想政治理论课为核心、综合素养课程为支撑、专业课为辐射的“三位一体”的思想政治教育课程体系，牢牢抓住课堂育人主渠道主阵地，将高校党委意识形态责任制落实到一线课堂，教师思政工作从宏观抽象要求转化成具体微观的解决方案，找到实现高校三全育人的关键枢纽和有效抓手。

1. 有效开展思想政治理论课，发挥思想政治教育作用

在高校思想政治教育课程体系中，思想政治理论课是核心、是根本、是基石。思想政治理论课质量提升是核心环节，要注重发挥思想政治理论课在学生社会主义核心价值观教育中的引领作用，着力增强高校思想政治理论课的实效性。以立德树人为中心环节，聚焦思想政治理论课教学重点、难点问题，推动教材体系向教学体系转化，共建共享思想政治理论课优质教学资源，加强思想政治理论课教师队伍建设，不断提升思想政治理论课教学的亲和力和针对性，切实增强大学生在思想政治理论课上的获得感。

实现正确思政思想在所有课程、全体教师、教育教学全过程的全覆盖，使青年学生坚定理想信念、坚定“四个自信”扎实推进领导干部上思想政治理论课，加强高校党建和思想政治工作，有利于青年学生从“顶层设计”的高度了解国情、党情、社情、民情。进一步推动领导干部上讲台，使之制度化、常态化，对于加强和改进高校党建和思想政治工作，做好学生思想政治教育，汇聚广大师生同心共筑中国梦的强大力量具有重要意义。加强资源库构建，为课程思政提供宝贵的资料来源，进一步加强学科建设、师资队伍建设、课程建设、教育教学改革，发挥思政理论相关学科优势，整合力量、联合攻关。打造一系列示范课程，推出一批公开教学观摩课，有利于青年学生坚定信仰，增强社会责任感。

2. 发挥综合素养课特色，将时代性和民族性有机结合

通识教育是为了让受教育者掌握可以和不同人群交流沟通的知识，是为了让受教育者形成多元价值观。通识教育没有明显的专业壁垒限制，学生可以选择多样化的通识教育课程，也正是因为能够进行多样化的选择，所以，学生的创造更加自由。通识教育属于人文教育的一种，不过于强调实用性和功利性。通识教育包括的内容非常多，通识教育的范围非常大，它有极强的包容性。通识教育的内容中既包括和中国特色社会主义有关的内容，也包括能够助推学生联系世界、融入世界的内容。通识教育的出现有助于打造出多元化的现代教育模式。通识教育具有鲜明的中华传统文化内涵有助于让通识教育显现出时代性特点、民族性特点，也有助于各专业领域或中华传统文化的深入结合。通识教育是传统优秀文化和现代社会文明的有机统一，对提升育人质量有很大的帮助。

3. 强化专业课育人导向，与思想政治理论课同向同行

专业课是高校根据培养目标所开设的讲授专业知识和培养专门技能的课程，让学生掌握必要的专业基本理论、专业知识和专业技能，培养分析解决本专业范围内一般实际问题的能力。相比思想政治理论课，目前专业课教学中对知识传授更为偏重，育德意识和育德能力相对较弱。要想实现课程思政改革的整体目标，就要充分挖掘专业课的育人功能，深度发挥课堂主渠道的育人作用，在知识传授中强调主流价值引领，提炼专业课中蕴含的文化基因和价值范式及德育元素，在专业技能知识学习中融入理想信念层面的精神指引。

为此，一方面要积极探究专业课的思政育人内涵和科学的体制机制。专业课的思想政治育人内涵指的是在讲解专业知识的基础上，应该充分挖掘专业课程中的育人内容，提炼专业课程的文化底蕴，然后借助生动多样的课堂教学载体综合地向学生传授专业知识和价值理念，以此来完成知识传授过程中的思想价值观念教育。在知识传授的过程中，加强价值引领有助于学生在步入社会后将具体的理论知识应用在社会问题的处理过程中，也有助于教育学生形成正确的为人处世态度，能让学生正确认识成材的目的。另一方面，要深入研究专业课程在践行课程思政理念时遵循的基本规律，要优化课程思政教育体系，总结有效的教育方法。专业课践行课程思政理念的主要任务是实现思政教育和专业课教育之间的精准对接，保证二者可以深层次地有效融

合。其中，挖掘专业课程中的思想政治教育资源和教育内容至关重要。要以思想政治教育元素和资源为切入，围绕课堂教学这一主线，从课程设置、课程参与主体（教师、学生）两方面着手，逐步实现专业课的思政育人功能，从而最终实现思想政治课、综合素养课与专业课的同向同行、协同育人。专业课践行课程思政的机制可以概括为点（专业课中的思想政治教育元素和资源）、线（课堂教学主线）、面（“三位一体”思想政治教育课程体系）的有机结合和统一。

（1）点挖掘专业课中的德育因素点。在专业课教学中践行课程思政的理念，需要在全面关注学生的发展需求基础上，选准思想政治教育在专业课教学中的最佳结合点，使两者有机融合，并以此为抓手推动专业知识学习与价值培育实践的有效结合。要在思想政治教育原则指引下，对专业课进行深度开发，充分挖掘和激发其中的思想政治教育内涵，科学、有序地推动专业课思政教育。因此，在专业课教学中践行课程思政的理念，关键和核心在于找准思想政治教育的元素和资源，以无缝对接和有机互融的方式建立专业知识与思想政治教育目标的内在契合关系。

深入思考每一门专业课，都可以凝练出其在情感培育、态度选择、价值观引领等方面的教育要求，而这些要求也就是思想政治教育与专业课结合的因素点。相对而言，哲学社会科学类的专业课应更多地凸显其在强化社会主义意识形态教育方面的作用，自然科学类的专业课则应更注重对学生科学思维、职业素养的养成教育。具体而言，要根据专业课的教育要求，结合课程自身特点，分别从爱国情怀、社会责任、科学精神、人文精神、品德修养等角度找准思想政治教育的因素点，设置课程思想政治教育目标，有机融入社会主义核心价值观、中国优秀传统文化教育以及理想信念教育、爱国主义教育、道德品质教育，特别是“道路自信、理论自信、制度自信、文化自信”的教育内容。

（2）把握课堂教学主线。围绕课堂教学这一主线，需要从课程设置、课程参与主体（教师、学生）两方面着手，不断探索课程思政的有效路径和载体。在课程设置上，首先要明确课程总体思想政治教育目标，在思想政治教育目标引领下，结合专业课特点，深入挖掘专业课的思想政治教育内涵和要素，做好专业课的育人教学设计，从而优化课程设置。课程内容的设置要在立足专业知识的基础上，推动中华优秀传统文化融入教育教学过程，明确课程建设标准，并将思想政治教育路径固化于教学大纲中。其次要结合课程内容创新教学方式方法，探索课堂教学、社会实践、网络运用等多维课程组织形式，在授课过程中结合学生特点进行科学引导。

就教师而言，要针对性地提升专业课教师的育德意识和育德能力。一方面要转变专业教师的传统育人观念，提升专业课教师对课程思政的认知，消除思想误区。目前，仍有一些专业课教师对于课程思政的认识还是停留在思政课程层面上。因此，要帮助教师明确思想政治教育与专业课之间的关系，认识到思想政治教育不仅不会影响专业课原本的专业知识教学，相反还会提升教学的思想性、人文性，深化教学的内涵。另一方面，教师自身的思想政治教育水平及文化素养也是在专业课教学中践行课程思政的理念的重要因素。专业课中思想政治教育要素的融入，对于教师的思想政治素养和知识积淀提出了更高的要求。如何找准专业课的思想政治教育资源与元素，实现育人目标与专业知识的精准对接，保证专业课知识讲授的同时有效融入思想政治教育，需要专业课教师不断提升自身的思想政治素养。另外，实现思想政治教育与专业课的有机对接，需要教师能够基于思想政治教育核心原则和内化要求，主动结合专业课的设计与教学活动的实施，深度开发教材，挖掘其中的思想政治教育内涵，并在专业课中自然地融入。

对于学生而言，要在专业学习和社会实践中不断接受思想政治教育的内容，提高自身的思想政治素养。课程思政的落脚点要放在学生思想政治素养的发展上，要引导学生形成正确的世界观、人生观、价值观。为此，对于学生发展的评价要和对课程思政工作质量的评价结合在一起。但思想政治素养的提升是一个循序渐进的过程，因此评价应该更注重过程而不应是唯结果论。可以探索建立学生思想政治素养发展档案，在课程教学过程中记录学生思想政治素养的变化，课程结束时由教师和学生个人对学生的思想政治教育目标实现情况进行双向评价。

（3）构建三位一体的思想政治教育课程体系。在坚持以立德树人为根本任务的前提下，通过深入挖掘专业课中的思想政治教育资源与元素，立足学科优势，实现思想政治教育目标与专业课知识点的精准对接。一方面，要围绕课堂教学主线，从课程设置、课程参与主体（教师、学生）两方面着手，不断探究课程思政的有效路径和载体，最终构建起专业课与思想政治理论课、综合素养课协同的“三位一体”的高校思想政治教育课程体系；另一方面，要根据课程思政基本要素的内在联系，把目标、主体、内容、路径等要素融合为一个有机体，协同推进思想政治理论课的显性价值引领和专业课、综合素养课程的隐性价值渗透的有机融合，保证思想政治理论课的核心地位，同时充分发挥其他课程的育人作用。

（五）优化课程思政教学的具体实施过程

课程思政工作想要科学推进必须始终围绕课程思政的三位一体教学目标，也就是必须要高度关注知识传授、价值塑造及能力培养这三方面的要求。在关注这三方面的教学目标的基础上，需要展开系统的思考和梳理，需要充分挖掘其他课程中包括的思想政治教育资源，然后修订和完善专业课程的人才培养方案，建立健全课程思政建设体系架构。体系架构中包括的思想政治理论课需要进一步发挥显性教育作用，包括的专业课程及综合素养课程需要进一步挖掘课程中的思想政治教育元素，需要强化自身的思想政治教育功能。想要完成以上目标，需要依托完善的教学管理体系、课程管理体系，需要建立健全教学评价机制，创新教学管理方法。

1. 优化教材编写

教材对于课程思政来讲至关重要，教材是开展育人活动的基础，是教材体系的建设重点。课程教材中包括的内容代表的是国家意志，特别是意识形态属性特征鲜明的学科，如哲学社会科学，这样的学科教材编写必须深入研究确定使用哪些教学内容。想要编写出高质量的教材，需要依托骨干教师，也需要整合资源。每一个学科都应当立足育人根本，用生动活泼的方式培养身心健康、态度积极的学生，在传授知识的过程中加强价值引领。通过集体备课，引入吸引学生的案例，融入时事政治中鲜活的育人元素开展课堂教学；要分步推进计划表，明确责任分工，设计好成果目标，借助教学大纲的编写，融合课程思政、工程认证和应用本科专业建设的要求，保持课程与专业建设共进方向。

不同的课程有不同的特征，课程思政教学方案的设计、教学指南的确定需要充分挖掘课程中包含着的思想政治教育元素，并且需要将知识所包含的思想精神明确地阐释出来。思想政治教育和专业课程教育的结合需要找到合适的育人角度，这样，教育才能更有感染力，课堂才能在育人培养方面发挥主渠道作用。

此外，思政理论相关学科的育人方式也需要进一步优化。作为一个学科，要突出科学性，强调核心素养，遵循教育规律。如果学科根基缺失，则难以立足于课堂。要在遵循社会发展逻辑、人的认知逻辑和成长逻辑的基础上，统筹设计，制定分层教学目标，把对理论的深度阐释和便于教育对象理解和接受有机结合起来。

2. 优化教学设计

要把思想政治教育有效融入教学全过程，教学组织设计尤为重要。为此，需要主要考虑教学主体、教学内容管理、教学过程管理三方面要素。

（1）在教学主体方面，领导层需要发挥引领作用，建立健全思想政治理论课程和哲学社会科学其他课程的协同机制，制定科学标准的管理方法，推动课程思政教育教学向科学规范的方向发展。

（2）教学内容管理方面，需要明确确定全部专业课程都要承担育人职责。所有专业课程的教师在讲解专业知识、传授专业技能的同时，都要对学生进行思想政治教育。学校需要按照思想政治教育目标的要求，修订完善专业人才培养方案，为每一个专业课程制定课程思政教学指南。有较强意识形态特征的哲学社会科学学科应充分挖掘其中蕴含的思想政治教育资源。深化哲学社会科学教育教学改革，建立健全符合国情的哲学社会科学人才培养质量标准体系。高校哲学社会科学相关专业统一使用符合时代要求的理论研究和建设工程重点教材。

（3）教学过程管理方面，需要完善和优化教学大纲教学管理办法、课程设置制度，需要构建教案评价制度、课程标准审核制度，此外，学校也应该完善教学监督制度，与教学有关的全部环节都需要有效梳理，要让所有的课堂教学环节都充分发挥育人作用。综合来看，教学过程管理必须规范化，必须细致，教学管理工作的开展必须遵循制度要求，必须有章可循。

3. 优化评价反馈

由于思想政治教育的复合性，人们很难将学生思想政治素养上的发展归功于某个单一方面的工作。也就是说，专业课教师的教育、思想政治理论课程教师的教育、学校管理岗位教师的教育、学生工作队伍中教师的教育可能会同时对学生发展产生影响，它们可以叠加发挥作用。所以，当结果出现变化时，很难准确界定变化来自于哪些方面。但是，这不代表不需要评价。相反，课程思政应该根据自身的独特特征制定特色化的评价指标。评价应该包括教师评价、学生评价、教育内容评价、教学方式评价等多个方面。所以，构建出的评价指标体系也应该是全面的、多样化的，也只有这样，最终的评价才能是客观的、公正的、全面的、科学的。

（1）评价主体的确定应该科学合理。推进课程思政工作需要从教学和管理两个角度同时入手，所以评价时，评价主体也应该包括和教学管理有关的所有主体。如学生、教师、辅导员、课程管理人员等。各个评价主体需要以专业课教学践行课程思政理念中明确的内容为标准开展评价工作。在各个主体独立评价之后，主体需要通过协商的方式确定最终的综合性评价，然后仔细分析取得当下成果的具体原因。这种评价方式可能有一定的武断性，但是，为了确定专业课教学在课程思政理念方面所取得的效果，有时需要进行必要的分割，让主体独立做出评价。

（2）评价维度的设定应该科学合理。评价应该因主体的差异而不同，不同主体进行评价时评价视角应该不同，这样，最终的评价结果才是全面的、科学的。具体来讲，专业课教师应该评价学生的学习态度、学习情感和学习价值观的变化，此外，还要评价学生的专业认知、专业能力。思想政治理论课教师应该着重评价学生的价值观、人生观、世界观；学业导师应该注重评价学生的学业价值、学业理想及学生对个人学业和国家发展关系的看法；辅导员教师应该着重评价学生在学校活动中的积极性、参与度以及学生在其他方面的行为变化。多个主体评价之后，需要合成评价，得出最终的评价结果。

（3）评价活动的开展应该系统化。课程思政评价和学生发展评价通常情况下会融合在一起，因为评价本身就是一项系统性的工作，评价活动的开展需要周详仔细的规划。学生思想政治素养的提高并非一朝一夕就能完成，相反，是循序渐进的过程。在评价过程中，首先，应该从定性角度对过程展开评价；其次，应该从学生个人成长、自我发展的角度进行纵向评价，尽量减少学生和其他学生之间的横向比较。确定评价标准和评价方法时，需要从价值观、态度及情感三个层次出发，这三个方面是所有课程评价都应该关注的重要内容。明确评价层次、评价角度之后，可以以此为基础制定评价标准。评价可以选择的方法比较多，如可以使用关键事件法、思想政治素养发展档案法等。评价完成之后，需要有效利用评价结果，如可以根据评价结果改进和完善教学活动。

（4）评价督查机制应该健全完善。评价督查机制可以保证课程思政工作有序推进、和有效落实。教师是推进和落实课程思政工作的主体，所以，为了保证获得好的工作效果，需要对教师进行思想政治方面的考核。高校应该在教师评估考核体系中加入与思想政治工作有关的考核内容。同时，高校也应该在学校层面把课程改革工作的完成情况纳入学校办学质量评估考核体系中，通过课程改革工作的完成情况来判断学校领导班子的工作成效。此外，课程改革工作的完成情况也应该是学校党建和思想政治工作督导评价体系的重要内容。高校应该改革学术评价体系，哲学社会科学的评价不应该使用自然科学的评价标准，中国哲学社会科学的评价工作的开展不应该使用西方的学术评价体系；而且学术评价体系不应该过于注重科研而忽视教学评价。改革之后的学术评价体系应该突出对教学过程的评价，评价体系的重点应该回归到立德树人的教育任务上，学术评价体系应该关注学生发展。教师职称评价体系应该持续优化，要减少对教师文章发表数量、项目完成数量的考核，要更关注教师在教学方面取得的成果，要以学生的成长变化为指标评价教师的工作成效。学校应该鼓励教师关心学生发展、关心学生成长，辅助学生参与竞赛。学校应该号召教师积极参与各种各样的育人实践活动。对教师在育人实践活动当中取得的有效成果也应该给予高度认可和表扬，并且，要将成果作为考核教师教学的评价指标。鼓励广大高校教师将育人的使命牢记于心，将更多更好的精力和热情投身于育人事业。

（六）加大教师队伍建设推进的力度

课程思政强调所有的教师都有育人职责，强调团队合作，需要整合思想政治理论课教师、专业课教师、学生辅导员和班主任队伍，组建多学科背景互相支撑、良性互动的顶尖师资课程教学团队，将思想政治教育工作贯穿教育教学全过程，坚持知识传授和价值引领的统一，实现全员育人，全方位育人，全过程育人。办好思想政治理论课关键在教师，关键在发挥教师的积极性、主动性、创造性。为此，要着力提升教师育人意识与能力，加强教师队伍建设，使教师做到教书和育人的高度统一。实施课程思政，就是要求所有任课教师不仅要在思想认识上形成全员育人的共识，也要在专业发展上具备有效育人的能力，将育人要求和价值观教育内容融入专业教师的教学体系。

1. 提高专业课教师对课程思政的价值认同

课程思政工作的推进离不开教师，教师的德育意识和能力对课程思政教育效果有着直接影响。想要获得好的课程思政教育效果，教师必须自觉承担起育人职责，必须有牢固的德育教育意识，必须注重体育教育和德育教育的平衡。

（1）课程思政工作的推进必须紧跟时代发展。课程思政工作的深入推进需要始终遵循思想政治学科的引领。在此基础上，注重思想政治学科和其他学科的协同，最终打造出所有学科共同育人的综合格局。综合格局的形成可以汇聚学校力量，整合学校资源，可以让全部课程都发挥育人功能。课程思政需要挖掘其他学科中包含的思想政治理论教育资源，需要从战略层面出发建立三位一体的思政教育课程体系，保证全部专业的教师在教学过程中都有能力、都善于运用教学方法对学生进行思想政治方面的教育。学校需要定期对教师进行培训，要求教师进行思想政治教育课程和专业课程之间的交叉研究，要求教师将本领域发展所取得的新的理论成果转化成学科教学的内容。

（2）个别教师对课程思政的认识可能不深入，甚至存在一定的误解，学校需要引导教师正确认识专业课程和思想政治教育课程之间的联系。学校应该从多个角度出发引导专业课教师正确认识课程思政在专业课程知识教育、能力培养以及学生价值观教育方面的作用，帮助教师理解课程育人的重要价值，使教师认识课程思政在学生思维培养、人文素养培养、价值观念培养方面的重要作用。学校可以利用讲座、培训等方式让专业课教师真正了解到思想政治教育在专业课教学中的促进作用。思想政治教育融入专业课教育中，不仅不会降低专业课的教学效果，反而会提高专业课教学的人文内涵，使专业课教学的思想性有所提升，让专业课教学发挥更强的效能。学校无论是举办讲座，还是定期对教师培训，都是为了让专业课教师形成正确的思想观念，都是为了引导专业课教师在教学当中坚持教书育人的统一。新时代的教师不能只是讲解知识的教书匠人，还应该成为学生品行发展、人格塑造、价值观念养成方面的引导者。教师开展的专业课程教学既要涉及到知识的讲解、技能的传授，也要涉及到思想价值观念方面的感染和渗透。综合来看，所有的课程都应该发挥育人功能。

2. 提高专业课教师对课程思政的教学能力

课程思政的实施需要依赖教学主课堂，而课堂教学是由教师负责的，因此，教师队伍建设非常重要。分析当下的课堂教学现状可以发现，专业课教师没有形成较强的课程思政教学意识，开展思想政治教育工作的能力也不足。所以，课程思政教学质量的提升一直存在一定的阻碍。在这样的情况下，最重要的任务就是提升专业课教师开展思想政治教育的能力，保证课程思政的稳步推进。只有在专业课教师能够胜任课程思政工作的情况下，课程思政的育人功能才能得到提高。

学校可以定期对全体教师进行培训，提高教师的德育意识和德育能力。

举例来说，学校可以加强对新入职教师的岗前培训，可以加大对课堂教学的督导力度，可以经常举办教学技能竞赛，可以加强日常政治学习。通过各种各样的措施，教师传道授业的意识可以得到有效强化，传道授业的能力可以得到有效提升，教师可以在教学中更好地承担育人职责。对学生人格的塑造并不仅仅是思想政治教育课程教师的职责，而应该是所有授课教师的职责。授课教师在传授知识和技能的同时，也要关注学生的健康成长，要成为学生思想品德发展的引路人。具体来讲，能够胜任课程思政工作的教师应该具有以下方面的能力：

（1）教师应该具备综合运用思想政治教育体系的能力。该能力的形成要求学校对教师进行常态化的培训，向教师讲解思想政治教育体系的内涵及体系的形成逻辑，这样教师就能逐步形成思想政治教育教学所需的基本能力和基本素养。能力和素养的形成保证了课程思政的教学效果。

（2）教师应该掌握思想政治教育的教学特征、教学规律。思想政治教育有独特的学科特点，教学开展应该遵循特定要求。和其他的社会主义学科不同，思想政治教育学科更严肃，掌握思想政治教育的教学特征、教学规律有助于教师使用适合的方式开展教育活动，有助于专业教师更顺利地开展课程思政工作。

（3）教师应该具备教学设计能力。课程思政工作想要取得有效成果，专业课教师要加强教学设计，只有专业教师有更强的课程设计能力、教材内容开发能力、课程思政管理能力、评价能力，专业课教师才能顺利推进课程思政工作。

（七）加深对课程思政建设规律的思考

近年来，全国各高校积极探索课程思政的建设工作，在理论和实践上进行了多角度的研究分析，对课程思政的建设规律做了较多的思考，也取得了一定的成效。但随着高等教育事业的快速发展和培养勇担民族复兴大任的时代新人的需求日益强烈，对课程思政内在规律的研究仍需要进一步加强。

1. 加深对课程思政内涵的认识

推进课程思政工作，需要清晰把握课程思政的内涵，要不断拓展原有工作的边界，对课程思政的理论内涵、学理探究、模式探寻、成效考评等进行深化研究。

（1）要对课程思政工作的内在规律加强研究，从学理上进行总结、提升和深化。例如，课程思政的理论基石是什么、课程思政的工作主体有哪些，思想政治理论课、综合素养课与专业课结合的内在逻辑在哪里，什么样的模式才是更为有效的，如何才能有效地将思想政治教育与各门课的教育教学结合起来等问题，都亟待更为深入的思考。只有厘清以上关键核心问题，才能对课程思政形成学理性、科学性的认识，也才能使得课程思政创新走向常态化、形成规律性。

（2）要积极探索课程思政的有效推广模式。在课程思政工作取得现有成果的基础上，要注重提炼总结，努力形成一套能够在全国范围内复制和推广、带有较强指导性的课程思政工作模式。从实践工作情况来看，目前各学校的课程思政建设多以专题形式进行，主题相对较为单一，内容同质性较高。尽管各高校通过不断深化主题，想了很多办法、创新很多形式，但内在的运行机制问题始终没有破题。只有厘清课程思政工作各主体的内在联系，构建有效的联动协同机制，总结工作推进中的运行规律，才能将课程思政工作有效推广开来。

（3）要探索不同课程在课程思政建设中的功能定位与育人协同机制。目前各高校开设了较多的综合素养课，内容涵盖人文、社会、政治、经济、文化等诸多方面，但需要挖掘的思想政治教育资源和元素仍有待进一步去丰富。例如，中国古代传统文化强调“修身齐家治国平天下”强调内省教育等，其中蕴含的思想政治教育资源较多，都需要科学地反映在课程思政的具体建设中。同时加强对专业课的思想政治教育资源的挖掘，也是课程思政建设的重要内容和必要支撑。

2. 构建思政课程和课程思政协同育人的联动机制

思政课程与课程思政之间联动机制的构建需要长期坚持，需要解决一系列的复杂问题，高校要注重各部门之间的合作联动，也要加强教学管理，更新教学理念，优化教学方法。

（1）构建思政课程教师和专业课教师之间的科学互动模式。思政课程和课程思政的结合有助于整体规划设计课程育人目标，有助于整合思想政治教育资源，而且促进了课程思政在其他专业课程教学中的应用。二者的有效结合不仅为思政理论课教学提供了更丰富的内容，还丰富了思想政治课程教师的知识体系，提高了专业课教师的政治素养。

（2）建立分别适合专业课和思想政治理论课的课程思政建设机制。

一方面，专业课程的发展必须始终贯彻课程思政理念。针对专业课的课程改革，首先，应该调整课程培养目标，修订人才培养方案。其次，需要修订教学大纲，让专业课教师重新审视和认识教学目标内容，重新确定教学定位。教学开展过程中，学校应该成立教学督导队伍监督课堂教学；在学生评教中，对专业课教师讲授思想政治教育内容的教学效果进行专项评分，尽可能为课程思政工作的开展提供教学方面的机制保障。最后，课程思政工作的开展情况应该成为教师评估的重要评估指标，学校应该通过各项鼓励措施激发教师参与课程思政工作，提高他们的工作积极性。

另一方面，针对思想政治理论课，要始终坚持高标准、严要求。对加强思想政治教育理论课的组织管理、教学管理、队伍管理、学科建设和特色项目等方面提出明确的课程建设标准，并确立了对应的责任部门。贯彻文件精神，高校要建立起备课、听课制度，以及教学内容和教学质量监控制度，还要打通校内思想政治教育资源，形成协同合力。首先，要将思想政治理论课的教育延伸和贯穿到学生学习、生活的全过程。依托团委、学生会、学生党组织、社团等开展丰富多彩的政治理论主题学习活动，提升学生党性、增强学生的“四个意识”巩固思想政治理论课的教学成果。其次，要整体推进高校党政干部和共青团干部、思想政治理论课教师和其他哲学社会科学专业课教师、辅导员班主任和心理咨询教师等队伍建设，抓好教育培训，强化实践锻炼，健全激励机制，不断加强队伍建设。

（3）固化思政课程和课程思政的协同育人体系。高校要积极搭建大思政育人格局，探索建立学生思想政治教育专项工作指导委员会，把校内相关部门全部调动起来，相互支持、相互配合，从教育教学、学科建设、人才培养、科研立项、社会实践、经费保障等各方面做好全方位的保障。例如，可由人事处、科研处牵头，对师资队伍进行聘任和考核时，增加课程思政相关的工作要求；可由文科处、规划处牵头，引导教师加强对思想政治理论课和课程思政相关的创新项目研究；可由学生处、团委牵头，加强学生“第二课堂”与“第一课堂”的对接。在各二级教学单位层面，可建立由二级党组织书记、院长任组长，分管教学副院长、副主任和分管学生工作副书记任副组长的学生思想政治教育工作小组，整体推进思想政治理论课和课程思政的教育教学工作。

3. 增强课程思政理论方面的攻关

理论研究的过程，就是发现问题、筛选问题、研究问题、解决问题的过程。只有具有鲜明的问题意识、突出的问题指向、科学的解题方法，才能守正出新，不断超越、不断完善。课程思政是一个新理念，是一个新事物，要想确保课程思政推进的效果，因此，需要持续加强对课程思政相关问题的深入研究。加强课程思政的理论研究和规律思考，能够更好地解释此项工作推出的背景依据，增加公信力；能够更科学地预判关键环节和发展趋势，更具前瞻性；能够更有效地指导工作实践，更具指导性。

增强课程思政理论方面的攻关，具体而言包括：①深入研究“三全育人”理念的落地机制。要把思想政治工作贯穿教育教学全过程，实现全方位、全过程、全员育人。一方面，需要及时转变理念。要将课程思政工作与三全育人理念有机统一起来，树立高校“大思政”思维，打破资源的壁垒、队伍的隔阂、体制的掣肘，从教育教学的全局、立德树人的大局通盘考虑。另一方面，要在体制机制上创新突破。从育人目标着手，把教学资源、培养方案、内容方式、考核评价、配套保障等结合起来，顺利实现从思政课程向课程思政的转变，最终形成教育合力。②深入研究形成科学有效的教学方式。在课程思政的教学实施中，要突出显性教育和隐性教育相融通，将价值引领蕴含在知识传授和能力培养中，注重在价值传播中凝聚知识底蕴、在能力培养中体现价值内涵。而要将课程思政理念落地到每门课的教育教学过程中，就要牢牢把握课堂教学的三要素——教师、学生、教学内容。通过设计有效的教学方式，让教师首先接受承担思想政治教育职责的理念，选取精准的教学内容，让学生在求知中潜移默化地接受价值观的引领。只有将社会主义核心价值观巧妙融入课程教学中，充分发挥课堂主渠道作用，才能真正做到立德树人、教书育人。

从总体推进情况来看，课程思政还处于试点和推广阶段，关于课程思政的深度理论研究、实践经验凝练还未全面铺开。要进一步提升课程思政工作的成效，就需要进一步加强学科建设、师资队伍建设、课程建设和教育教学改革的研究，就需要进一步发挥思政理论相关的学科优势，整合力量、联合攻关，围绕立德树人的中心环节，聚焦课堂教学重点和难点问题，推动课程思政工作逐步走向制度化、规范化和常态化。

第二节　组织学与胚胎学课程思政着力点与教学方法

高校的职责是为社会培养全方面的优秀人才，而不是培养仅仅成绩优秀的人才，因此，高校要将立德树人作为教育的核心目标，要充分发挥各学科的育人功能，建设完善的思想政治体系，将思想政治内容贯穿于学科的整个教学过程中，并不断挖掘不同学科蕴含的思政教育资源，提升课程的价值。作为医学院校的教师，要承担起教书育人的职责，在制定教学计划时，根据教育教学的要求和学科特点，将思政内容和专业知识进行充分结合，在课堂教学的同时结合实践活动，充分发挥学科的育人功能，有效提高学生的思想道德水平。

一、组织学与胚胎学课程的特征和教育现状

（一）属于自然科学，涵盖丰富哲理

在医学院校开设的众多课程中，解剖学是医学生必须掌握的第一门基础课程，而组织学与胚胎学是医学生学习的第二门基础课程。组织学与胚胎学课程涉及的研究范围包含两个方面：一方面是人体微观结构，人体内部结构非常奇妙，能够激发学生的探索欲望，使学生对生命产生更深的认知；另一方面是胚胎生长发育，胚胎的发育过程更是巧妙绝伦，带给学生乐趣的同时引发学生积极思考，总之，这门课程蕴含着丰富的思想道德理论和医学人文精神。人类作为高级生物，是社会的组成单位，而细胞是人类机体的基本单位，

（二）注重“术”的培养，忽略“道”的传播

组织学与胚胎学是医学院校学生必须掌握的一门基础课程，这门课程具有很强的专业性，包含大量的专业知识，注重学生医学技能的培养，然而，这门课程的教育体系却存在问题，缺少对学生价值观的引导和思想水平的提高等。因此，高校要发挥这门课程的育人功能，加强思政教育的力度，教师在传授知识的同时还要注重对学生思想道德的培养，提高学生的思想道德水平。

二、组织学与胚胎学课程思政的重要着力点

（一）培养人文精神

组织学与胚胎学课程中的思政内容主要以医学道德为主，通过课程的讲授培养学生的医学人文精神，使学生了解人体微观结构及胚胎发育的过程，扩展学生对生命的认知，使其感受生命的奇妙。医学人文精神是医学道德的精髓所在，注重人类的生命权和健康权，这也是人类的基本权利。医学人文精神是医学生必须具备的良好品质，要求医学生在未来工作过程中要尊重患者的生命价值和基本权利。

（二）创造价值情怀

医学教育的目的不仅是向学生传授医学知识，培养学生医学技能，更重要的是培养学生的职业自豪感和使命感，让学生意识到自身肩负的责任和使命，培养学生为国家医学事业发展奉献的精神。作为学科教师，在讲授知识的过程中，可以将医学名人的事迹与教学内容结合起来，从而为学生提供可以学习的榜样。

（三）启迪科学思维

尽管一些新型的医疗技术相继出现，医学事业发展取得了显著的进步，但是，还有很多医学难题没有解决，比如，组织工程技术，这种技术指通过细胞培养的方式构建组织或器官，将培养的器官或组织移植到患者体内。现阶段，组织工程技术可以应用于皮肤疾病的治疗中，如皮肤烧伤、皮肤溃疡等，此技术应用于其他器官或组织的治疗还处于研究阶段，科学技术对于医疗领域的发展是至关重要的。作为医学专业教师，在授课的过程中，要不断向学生讲授科学技术的重要性及发展前景，从而引起学生的重视，并激发学生的探索精神。

（四）探讨专业伦理

医疗领域的发展需要科学技术的支撑，科学技术的有效运用是以专业伦理为基础的，在教学过程中，教师提出有关伦理的问题，能够引发学生积极思考，教师适当给予一些指导，能够帮助学生树立正确的价值观念，加深学生对专业伦理的认知和理解，能够对伦理道德问题作出正确的判断，并对生命产生敬畏之心。正确的专业伦理是科学得以有效运用的前提条件，比如，医生在治疗患者时能否做到平等，不会被患者的社会地位、身份等级所影响。

三、组织学与胚胎学课程思政的教学方法

（一）提升教师的思想水平

要想成为一名合格的医学教师，不仅要掌握扎实的专业知识和技能，还要具备专业的职业素养和高尚的道德品质，有意识地提升自身的思想水平，打破传统教学思想和教学理念的束缚，积极学习国内外先进的教学方法，除此之外，专业课教师还要不断向思政课教师学习，与其展开深度的合作与交流，在提升自身思想水平的同时积极向学生进行传授，帮助和引导学生树立正确的人生观和价值观。

（二）挖掘学科知识体系中的德育元素

各学科体系都蕴含着思政教育资源，在组织学与胚胎学的课堂上，教师可以发掘教学内容中的德育元素和思政元素，并将思政内容有效地表达出来，引发学生的积极思考和共鸣，思政教育的目的不仅在于提高学生的思想道德品质，还可以对学生的价值观起到引领作用，培养学生求真务实的学习态度和科学严谨的学术精神，以及对生命的尊重与热爱之情，为学生将来的职业发展奠定扎实的基础，也为社会培养全面化、素质高的综合型人才。教师除了发掘本学科知识体系的思想元素之外，还要将课外梳理的思政元素融入教学内容中，或者是引进其他高校的思政教育资源，建立庞大的课程思政教育资源库，从而达到有效提升学生思政和德育水平的目的。

（三）将德育元素和知识元素进行完美融合

根据组织学与胚胎学课程内容的特点，以及本学科的教育教学要求，教师可以将思政内容和专业知识进行完美融合，并制定详细的教学方案和教学计划，在此基础上，教师可以结合一些课外实践活动，比如，带领学生参观生命科学馆和人体组织模型等，加强思政教育的力度，利用医学院校的优势，让学生认识到生命的奇妙和崇高，对生命产生尊重之情，培养学生维护自身和他人的生命健康权。无论是课堂理论教学还是课外实践活动，都属于显性教育，因此，教师还要注重显性教育和隐性教育的结合，充分发挥隐性教育的作用，比如，校园内部贴道德标语或宣传名人名言等，为学生打造高素质水平的课堂氛围，这些都能够对学生产生潜移默化的教育作用。

（四）完善对课程思政教育的评价

在组织学与胚胎学课程思政教育结束之后，教师要对教育效果进行全方面的评价，教师可以通过多种方式展开评价工作，如通过调查问卷的方式，了解学生的学习情况，或者是组织学生撰写心得体会，积极与学生进行沟通，在平时与学生相处的过程中观察学生的行为表现，了解学生思想水平的变化，根据对思政教学效果的评价，以及对学生了解的情况，教师可以有针对性地对后续工作进行改进和完善。

组织学与胚胎学课程的思政资源被挖掘和其他思政资源的融入，这些都是提升课程价值的核心资源，教师将课程内容的思想知识向学生进行传授，既提高了学生的思想道德水平、医学人文精神，也提高了学生的政治觉悟和文化素养。每个学科知识体系中都蕴含着人文素质教育资源，尤其是医学院校的各学科蕴含着大量的思政教育资源，教师在授课过程中会潜移默化地将思政内容讲授出来，但是各学科知识体系还不够完善，一些思政教育资源没有形成理论知识，分散式地存在于不同的专业知识中，这就需要教师充分发掘思政德育元素，将思政教育内容进行提取和梳理，从而形成系统的理论知识，将课程思政的育人功能充分发挥出来，为社会、为人民培养优秀的医学人才。

第三节　组织学与胚胎学课程思政教学的策略与设计

近些年，思政教育改革在各大高校积极推进，教学改革成为全国各大高校课程思政建设的重中之重。课程思政属于新教育理念，需要将价值观引导寓于传授知识和培养能力中，进而引导学生树立正确的世界观、人生观和价值观，这是人才培养的必备内容。所以，对于医学院的每一位教师来说，最重要的探究课题是如何将课程思政与医学专业教学相融合。

组织学和胚胎学是医学基础的重中之重，这门专业课程属于医学基础的核心课程，它主要研究正常人体的组织微细结构以及受精卵的发育过程和相关机能。组织学和胚胎学课程的设置可以为医学生学习生理学、病理学及药理学等医学专业课程打下坚实的基础。思政教学的根本任务是立德树人，组织学和胚胎学课程要融入思政元素，进行课程改革，从而获得更好的教学效果。

一、组织学与胚胎学课程思政教学的策略

组织学与胚胎学简称为组胚学，它是一门形态学科，这门学科是临床医学等专业的医学生学习生理和生化等课程以及实践必须掌握的基础课程。它可以分为两门学科——组织学、胚胎学，组织学主要学习如何研究人体的微细结构和相关功能；胚胎学主要学习两性生殖细胞的发育和生殖细胞与母体之间的关系等。最困难的教育环节不是传递知识，而是如何培养人，培养人是教育的最终目的。

所以，不能生硬地将思政教育与组胚学专业课程融合在一起，正确的方法是依据专业特点，不断挖掘和积累专业课中的思政元素，将思政元素和专业课程知识点融合在一起，精准设计教学过程，运用灵动的教学方法授课。在组织学、胚胎学等章节中，这种巧妙灵活的教学方式得以展现，在教学的过程中，教师尝试从家庭、社会、历史和世界等多方面引导学生形成正确的意识和价值观，在医学职业素养教育中融入家国情怀，进而培养具有仁心仁术的医学生，使学生站在过往的基础上感恩当下、面向未来，为全人类服务。

二、组织学与胚胎学课程思政教学的设计

（一）见证历史，感恩当下

在开展组胚学课程之前，教师应该给学生讲述该专业的历史发展过程。为了满足教学需求，前人利用显微镜手绘人体组织图和胚胎图谱，并且，他们还结合胚胎标本制作科普图片，通过老一辈教授制作的宣传图片，我们普及到了更多的科学知识，并且，这在一定程度上提升了人们的科学素养。近些年，各项医疗设施设备不断完善，从最初的显微镜到现在的数字切片知识库系统，从最初的手绘图片到现在的电脑图像，科技发展攻克了一个又一个教学难点，并且，现代科技也满足了临床医学和基础医学的教学要求及科研要求。在授课的过程中讲述组胚学的发展过程，学生可以通过课程见证和学习老一辈医学专家在专业发展过程中贡献的力量和付出的努力，并充分认识到如今的科研成果来之不易，进而充分展现祖国的发展变化，不断培养和增强学生的民族自豪感、自信心和爱国情怀。

（二）关爱家人，幸福人生

第一，教师在讲授骨组织和骨结构时，要告诉学生人体的骨量会随着年龄的增长发生改变，另外，骨量还会受基因、性别和环境等诸多因素的影响。当人成长到中年，特别是妇女开始进入绝经期时，她们的骨量会加速流失。这个阶段是防治的重要时期，如果没有及时采取应对措施，大概率会出现骨质疏松。在常规体检中，40 岁以上人群应该筛查骨密度，早发现早治疗，这样可以减少骨质疏松给人体造成的危害。在教学的过程中，要全面结合骨组织相关知识，让学生充分了解影响骨量的因素，并认识到骨量对人体健康的影响，同时，让学生认识骨质疏松症，了解和掌握预防措施，从身边人开始，关爱亲人，引导学生体会人生的价值。

第二，神经组织中的神经元退化，突触丧失联系，进而引发阿尔茨海默病，阿尔茨海默病是大脑神经细胞死亡造成的神经系统退化的疾病。症状越重，神经元退化得越多。相较于正常人的大脑结构，该疾病患者的大脑皮层和海马体萎缩严重，因此，他们的思考能力和记忆能力严重下降。当前，该疾病属于高发性疾病，因此，我们应该更加关注和关爱这类人群，另外，国家也提出了相应的养老政策。引导学生了解神经元和突触的相关知识以及目前的社会现象，让学生认识到社会对高龄老人的关爱和关注，进而加深学生对中华传统美德的认识和领悟，并在此基础上关心爱护家中老人和社会中的老人，培养学生的社会责任感和家庭责任感，进而形成良好的社会价值观。

第三，眼睛是心灵的窗户，但是，现实生活中有很多眼科疾病困扰着人们，如较多的白内障患者，在很多不发达的国家，他们无法得到及时的治疗。在课堂上，教师可以引导学生关注这类公益项目，此外，引导学生关注“一带一路”国家之间的合作交流，并关注这些合作在自己专业领域的实践，这有助于培养学生的伦理情怀，还能引导和培养学生形成正确的价值观和从业观，以此为基础，引导医学生努力成为优秀的医务工作者，为共建人类命运共同体贡献自己的力量。

第四，胚胎学不断创新发展，引领世界。教师在讲授胚胎学的过程中，可以给学生多介绍一些著名科学家，比如，张民觉老先生，他揭秘了精子的获能现象，在此基础上，他率先研究了哺乳动物体外受精；此外，还有朱洗老先生，老先生通过实验，进一步发展和完善了胚胎学和细胞学理论，并培育出了世界上第一批“没有外祖父的癞蛤蟆”；这些老一辈科学家用一生践行了“愿效老牛，为国捐躯”的诺言。

科学技术发展至今，我国涌现出了一大批优秀的科学家，他们在各自领域做出了伟大贡献。在南京医科学校的沙家豪教授以及中科院动物研究所的周琪、赵小阳，他们一起开发了一种以干细胞完全重演减数分裂和产生功能性精子为样本的细胞，这项技术解决了男性不育的问题。另外，中国工程院院士乔杰教授首次通过单细胞分辨率解析了受精卵着床前胚胎发育中DNA甲基化组及染色质状态组如何重新编程的过程，还验证了染色质状态和DNA甲基化的相互关系等。在《新英格兰医学杂志》上，中国科学院院士陈子江教授发表了多中心临床研究成果，即多囊卵巢综合征不孕症鲜胚和冻胚移植，这一研究成果首次在国际上证明了“相较于新鲜周期胚胎移植，将胚胎冻存之后再移植，可以提升新生儿的活产率”。除此之外，中国科学院院士黄荷凤教授对ART技术出生子代近远期健康关键问题进行研究，利用ART基础研究、出生队列和现有的生殖技术，提升了试管婴儿的安全性。

总之，让学生了解老一辈科学家和优秀学者的事迹和创新研究，可以进一步培养学生埋头苦干、求真务实的科学态度，进而激发学生的爱国情怀，增加学生的民族自豪感，增强学生的民族自信，督促学生积极奋进。随着中国经济的迅猛发展，构建起了庞大的蓝海市场，在国家创新驱动发展战略的引导下，年轻人的科技创新已经有了国家强大的支持，因此，中华民族伟大复兴中国梦必定会实现。

当前，教育注重“以人为本”和“立德树人”，将“组胚学”课程作为例子，全面思考和设计如何把“思政”精神中的历史文化、创新发展、家国情怀、世界眼光等融入组胚学专业知识中，进一步明确“课程思政”的教育教学目标，即学生掌握医学专业知识的同时，还能提升医学生的思想道德品质。与此同时，教师还应该把典型案例融入组胚学课程中，通过实践教学和教授知识点，自然融入典型案例，让典型案例的思想道德修养和思政课充分融合，进而产生协同效应。教学立德树人的主要渠道和阵地是课堂教学，在实施“课程思政”的过程中，主体是教师队伍。从一名专业的课程教师的角度出发，应该不断挖掘更多与思政元素相关的组胚学知识点，由此形成教育教学“课程思政”体系，进而提升教育教学质量，培养高素质、高能力和高品质的专业人才。

第四节　“互联网 + 教育”模式下组织学与胚胎学课程思政元素的融入

医学生进入医学院校学习时，最先接触的专业课程就是组织学和胚胎学，这门课程是医学生掌握学习方法、树立正确价值观的重点。教研室为了确保组织学、胚胎学的教学质量，要不断激发学生的学习兴趣，运用多种方式不断完善教学模式，由异步混合发展到同步直播，由翻转课堂发展到案例讨论，教研组不断融入“课程思政”，挖掘思政元素，引导学生坚定信念、树立信心、攻克难关。

在习近平新时代中国特色社会主义思想的指导下，高校积极落实“课程思政”改革，积极落实立德树人的根本任务，这也是新时代发展对高校教育的具体要求。各高校教师必须思考如何将“课程思政”与专业课教学融合。在“互联网 + 教育”的模式下，组织学和胚胎学课程融入思政元素主要表现在翻转课堂中。翻转课堂是指调整课堂内与课堂外的时间，将学习的权利交给学生，以学生为中心，充分调动学生的学习积极性，提升教学质量。翻转课堂教学模式在新冠疫情期间全面融合“课程思政”，目前，医学教育最重要的是培养学生的使命感和责任感。“课程思政”和教学融合没有固定模式，教师应该依据实际情况设计教学内容，通过资料搜集把思政元素巧妙地融入教学内容中。

新冠肺炎疫情是一次重大突发的公共卫生事件，这次事件是中华人民共和国成立以来传播速度最快、感染最广泛、防控难度最大的事件。面对这一情况，各高校做到了“停课不停学”，教师团队利用互联网和一线医护人员的鲜活事例进行教育，将医德教育贯穿在平时的教育教学中，培养了学生的专业意识和品质。

第九章　组织学与胚胎学教学中学生思维的培养实践

第一节　学生思维能力表现与培养

一、学生思维能力的表现

思维能力主要指学生们在学习、生活中以及平时的活动中每当遇到问题，总要“想一想”，这种“想”，就是思维，它是经过分析、综合、概括、抽象、比较、具体化和系统化等一系列过程，对感性材料开展加工并转化为理性认识及解决问题的能力。概念、判断和推理是思维的基本形式。不管是学生的学习活动，还是人类的一切发明创造活动，都离不开思维，思维能力是学习能力的关键，是学习能力的核心体现。

（一）学生思维能力的重要意义

1. 思维能力是心理素质的组成部分

人脑有四个功能部位：一是以外部世界接受感觉的感受区；二是把这些感觉收集整理起来的贮存区；三是评价获得的新信息的判断区；四是按新的方式将旧信息结合起来的想象区。仅仅善于运用贮存区和判断区的功能，而不善于运用想象区功能的人是不善于创新的。

想象力是人类运用储存在大脑中的信息展开综合分析、推断和设想的思维能力。在思维过程中，假如没有想象的参与，思考就发生困难。尤其是创造想象，它是由思维调节的。其实想象力是比知识还要重要的，因为知识是有限的，而想象力是无限的，拥有无限的想象力才有可能去开发新的知识。

世界上第一架飞机，就是从人们幻想造出飞鸟的翅膀而开始的。幻想不仅能指引我们发现新的事物，还能激发我们做出新的努力，去开展创造性劳动。

幻想是创造性想象的准备阶段，也是必备阶段。培养发散思维是提升心理素质的重要因素，所谓发散思维，是指假如一个问题可能有多种答案，那就以这个问题为中心，向外思考，不断探究，找出适当的答案，越多越好，而不仅仅只找一个正确的答案。人在这种思维中，可左冲右突，在所有合适的各种答案中充分体现出思维的创造性成分。

我们掌握的知识，就越有利于抽象思维的发展。直觉思维就是不经过一步一步分析而突如其来的领悟或理解。发展直觉思维是创造性思维活跃的一种表现，它就是发明创造的先导，也是百思不解之后突然得到的硕果，在创造发明的过程中占有重要的地位。

培养思维的流畅性、灵活性和独创性也很关键。流畅性、灵活性、独创性就是创造力的三个因素。流畅性是针对刺激可以很流畅地作出反应的能力。灵活性是指随机应变的能力。独创性指的是对刺激作出不寻常的反应，具有新奇的成分，这“三性”建立在广泛的知识基础上。

因此，只有当一个人对学习的心理状态，总处在“跃跃欲试”阶段的时候，他才可以使自己的学习过程变成一个积极主动“上下求索”的过程。这样的学习，就不仅能得到现有的知识和技能，还可以进一步探索未知的新境界，发现未掌握的新知识，寻求一些新的理论，甚至创造前所未有的新见解、新事物。因此，心理素质最重要的是思维能力。

2. 思维可以培养学生独立思考的习惯

要培养学生的独立思考能力，除了激发学生的积极性，在方法上给以指导外，更需要让学生在实践中得到锻炼。

在教学中，教师目前很流行使用“精讲多练”的教学方法，其结果会导致学生自由思考的时间太少，只是机械地反复训练，难以摆脱传统的框架。长此以往，有的学生只习惯于听教师讲解，不喜欢独立思考，没有自己的思维理念；有的学生感到负担过重，丧失了学习的兴趣和信心。

新课程培养目标是把学生培育成为有独立思考和独立行为的人。新课程所提倡的合作学习，必须是建立在自主探索的基础上才是有好效果的，没有自主探索的合作交流是无法进行的，学生的智慧就不能产生碰撞，思想就不会实现交融。合作能提高人的能力，能形成集体的智慧，但应以每个学生的独立思考为基础，有针对性、目的性地讨论，这样才能达到自主学习的要求。

在产生问题后，不要急于组织或要求学生讨论，应留给学生一定的独立思考时间，让学生有机会去发挥自己的想象力，等学生产生了自己的想法后再参与讨论，组内同学相互交流看法时要言之有物，言之有理，并轮流在班内发言，再由本组同学补充，然后征求全班同学的看法，最后达成共识。

要避免课堂内的讨论与沟通流于形式，如有些讨论时间小于 2min，学生们都在一起讨论，无法听清，这样讨论，很难提升学生独立思考和终身学习的能力，极易助长部分学生的依赖心理，产生不去进行思考也可以得到答案的想法，造成两极分化。所以，在学生合作学习的过程中，既要让学生形成良好的倾听习惯，又要给每一位同学表达自己意见的机会，这样学生的思维才能独立。

（二）学生思维能力的划分阶段

依据人的不同发展阶段的思维特点，学生的思维能力可以分为以下类型：

第一，具体形象思维：幼儿时期的思维特点。儿童思维可以摆脱对动作的直接依靠，而凭借事物的具体形象或具体形象的联想（即在头脑中形成表象）。这阶段儿童可以进行一些初步概括，进行一些基本的描述，但概括出的特征很多是外部的、形式的。

第二，抽象逻辑思维：以抽象概念为形式的思维，是人类思维的核心形态，它主要依靠概念、判断和推理进行思维，是人类最基本也是运用最广泛的思维方式。一切正常人都具备逻辑思维能力，但一定有高下之分。抽象逻辑思维反映事物的本质属性和规律性联系的思维，是通过概括，判断和推理进行的，这是高级的思维方式。

第三，形式逻辑思维：简称逻辑思维，它是根据同一律为核心规律，进行准确的、无矛盾的、前后一贯的思维，它要求在同一思维过程中的任何一个概念必须是确定的，是与事物唯一相对应的。例如，A 就是 A，不能可以是 A 又可以是 B。形式逻辑思维的特征主要是从思维形式（概念、判断、推理）上展开思维，它是抽象逻辑思维发展的初级阶段，所以也称为普通思维，形式逻辑也称普通逻辑。一般而言，10 ~ 11 岁是过渡到逻辑思维的重要年龄。这时学生的概括能力有了较明显的变化，并且正在逐步加强。

第四，辨证逻辑思维：简称辨证思维，它是以对立统一为核心规律而展开的思维，它注重从事物内部的矛盾性，概念的矛盾运动来展开思考，它把思维形式和思维内容联系起来，对事物的发展变化、互相联系、互相转化的过程进行思考。辨证逻辑思维是抽象逻辑思维发展的高级阶段，一定要在形式逻辑思维的基础上才能形成。心理学认为，9 ～ 11 岁孩子的辩证思维才开始萌芽，是很不成熟的。

第五，直观行动思维：这是婴儿时期（1 岁以后）的思维特点。这个阶段的思维是在对事物的感知、动作中进行的。婴儿离开动作就不能进行思考，也不能规划自己的动作或预见动作的结果，这阶段婴儿只可以概括事物的一些外部特征，不能对其进行进一步了解。之后长到成人，直观行动思维继续发展成操作思维。例如，运动员的技能就需要操作思维。

从个体发展而言，以上五种思维活动虽然是分阶段逐步发展的，但每进行到后一阶段时，前一阶段的思维特点并不因此而暂停发展或消失，在一定条件下，还向更高的水平发展。例如，文学家、艺术家、建筑学家等的具体形象思维得到了高度的发展，并且会不断地进步。

二、学生思维能力的培养

（一）学生思维能力培养的本质

培育学生的思维能力是现代学校教学的一项基本任务。随着科学技术迅速发展，知识激增，知识的更新迅速，随之对教育提出了新的要求，要求其符合时代要求，就是要提高年轻一代的素质，这就要求教师不但要教给学生现代科学技术知识，而且要把学生培育成勇于思考、勇于探索、勇于创新的人，从而强调教学要着重发展学生的智力。从心理学角度来看，智力的核心是思维能力。思维能力加强了，智力水平也就提高了。因此各国的教育都把培育学生思维能力当成教学的一项基本任务。

培育学生思维能力是一个很复杂的问题，它涉及逻辑学、心理学、教育学等许多学科的知识。同时，逻辑学和心理学都研究思维，可是它们的侧重面有所不同。逻辑学主要从思维的结果（或产物），例如，概念、判断、推理等方面来研究，而且注重研究正确思维的规律及形式，以及这些认识结果之间的关系。心理学则基本从思维过程本身来研究，着重研究思维过程中的规律，以及引起形成某些认识结果的内在的隐蔽的原因。因为思维过程与思维结果是密切联系着的，因此心理学与逻辑学对思维的研究也要紧密联系，并且互相补充，互相借鉴。发展思维能力也同样注重思维过程和思维结果紧密联系这一特点，忽视哪一方面都不可能获得好的教学效果。

（二）学生思维能力培养的内容

1. 逻辑推理能力的培养

教育过程中的逻辑推理能力是指正确合理地运用思维规律与模式对数学对象的属性或数学问题进行综合分析和推理证明的能力。逻辑推理能力是学生们必备的数学能力。

教师在教学过程中应该重视对学生逻辑推理能力的培养，需要做到两个方面：①重视基本概念和基本原理的教学。例如，医学知识并不是书本上枯燥的定义、法则和定理的堆砌。每章每节的内容一方面自成系统；另一方面又是对所学内容的分析和综合、比较和对照、抽象和概括、判断和推理，在学习这些知识的过程中，进一步提高他们分析、判断和推理的能力。②寻求正确思维方向训练的方法。医学也是需要推理论证的，推理过程是由一系列连续的过程组成的，因为前一个推理的结论极有可能是下一个推理的前提，并且推理的依据必须从众多的分理、定理、条件、已知结论中选取出来的。因此，教师在教学过程中先要引导学生熟练掌握推理的基本技能，然后再注重培养他们运用“整体—部分—再整体”的思维模式去思考问题，提高他们化复杂问题为简单问题、化未知问题为已知问题的能力。这样学生们的逻辑推理能力就得到了有效的提高。

2. 直觉思维的能力培养

在教学中，教师先要教会学生注意整体观察。然后，应注重学生数形结合思维的培养。例如，医学是一门由大量理论知识、图形、方法等信息组成的学科，学生在解决问题的过程中要反复运用这些信息，这样，头脑中就会形成一个个知识模块。一旦要解决问题，便会联想起这些知识模块，敏锐地对这些问题进行识别和分析，进而想到解题方法与思路。直觉思维能力，是教师在教学过程中需要教会学生的重要能力。

3. 发散思维能力的培养

现代教育管理学认为，创新思维依靠于发散思维。发散思维是不按常规、寻求变异，从多方面、多角度寻求问题答案的思维方式。在教学中，首先，教育学生应该采取多种方法，当单一的方法不能解决问题时，应主动让思维向另一方法跨越。从多个方向思考问题，对已知的信息进行多角度、多方向的联想；其次，应该让学生独立思考问题，增加他们提出问题的机会；最后，适当进行“一题多变”“一题多解”“一法多用”的教学活动，这样多种方法教学可以提高学生的发散思维能力。那么，如何来采取这些方法呢，进行“一题多变”，可以通过题目的引申和变化来揭示各个问题间的逻辑关系；进行“一题多解”，可以从多个角度考虑同一个问题，分辨出各个方法间的差异和优劣；进行“一法多解”，能使学生对各知识点之间的联系掌握得更透彻，并融会贯通，从而使他们的思维上升到一个新的高度，增强分析问题、解决问题的能力。

第二节　创新思维及其培养策略

一、创新思维的内容体系

创新思维可拆解为“创新”与“思维”两个词进行理解。创新是指人类为了一定的目的，遵循事物发展的规律，对事物的整体或其中的某些部分进行变革，从而使其得以更新与发展的活动。在英文中，创新（innovation）这个词起源于拉丁语，它原意有三层含义：更新；创造新的东西；改变。“创新”遍及社会的各个方面，如产品创新、市场创新、模式创新、管理创新等。总而言之，凡是有助于改善当前环境中的工作质量、生活质量、工作效率或竞争地位的，都可以称之为创新。创新不一定是全新的东西，强调的是在当前情境下对旧的事物的扬弃。

思维是指人脑对客观世界的反映，即借助于语言对客观事物的概括和间接的反应过程。按照信息论的观点，思维是对新输入信息与脑内储存的知识、经验、价值观等进行一系列复杂的心智操作的过程；思维以感知为基础又超越感知的界限。通常意义上的思维，涉及所有的认知或智力活动，它探索与发现事物内部的本质联系和规律性，是认识过程的高级阶段。思维对事物的间接反映，是指它通过其他媒介认识客观事物，即借助已有的知识和经验、已知的条件推测未知的事物。从这个角度而言，思维是指思考的方向或思考的维度，是一个基于某种目的而进行的有意识的探索过程，这个目的可能是理解问题、决策制定、解决问题、判断、采取行动等。

另外，人们在面对问题时，通常的思维方式是利用现有信息进行分析、综合、判断、推理而产生解决办法，实则是将所需解决的问题与头脑中已储存的曾经历的问题进行匹配，以寻找解决问题的办法。其本质是通过学习、记忆和记忆迁移的方式去思考问题，这种思维被称为自然思维、再现性思维，也被称为习惯性思维。而从某些事实中探求新思路、发现新关系、创造新方法以解决问题，这被称为创新思维。

总而言之，“创新思维是人类特有的一种高级思维形式，是人们认知世界的过程，也是促使人们进行创新活动的动因；创新思维是一种具有开创意义的思维活动，即开拓认识领域、开创认识成果的思维活动，它往往表现为发明新技术、形成新观念、提出新方案或决策、创建新理论等[①]”。

（一）知识与创新思维

合理的知识架构可以从以下六个方面影响创新思维：

第一，影响思维的流畅性。在遇到问题时，个体更倾向于在头脑中积极寻找解决问题的方法。当个体拥有宽广的知识面时，之前累积的扎实的知识内容，可以为个体提供更多有价值的参考信息，帮助个体在极短的时间内做到迅速发散思维，从而最快找到问题的解决办法。

第二，影响思维的灵活性。思维的跨领域转换，必须以技法和知识创新为基础。拥有丰富的专业知识和熟练的操作技法，才能真正提升思维的变通性。

第三，影响思维的现代性。基础知识是创造力的源泉，哲学知识可以为人类指明发展方向，技法知识可以解放人类的思维。这三种知识类型构成了个体合理的知识架构。只有全面分析实践要求和研究动态的空白点，才能创造出既新颖独特又充满价值的现代性思维模式。

第四，影响思维的创造性。当个体拥有较高的知识水平、较宽的知识领域，并且掌握了尖端前沿知识时，在从事思维的创造性活动方面，通常能够表现出明显的竞争优势。

第五，影响思路的开阔性。知识面的广度、宽度影响到思路的开阔程度，即面对一个信息的输入，头脑会更易感且更多元，从而能极大地拓宽思路。

第六，影响灵感的产生与捕捉。灵感只会生发在“有准备的头脑中”，是积淀在潜意识中的经验、知识在外界刺激下的突然出现，因而丰富的知识积累配以长久深思，能提高捕捉和激发灵感的能力。

当前，在竞争日益激烈的环境下，一个人想要很好地生存，不但需要勤奋付出，而且必须具有智慧。智慧需要将获得的知识建立深层次的联系，从

---

① 许冬梅．创新思维培养与实践［M］．广州：中山大学出版社，2020：7.

而能很好地运用知识来解决问题，而这依靠的就是大脑思维。那些在社会上有所成就的人无不是具有卓越思维能力的人。

（二）创新思维的特征

1. 求实性特征

创新源自发展的需要，创新的首要驱动力是社会发展的需要。人类的需要具有无限性，社会的创新永不停息。创新思维的求实性特征表现为：善于发掘社会需要，明确人类理想与现实之间存在的差距，从适应时代需要的角度，拓宽人类整体的思维空间。社会需要具有多面性和显隐性。人们容易关注社会的显性需要，忽视社会的隐性需要。然而，围绕社会的显性需要展开研究，已经很难进行创新，社会的隐性需要才是激发创新思维求实性的关键。

2. 批判性特征

习常性思维是人们思维方式的一种惯性，也因此成为创新思维的障碍。虽然习常性思维能解决很多问题，但由于客观情境的变化，这种思维带来的行为结果极可能是不经济的甚至是错误的。毕竟我们原有的知识是有限的，其真理性是相对的；而世界上的事物是无限的，其发展又是无止境的。因此，批判性在创造者身上表现为一种科学的怀疑态度，这种怀疑以事实为依据，从逆向思考、探索、研究的角度来看，怀疑既是思维表现创造性的出发点，也是创新思维持续发展的重要环节和手段，发挥着开阔思路的关键作用。

在一定程度上，人类认识世界的过程等同于对已有理论、观念质疑的过程。举例来说，现代天文学创始人哥白尼，根据观测到的天文现象，质疑当时处于天文学主导地位的托勒密“地心说”，并创立了“日心说”，坚持认为地球与其他星球一样，都围绕着太阳不停地运转。近代实验科学的奠基人伽利略正是在怀疑的基础上推理，用两个铁球同时落地的实验推翻了延续近两千年之久的亚里士多德的观点，提出了自己划时代的见解，从而开创了近代物理学的先河。

思维的批判性还表现在：勇于突破传统思维习惯的束缚，坚持独立思考与不断创新，将科学的怀疑精神与批判精神紧密地结合起来，在沉着冷静地思考问题的同时，能够从新的角度“修正”或“扬弃”普遍被人们视为近乎完美的假想与结论。批判性思维的本质是通过评判事物的相对价值，运用个体丰富的经验和充足的知识，发挥想象力的作用，从而产生创意火花，并能发掘前所未有的事物。比如，在批判性思维的推动下，控制论由此诞生。传统的观念认为物质与能量是组构世界的关键元素，直到维纳在进行科学研究的过程中发现，物质、能量与信息才是构成客观世界的核心要素。虽然维纳的学说最初遭到了保守派的强烈抵制，但是作为科学家的维纳，仍然不屈不挠地坚守这种思想和学说，并最终开创了“控制论”这门具有超强发展潜力的新学科。

3. 灵活性特征

灵活性是创新思维的重要特征。客观事物始终处于不断运动和变化中，而创新思维的灵活性特征是指个体要能够适应变化的客观现实状况，适时地调整原有的工作计划或者解决问题的思维方式，并能为现实状况提供新思想方案和解决办法。创新思维的灵活性特征主要体现在：个体不拘泥于陈旧的计划方案，能够适应不断变化的现实环境并灵活调整现有的计划，尝试使用新的途径与方法促进问题的高效解决。思维的灵活性受高级神经活动过程的灵活性所决定，但这种灵活性不是固定不变的，而是能够通过教育或自我教育，得到发展或发生变化。“因地制宜”“量体裁衣”是思维灵活性的表现，而“削足适履”“按图索骥”则反之。思维的灵活性与思维的深刻性相结合，就表现为机智、敏锐、富有独创性。

创新思维要求人们在考虑问题时可以迅速地从一个思路转向另一个思路，从一种意境进入另一种意境，多方位地探寻解决问题的办法，从而表现出不同的结果或不同的方法、技巧。例如，面对处于世界经济趋于一体化、竞争日趋激烈的背景之中的小企业的前途问题，企业需要考虑引进外资，联合办厂；或是改组企业的人、财、物的资源配置，并进行技术革新；或是加强产品宣传，更新包装；或是上述并用。当然还可以考虑企业的转产，或者让某一大型企业兼并，成为大企业的一个分厂，这里的第一条思路是方法、技巧的创新；第二条思路是结果的创新，两种创新都是创新思维在拯救该企业中的应用。

4. 跨越性特征

创新思维活动带有很大的省略性或跨越性，思维结果呈现突发性，这种突发性是指思维过程的非预期的质变方式。古希腊物理学家阿基米德发现了举世闻名的浮力原理，是因为他在洗澡时受到水的浮力启发而豁然开朗。爱迪生受到听筒膜片振动发音的启发，发明了留声机。费米在静待壁虎出现时，将泡利原理和完美气体理论结合起来，准确地计算出了气体的运行轨迹，取得了被称为“费米统计”的研究成果。古往今来，科学家在技术发明领域收获的成就，集中鲜明地反映出了创新思维的跨越性特征。

创新思维的跨越性特征以思维的大跨度跳跃为主要表现形式。创新思维与胡思乱想完全不同，创新思维历经了从艰难思考到豁然开朗的转变过程，这是一种由量变积累逐渐升华为质变的过程。创新思维的跨越性特征体现了思维摆脱物质“可见度”的束缚，使“虚体”和“实体”的转换得以完成，从而提高了“转化跨度”向前发展的效率。创新思维的跨越性特征越明显，创新思维发挥的作用越大。思维固化是制约创新的重要因素，创新思维的跨越性能够帮助人们摆脱传统思维模式的控制，激活直觉思维，从而找到解决问题的新思路。

5. 连贯性特征

很多问题的解决都是隐含在看似不相干的要素之中的，每个创新事后看来都是符合逻辑的。看似偶然的创新，隐含着必然的结果，这种偶然到必然，显示出思维的连贯性：勤于思考的人，易于进入创新思维状态，激活潜意识，从而产生灵感。创新者在平时就要进行思维训练，不断提出新的构想，培养思维连贯性，保持大脑活跃的态势。思维的连贯性有利于及时捕捉住具有突破性思维的灵感，所有成功的背后都有思维的连贯性。

6. 综合性特征

任何事物都是作为系统而存在的，是由相互联系、相互依存、相互制约的多层次、多方面的因素按照一定的结构组成的有机整体。创新者必须将事物放在系统中进行思考，在详尽地掌握大量的事实、材料及相关知识基础上，深入分析、把握特点、找出规律。“综合而创造”的思维方式，体现了对已有智慧、知识的杂交和升华，是将众多优点集中起来进行协调、兼容和创造。

（三）创新思维的过程

创新思维的运行过程需要遵循思维的发生规律与运行逻辑。在人类的意识领域，潜意识与显意识的和谐统一，是创新思维正常运作的基本前提。与此类似的还有逻辑思维与非逻辑思维的统一、发散思维与收敛思维的统一。

无论是潜意识还是显意识，都属于人脑在意识领域的特殊功能。意识是人脑高度发展的产物，在认识客观世界的过程中，意识可以支配并控制思维活动的进展形式。其中，能够被自我感知到的动态思维活动，属于显意识的存在形式；不能被自我感知到的静态思维活动，属于潜意识的存在形式。通过积累与沉淀，显意识可以转变为潜意识；通过刺激与诱导，潜意识可以转变为显意识。创新思维的运作过程取决于潜意识与显意识的统一程度。作为人类孕育创造性思想的重要源泉，潜意识的存在通常不易被人类察觉，但是，当思维在处理资料时，潜意识和显意识会同时介入，共同参与创新思维的运作过程。潜意识是人类能动认识客体的有效手段。无论是联想还是想象，直觉还是灵感，创新思维的运作过程与人类意识形态的转化和统一密不可分。

总之，作为心理过程存在的潜意识，只有转化为显意识，才能发挥自身的重要作用，并促进创新思维的发生，维持创新思维的运行。因此，促进潜意识向显意识的转化，实现潜意识与显意识的统一，对于创新思维的发生及运行过程来说，具有十分重要的现实意义。

创新思维的发生及运行要运用非逻辑思维以获取大量信息，历经酝酿、产生顿悟，又要运用逻辑思维进行检验、论证，还要在逻辑思维与非逻辑思维的相互联系、相互渗透、相互作用中进行。因而创新思维过程实际上存在两类思维形式：一种是具有连续渐变功能的逻辑思维形式，如分析与综合、抽象与概括、归纳与演绎、判断与推理等；另一种是具有跳跃突变功能的非逻辑思维形式，如联想与想象、直觉与灵感等。

从一定程度上说，人类的思维创造力是发散思维与收敛思维有机统一的结果。发散思维和收敛思维对于创新思维的重要性不言而喻。发散思维有助于科学变革和理论创新。但只强调思维发散，思维势必陷入混乱，唯有设置界限，收敛思维才可能真正实现科学进步。因此，研究创新思维发生及运行的机制必须将发散思维与收敛思维相统一，这也必然体现在创新思维的过程中。

创新思维要解决前人所没有解决过的新问题，因而它必然具有开创性和新颖性，也表明它是没有现成答案可以遵循的探索性活动过程，这种探索性的过程是分阶段的，并产生了多种阶段学说。最有代表性的是英国心理学家华莱士的四阶段理论，即准备阶段、酝酿阶段、明朗阶段和验证阶段。

1. 准备阶段

准备阶段是准备和提出问题阶段。准备阶段的目的是使问题概念化、形象化和具有可行性，主要包括发现问题、界定问题和设立目的的过程。

创新思维总是在人进行某种创造活动的动机和欲望之后产生的。一切创新都是从发现问题、提出问题开始的。问题的本质是现有状况与理想状况的差距。差距引致怀疑和不满，从而产生问题，实质是理想与现实间存在的矛盾。

正确认识矛盾从而找出确切的问题是关键。形成问题通常比解决问题还要重要，由于解决问题不过牵涉数学上的或实验上的技能而已，然而明确问题并非易事，需要有创新性的想象力。另外，对问题的感受性是人的重要资质。因而从事创造活动，先必须要有一个充分的准备期，这是一个外部信息输入环节。因为要解决的问题存在许多未知数，因此要搜集前人的知识经验，来对问题形成新的认识，从而为创造活动的下一个阶段做准备。关于准备阶段，需要注意以下方面：

（1）对知识和经验进行积累和整理。任何领域都存在前人积累的知识和经验，要想创新，必须对必要的基础和专业知识进行深入学习，目的是储存必要的知识和经验、了解筹集相关技术和设备。例如，创造者在创造之前，应了解前人在同类问题上所积累的经验、前人在该问题的解决上进展到何种程度及已经解决或尚未解决的问题等，做深入的分析。这样，既可以避免重复前人的劳动，浪费时间，还可以从旧问题中发现新问题，从旧关系中发现新关系，有利于挖掘到全新、有价值的起点，这个阶段借助专业知识或模型，尤其是前沿技术将大大提升思考的高度。

（2）搜集必要的事实和资料。任何发明创造都不是凭空生发的，都是在日积月累、大量观察研究的基础上进行的。

（3）明确目标。明确目标要求了解问题的社会价值，知道它能满足社会的何种需要及具有何种价值前景。明确目标将引导思维主体以终为始进行思考，既利于正确辨别问题，也利于增强解决问题的意愿，最终促进问题解决。

准备阶段一般遵循以上三步，在这个阶段里，思维主体已明确所要解决的问题，也收集了资料信息，了解了问题实质，确认了问题的价值。但是，在这个阶段中，这些不断尝试和寻找初步的解决方法，应用有关的知识、操作相关技能等均行不通，以致问题解决出现了僵持状态。

2. 酝酿阶段

酝酿阶段又被称为“孕育阶段”“多元思维发散阶段”“沉思阶段”。酝酿阶段以现有资料理解和信息吸收为基础，主张持续研究、深入认知、有效加工、科学处理准备阶段收集到的资料和信息，反复思考解决问题的方法。因此，创新思维的酝酿阶段对于探索问题的解决途径来说极为关键。

酝酿阶段，时间、精力耗费巨大，大脑处于高强度活动中。创新思维的酝酿期，特别强调有意识的选择。“选择”指的是充分暴露各方面问题，借助发散思维考虑各种设想的组合形式，放弃思维过程中的非必要、不现实想法，主动使用创新手法激发富有创意的新颖想法。富有创造性的人都注意选择，选择的目的就是提高找到真正有价值的创意的可能性。

酝酿过程的深刻和广泛对于创意的丰富性、新颖性、独特性至关重要。要想打破成见，独辟蹊径，冲破传统思维方式和“权威”的束缚，酝酿期要有意识地把思考的范围从熟悉的领域，扩大到表面上看起来没有特别联系的跨专业领域，特别是常被自己忽视的领域。这样，既能获得更多的信息，还能进行多学科知识的“交叉”，从而在一个更高层次上把握创新活动的全局，寻找到创新突破口。

在酝酿阶段中由于一时难以找到有效的答案，因而我们可以通过有意识的转换，把思考的问题一次或多次搁置。一般而言，大脑长时间兴奋后有意松弛，有利于灵感的闪现。因而，在此阶段有机结合思维的紧张与松弛，如运动、睡觉、聊天、画画、阅读等，将更有利于朝向问题解决的方向发展，这是因为潜意识里的思维活动并没有真正停止，问题仍萦绕在头脑中。

酝酿阶段还需要思维主体具备良好的意志品质和进取性格，这是此阶段取得进展直至突破的心理保证。酝酿期百思不得其解，通常漫长而艰巨，可能持续数日、数年甚或十多年。思维主体置身困境却又欲罢不能，唯有坚持才可能成功，因此，思维主体的个性特质尤为重要，这一阶段最大的特点是潜意识的参与。由于问题是处于表面上暂时被搁置而实则继续思考的状态，因而这一阶段也常常被认为是探索解决问题的潜伏期。

3. 明朗阶段

明朗阶段即顿悟或突破期，指突然找到了问题解决的办法。明朗阶段思维主体会突然间被特定情景下的某一个特定启发唤醒，久盼的创造性突破在瞬间实现。人们通常所言的“豁然开朗”即是描述这种状态的。明朗阶段是酝酿期一次有价值的选择的延伸。明朗期的思维经过前两个阶段的准备和酝酿，已达到一个相当成熟的阶段，很容易被外界所触动，于是豁然开朗，激发出问题解决的途径。

在明朗阶段，灵感思维往往起决定作用，因而也常被称为灵感期。明朗期的心理状态是高度兴奋甚至感到惊愕的，伴随着强烈的情绪并明显地发生变化，这变化是在一刹那出现的：突然、强烈，常会带给思维主体极大的愉悦。

明朗阶段也被认为是“真正的创新阶段”，因为只有这个阶段的产物才是对问题的解决最有价值的。但是没有上一阶段的长期、足量甚或过量的思考，灵感是绝不会产生的。所以，前两个阶段的创新性实践是此阶段的必然趋势，此阶段的灵感是前两个阶段创新努力的必然结果。从这个角度而言，有意识地延长准备期与酝酿期是对明朗期的质量保证。

4. 验证阶段

验证阶段是解释与评价阶段，是完善和充分论证阶段，也称为实施阶段。验证阶段主要是通过对前面三个阶段形成的方法、策略进行检验。否则，这些成果既无法判断正误，亦无法被物化为可供他人所能理解和接受的科学理论，这是一个“否定一肯定一否定”的循环过程。创新者通过不断的实践检验，从而得出最恰当的创造性思维成果。

验证期，主要是理论上进行验证。突然获得的灵感，只存留于思维之中，要将之加以阐述与呈现，先需要解释，进行逻辑的加工和证明，这要求建立起理论上的支持，通过整理、完善和论证，进一步充实。从灵感而来的结果难免稚嫩、粗糙甚至存在若干缺陷，完全不做修改的新观点、新设想是比较少有的。另外，还要放到实践中检验。要把抽象的新观念落实到具体操作的层次上，要把得到的解决方法详细、具体地阐述出来并加以推演和验证。创新思维所取得的突破，假如不经过这个阶段，就不可能真正取得创新成果。

此外，验证阶段还是又一次或进一步的创新探求或尝试。通过检验，既可能对假设方案进行部分修改或补充，也可能会因为可行性原因而全部被否定，这要求思维主体保有乐观、积极心态。虽然验证期的心理状态较平静，但需要耐心、缜密，不急于求成和不急功近利最为关键，这是由于前三个阶段的高强度思维付出，思维主体极易忽视影响方案的不利因素，而极力扩大或夸大方案的成效。

总而言之，创新思维通常难以一蹴而就，每个阶段都可以应用各种思维方法拓展知觉，以产生好的创意。

创新思维过程的四阶段学说是实用性较强、传播面较广、影响力最大的过程学说。准备阶段是重点掌握知识、收集材料信息、初步探索知识扩展路径的过程。酝酿阶段是思考问题、分析问题、探索问题解决办法的过程。该过程以信息的理解与吸收为基础，涉及深入认识资料、思考问题解决办法等关键内容。明朗阶段是指经过酝酿阶段的反思和剖析以后，逐渐地产生新创意、新观念、新思想和新想法，并在灵感的启发下，提出解决问题的新设想的过程。验证阶段是评估新思想、验证新假设、实践新观念的过程，这四个阶段是思维从发散到收敛的过程。

创新思维过程的四阶段学说虽不能确切说明创造性思维产生的过程，但主体在不同阶段的心理情绪变化对潜意识与灵感产生的相关研究则具有较好的启迪作用，尤其从认知心理学视角探讨创新思维培养的习常性、实践性则更具价值。

二、创新思维的培养策略

（一）通过现象学提高学生的创新思维能力

要运用现象学中的“客观世界”，培养学生的创新思维能力。胡塞尔是现象学的奠基者，在强调发展过程的科学性方面，胡塞尔认为，科学的客观性能够极大地促进个体的创造性，有效提高个体的创新素养水平和创新思维能力。在实践活动中，学生将自身技能与实际生活有机结合起来，可以激发创新兴趣，增强学生参加社会实践活动的主动性和积极性。对于自由领域表现出狭义现象的发展过程，学生有效运用现象学知识，可以将相关问题抽象、简化为有效的理论或系统的规律，从而为发展自身的创新能力，打下坚实的基础。

对学生来说，根据实际情况提高自身分析与思考问题的能力，在恰当的环境条件下改进具体的行为方式，是学生培养自身创新思维能力的最佳方式。现象学具有极强的隐蔽性和抽象性，当事物的发展过程不能被归类为特殊现象时，深入理解问题产生的根源，分析问题的解决路径，才真正有助于学生思维创新能力的提高。同时，学生创新思维的培养过程也是现象学目的性的表现形式，即学生与事物之间的联系发生了超越自身存在范畴的变化，这种变化为学生的自身发展提供了重要的契机。随着现象学的不断发展与完善，当前的教育学界已经将现象学作为指导学生发展的常态化理念，并对学生未来的长远、健康发展具有十分重要的促进作用。在目前的教育过程中，教师在组织教学活动前，通常会积极鼓励学生进行课前自学，通过了解学生理解课本抽象知识的情况，有针对性地培养并提高学生的创新思维能力。

（二）提高教师队伍的整体素质

对于实践教学活动来说，课程的开设具有特殊的意义和价值。致力于培养学生创新思维能力的课程，需要教师具备极强的专业素质和个人能力，能在组织与开展课程活动的过程中，积极引导学生有序参与课堂教学活动。这样的教学实践过程，不仅需要教师充分运用自身的教学技能和专业知识，还需要教师具备较高的语言表达能力，可以借助肢体语言彰显自身的人格魅力。

同时，教师需要为学生营造活泼、乐观、积极的课堂教学环境，促使学生有序参与教师组织的教学活动，并在活动过程中积极主动地提高自身的思维创新能力。因此，纵观教育教学的整个过程，教师必须高效利用并不断激发学生创新思维的兴趣，才能引导学生在提高自身个人能力的同时，培养并增强自身的创新思维能力。

（三）激发学生创新思维以培养兴趣

学生的学习兴趣直接影响着学生的学习成效。当学生拥有浓郁的学习兴趣时，学生的个人能力与学习效率才能实现较高层次的提升。在这种情况下，只有激发学生对创新思维能力的兴趣，才能引导学生全身心投入教师的教育教学活动中，从而鼓励学生端正学习态度，并提高自身的创新思维能力。为了更好地调动学生的学习积极性，教师可以从以下方面组织教育教学活动：第一，在开展创新思维课程前，教师需要面向全体学生详细讲解培养并提高创新思维能力的重要性、对学生未来发展的益处，帮助学生初步形成培养并提高创新思维能力的理性认知；第二，教师要运用具有代表性的高素质创新型优秀人才案例，有效吸引学生的注意力，在学生对创新创业感兴趣并且注意力集中的情况下，激发学生培养创新思维能力的兴趣。

（四）确定学生教育教学的主体地位

培养学生的创新思维和创造能力，需要提高学生理解、分析、加工、吸收课本知识的能力。创新精神属于学生追求创新思维活动的内在驱动力，然而，在培养学生创新思维和创造能力的课堂活动中，教师应该提醒学生避免产生思维定式的趋向，以开放的眼光对待周围的事物，以博大的胸怀培养创新思维和创造能力。在实施创新思维培养方案的教学课堂上，教师必须明确学生才是教育教学活动的主体，学生只有在课堂教学活动中畅所欲言，敢于表达内心的真实想法，教师才能根据学生提供的反馈信息，采取有针对性的措施，完善教育教学活动。同时，在组织创新思维培养课堂教学活动的过程中，学生既要积极表达创新思维想法和观念，也要积极参与小组内部的分析、研究和讨论活动。思想交流产生的灵感碰撞，正是学生体验不同心理状态和思维模式的绝佳时机，只有学生自己主动提出自身的创意和见解，才能在思维的变化历程中培养并提高自己的创新思维能力。

（五）为创新思维培养营造良好教学环境

目前，我国高校实施的学生创新思维培养课程主要存在以下问题：第一，在传统教育教学思想的影响下，课本知识的讲授与教学活动的开展主要以教师为主体，忽视了学生的主体地位，导致师生间的关系日益疏远，教师不能理解学生在教育教学活动中的需求，无法围绕学生的需求设计教学活动；第二，学生创新思维与创造能力的培养具有鲜明的抽象性，如果学生未能在教育教学活动中取得成就，那么这种积极付出之后一无所获的状态，容易导致学生丧失自信，从而使学生失去对教师开展的有关培养并提高创新思维能力教学活动的热情。

对于教育教学活动中师生经常遇到的问题，可以借助以下途径加以解决：第一，为学生营造轻松自由、和谐融洽的教学环境，确保学生能够实现最大程度的自由发展。只有当学生处于心情愉悦、心态放松的学习氛围中时，学生的创新思维能力才能得到大幅提升，学生才能积极、主动、高效地提出想法与创意，从而充分发挥自身潜能和创新思维能力的价值。第二，在教育教学活动中，教师应该帮助学生重塑自信，并根据学生的学习基础和能力特点制定具有针对性的教学方案，提出具有差异化的教学要求，确保每位学生都能在教育教学活动中取得成就，树立培养创新思维能力的自信心。第三，教师在教育教学活动中应该注意培养并激发学生的学习主动性和积极性，引导学生养成创新思维的学习意识，有效促使学生自主培养并提升创新思维能力。

第三节　组织学与胚胎学 PBL 教学对学生创新能力的培养

组织学和胚胎学是深入研究人体组织与胚胎细胞微观结构及其有关功能的学科，这门学科内容庞杂，与基础医学、临床医学等课程形态存在着紧密联系。由于微观形态既非视觉可见，又非触觉可感，形态描述既抽象又枯燥，内容错杂凌乱、难以记忆，外加教师常用的灌输教学法，导致学生普遍丧失学习兴趣，学习积极性低、主观能动性低，影响了学生整体素质和创新能力的培养。问题导向型学习模式（Problem Based Learning，简称 PBL）围绕问题设计学习情境，是目前世界上最流行的三种教学方式之一。PBL 以问题为中心、以教师为主导、以学生为主体、以问题为动力，围绕医学临床疾病的发生机制和诊治措施，培养学生有效地发现问题并解决问题的能力，指导学生形成创新思维意识，促使学生建立完善的知识体系。

一、组织学与胚胎学 PBL 教学对创新能力培养的过程

组织学与胚胎学 PBL 教学培养学生创新能力的过程可以分为两个阶段。首先是准备阶段。根据课程教学内容，结合学生的实际学习情况，结合基础知识撰写案例，设计问题，激发学生的学习兴趣。比如，教师在讲解结缔组织的专题知识时，可以撰写过敏性哮喘、荨麻疹等案例，并设计相关问题，询问学生疏松结缔组织的形成过程，参与过敏反应的细胞种类及其发挥的功能，结缔组织的形态结构等。本课程以实验小组为单位，每十位学生分为一个实验小组，内部选拔一名组长，开课前两周将需要用到的案例发放给学生，并向学生详细介绍查阅文献的方法。其次是自主学习和讨论阶段。教师可以要求学生在课后查阅与案例有关的教科书，借助网络查找参考文献，然后以小组讨论的形式，整理讨论结果形成总结，由组长据此撰写一份书面的分析报告或 PPT 文档。最后，由组长进行总结陈述，其他小组成员可以提问或者发表不同的看法，学生之间可以相互辩论，互相激励。在讨论过程中，教师要充分发挥指导作用，适时进行点评，并对得出的结论进行必要的补充和解释；对问题进行分析，及时总结要点；在确认学生有所收获的基础上，客观评估讨论成果，以帮助学生在分析问题的同时能够收获知识，并形成自主学习、综合分析和理性思考的习惯。

二、组织学与胚胎学 PBL 教学对创新能力培养的思考

PBL 教学是教师在课堂上不断地解释、学生在听课的同时完成笔记的教学方式。在实施 PBL 教学法的过程中，学生可以在学习过程中充分意识到本课程的意义，将本课程学到的知识与其他课程知识结合起来，实现知识的灵活运用。PBL 是一种让学生在学习初期就能充分了解临床情况及教学案例的教学方法，可以促使学生从被动接受枯燥乏味的理论知识，转变为积极掌握新的知识与技能、体验实现自我价值的愉悦，在提出问题、解决问题、寻求答案的过程中，掌握人体不同组织的结构与功能。

恰当地使用 PBL 进行教学，意味着教师与学生都需要及时转变身份，拉近课堂知识与实际生活的距离。教师应该鼓励学生在阅读参考文献的基础

上，结合书本上、网络上的知识详解，经过自主加工与吸收理解，内化为自身的知识体系，构成完整的记忆链条。在教学和研讨活动中，教师可以激发学生运用所学知识和方法高效处理问题的主动性和积极性，并引导学生灵活运用不同的方法获取新的知识。

提问是常用的锻炼思维、发展思维的一种行之有效的方法。教育学的研究表明，问题可以引发有针对性的探究反应，由此产生思考。通过设置问题情景，引导学生了解细胞和组织器官的形态和功能，可以激发学生的学习兴趣。从单一的思考方式到多元的思考方式，可以使学生获得新知识，有效地运用新知识解决新问题。

总之，PBL 在组织学和胚胎学中的恰当应用可以培养学生的创新思维能力，激发学生的学习兴趣，引导学生有效地复习、巩固并应用已经掌握的基本技能；培养学生发现问题、解决问题的能力，提高学生的学习积极性、团结协作意识、语言表达能力和交际能力。PBL 教学法的运用需要教师拥有坚实的理论基础，拥有渊博的知识，能够及时掌握最新的课程发展趋势，不断提高自身的知识水平。PBL 教学与高等教育的教学目标基本一致，是一种具有应用广泛性和普遍性的教育方式。

第四节　新医科背景下组织学与胚胎学教学中学生思维培养模式

“在多学科和跨学科的交叉融合下，培养医学生临床思维是‘新医科’人才培养体系的重要组成部分”[①]。

一、新医科背景下组织学与胚胎学的学生思维培养类型

（一）系统思维

“系统思维”是一种以“整体”为基础的思考模式。这种思维模式主张从学习体系内部各个环节之间的互动出发认识整个系统。组织学与胚胎学课程的教学内容可以分成两部分，即由体细胞形成的组织和由生殖细胞形成的

① 孜白旦·阿不来提，张馨怡，包秋娟，等．新医科背景下组织学与胚胎学教学中学生思维培养模式的探讨［J］．解剖学杂志，2022，45（2）：188.

胚胎，这两部分内容密不可分。从组织学和胚胎学的角度来看，首先需要锁定关键字“细胞”，然后再从“学”的角度构建组织学与胚胎学的知识体系，详细情况如图 9-1 所示。

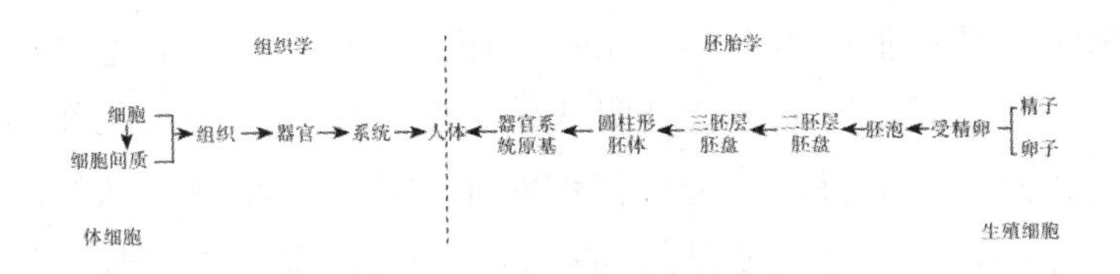

图 9-1　组织学和胚胎学学习线索

（二）因果思维

临床上的病症要从源头上进行诊治，寻找病源，方能从根本上消除病痛，取得有效的治疗效果。所以，养成因果思维对于临床医师来说十分必要。在组织学与胚胎学的教学过程中，教师应该以学科知识为出发点，运用因果思维构建学科知识体系，分析组织器官的结构与功能，并结合相关的学科知识研究治疗疾病的有效方法。

举例来说，上皮细胞容易发生癌变。对于上皮细胞容易发生癌变的原因，教师可以指导学生从教材或互联网上查找相关的参考文献，并在阅读参考文献的过程中，掌握组织学的基本原理，探究上皮细胞致癌的成因，并依循因果思维进行如图 9-2 所示的推理过程。

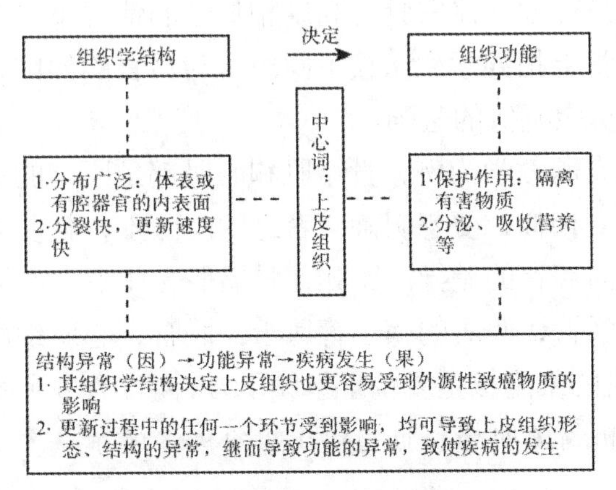

图 9-2　探因思维在上皮组织中的应用

比如，根据上皮细胞的分布特征，推导上皮组织结构异常的原因。由于体表和部分人体器官长期暴露于外界环境中，细胞的凋亡速度和分裂增殖速度都很快，导致细胞变异率增加。因此，发生在上皮组织的恶性肿瘤可以形成癌症。从临床组织到疾病治疗，整个过程都与临床医学知识有机地联系起来，形成探因思维在上皮组织中的常态化应用。消化系统的主要作用是消化和吸收养分，而小肠是养分消化和吸收的关键部位，胃与大肠作为消化系统的重要组成部分，负责将食物进行初步处理后转运至小肠。从组织学的角度来说，小肠可以吸收养分主要是因为：①小肠具备提高养分吸收效率的组织结构。小肠中的微绒毛、绒毛、皱襞可以提高营养在小肠的吸收率，从而增进了小肠与营养物质的紧密结合；②小肠有输送养分的通路。小肠内部的中心乳糜管和有孔毛细管，有利于养分在小肠内部的输送；③由于肠道中含有大量的酵素，这些酵素可以将蛋白质、糖、脂肪等大分子转化成氨基酸、葡萄糖、甘油三酯等，容易被人体吸收的小分子。透过剖析组织，找到疾病产生的根源，这种带有探究因果关系思维的授课方式，相比传统的灌输式讲解，更易于被学生理解、接纳。

（三）对比思维

在临床上，各种病症致病原因不同，但是表现的症状基本相似。为了对疾病进行正确地鉴别和区分，必须进行科学分析和推理，通过对比和排除做出正确的诊断。组织学和胚胎学属于临床医学的重点专题，这两部分知识都需要学生借助显微镜分辨人体器官。学生必须快速而精确地辨别出相应的组织与器官，特别是在部分器官具有高度相似性的情况下。对比思维的运用要求教师应该在课堂上指导学生比较不同组织与器官的异同，借助比较增进理解，为临床诊疗奠定坚实的基础。

以肌组织的专题教学为例，骨骼肌和心肌都是肌肉的重要组成部分，两者的解剖结构非常相似，要想明确两者之间的区别，就要列明两种肌肉类型在细胞形态等方面存在的差异。比如，骨骼肌无闰盘，心肌有闰盘，骨骼肌的横小管属于三联管，心肌的横小管属于二联管，心肌细胞中央有 1 ～ 2 个细胞核，而骨骼肌的细胞核主要位于基膜下方，而且有多个细胞核。具体来说，运用对比思维分析骨骼肌与心肌的异同如图 9-3 所示。

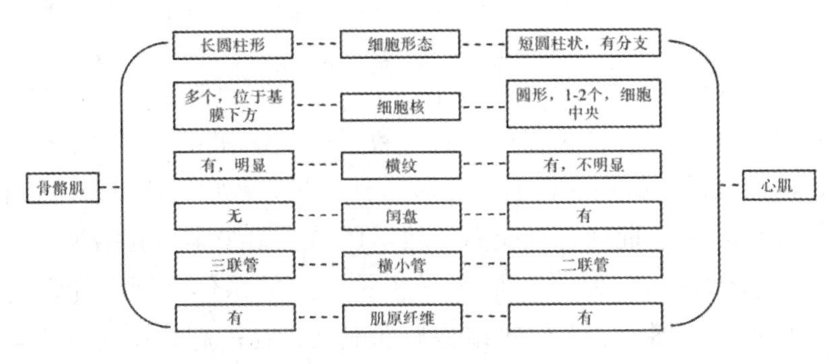

图 9-3　对比思维在肌组织中的应用

类似的现象在组织学和胚胎学中也十分常见。比如，在内分泌系统方面，侏儒症和呆小症患者都拥有相似的临床体征，但是，致病原因却截然不同。利用对比思维分析内分泌系统组织器官和腺体异常的原因，具体的分析过程如图 9-4 所示。在教学过程中，通过比较、反思得出诊断结果的过程，能够帮助学生更好地理解知识体系的结构与功能，认识相同病症致病根源的不同，探索组织与器官发生异常的规则，从而培养学生在基础医疗阶段具备临床诊断的能力。

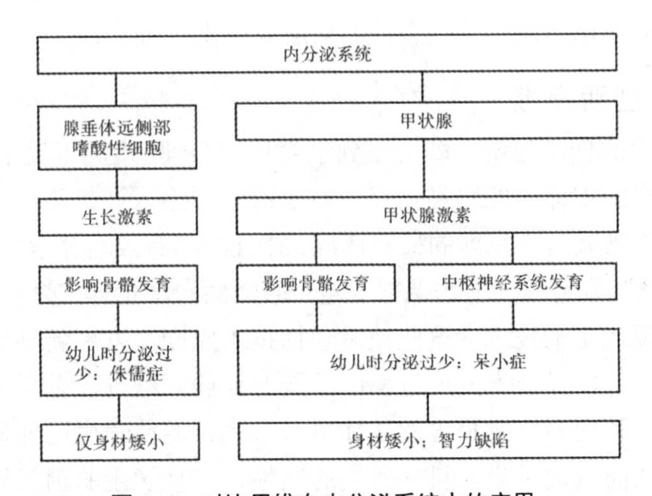

图 9-4　对比思维在内分泌系统中的应用

（四）批判思维

在医学诊疗专题的教学过程中，批判思维的目的和理性约束、辩证思考、实践评估类似。在教学方案的设计与执行过程中，需要教师及时调整课程内容与教学方式，强化锻炼学生的批判思维，并以“问”为切入点，激发学生的学习兴趣。

在组织学和胚胎学的课程结构体系中，大部分的教科书都以结构－器官－胚胎发育为主线。这种布局方式导致了组织学和胚胎学的割裂。在学习过程中，学生难以掌握所学内容。面对这种情况，教师有必要及时进行调整，并建立能够培养学生批判思维能力的教学体系。组织学与胚胎学以人类的发展为基础，教师应该以发展－形态－相关性的关系作为课程知识讲解的逻辑主线，将组织、器官、系统的结构与功能结合在一起，使两种不同的内容体系融合成为有机整体，促使学生由习惯性地接受现有的知识讲解方式，转变为积极寻求探索新知识的途径，进而能够做到深入认识并掌握医学专业知识，这种学习风格有助于夯实学生在临床诊断方面的知识基础。

批判思维可以为学生的日常学习行为提供内在动力。总之，将“问”作为学习的重要切入点，能够有效激发学生的内在学习兴趣。所以，在教学过程中，教师不仅需要指导学生牢记已经掌握的知识，类似关于“波肯野纤维存在于心脏的下层组织和心脏的膜瓣组织中”这种观点，建议不同的教科书对于浦肯野纤维分布位置描述不一的问题，鼓励学生校对不同版本的教材，查阅参考文献资料，在课堂活动中讨论“波肯野纤维分布位置的问题”，通过小组之间的协作交流，得出合理的判断并做出正确的选择。

（五）创新思维

培养学生的创新思维，既关系到学生认识与理解医学问题的角度，又关系到学生构建知识体系的路径。将学科前沿知识渗入课堂活动中，有助于促使学生了解本领域医学发展的最新情况，并且能够有效培养学生的创新思维。比如，在《胚胎发育概要》的课程专题，教师面向学生详细介绍了试管婴儿、克隆技术等现代生物技术，这些技术包括技术原则、发展新领域、对人类生活造成的冲击，以及技术发展过程中涉及的道德问题等。以学生为主体，以教师为主导，利用最新的报告阅读和研讨形式，促使学生更好地了解并掌握有关知识，从而激发学生对科学研究的兴趣，提高学生的创新思维能力，这是在新医科背景下，培养学生思维类型的有效方法。

二、新医科背景下组织学与胚胎学的学生思维培养方法

（一）注重对学生的启发

教师启发学生的重点在于选择合适的问题，引导学生自主学习，借助问题激发学生的探索兴趣，开阔学生的视野，并鼓励学生完成自主探究活动。教师可以提前将问题告知学生，为学生提供充足的思考时间，使学生能够主动完成学习任务。在培养学生思维能力的过程中，教师应该充分利用“是什么”和“为什么”相结合的教学方法。比如，教师可以借助问题“为什么会有不同的瞳孔颜色？”“眼睛的颜色应该以瞳孔的颜色为主？还是应该以虹膜的颜色为主？”“虹膜会变色吗？”等，引导学生探求新知。学生通过自主学习，并根据教师提供的知识进行组内讨论，由教师提供讨论指导并回答学生提出的问题，使单一教学变为双向互动，从而真正做到教学相长。

（二）要与临床紧密联系

组织学和胚胎学是医学的基础科学。临床知识是基本知识的扩展，而思考方式的训练应该与临床实践紧密结合。案例教学法、启发式教学法、联想教学法都是当前较为行之有效的教学手段。比如，提到皮肤的表皮组织特征，教师可以首先介绍常见的临床设想：为什么表层的皮肤创伤修复时间很短，而深度的创伤却很难修复？在神经组织学章节中，阿尔茨海默病症与神经元的神经突触病变有关，骨质疏松症涉及软骨和骨骼等章节内容，与新冠肺炎相关的知识涉及呼吸章节的专题内容。在教学活动中，教师应该首先借助提问，增强知识与临床实践的密切关联，并为学生留出充足的学习和思考时间，鼓励学生通过查阅文献、参考资料等各种方式获取相关知识，通过探讨、归纳问题类型，明确临床病症与人体组织、器官的关系，从而培养学生批判性思考的能力。

（三）加强学科交叉融合

人体属于完整的有机体，不同的组织相互联系、相互影响、相互制约。医学的基础课程彼此独立，但又彼此保持联系，这就要求教师有必要重组基础学科知识，将微观与宏观、形态与功能、正常与异常、基础与临床等多门学科有机结合起来，以消除知识讲解的交叉、错位等现象，使学生更快地了解不同层次的医学知识。

比如，在肺部的微观组织中，基于伪复层纤维状上皮、疏松结缔组织、

软骨切片等的正常解剖图，结合肺癌、肺结核等病理变化，详细探究疾病的致病根源，并结合肺炎球菌、结核杆菌等肺部微生物的生存状态，初步探讨疾病的产生与运作机理。在此基础上，进一步促进组织学和胚胎学等相关领域知识的相互融合。采用跨学科教学方法，既实现专题知识体系的互相构建，又拓宽了知识的应用范围，同时，还使学生具备“举一反三”“融会贯通”的临床思考技能，这正是加强学科交叉融合的基本立足点与出发点。

总之，在“新医科”的大环境下，医学专业人才的培养不仅要重视知识更新，还要重视学科间的相互交融，以及师生对变革与创新的适应情况。本书从“新医科”教育背景下医学教育的目的和意图出发，从组织学和胚胎学的角度，探讨了在医学教育领域培养学生创新思维能力的可能性。在临床医学的教育活动中，通过将组织学和胚胎学知识融会贯通起来，引导学生广泛接触临床知识、科研成果和社会发展现实，有助于全面提高学生的综合素质。

第十章 基于思维导图的组织学与胚胎学教学实践

第一节 思维导图及其教学应用

一、思维导图的内容体系

“思维导图作为一种可视化思维工具，它将单调的文字信息转换成色彩丰富和高度组织化的图式，使人的思维不再局限于整齐又繁冗的文字中，利用逻辑推理的形式，由点到面的有步骤、有逻辑、动态地表现出知识的生成过程，更形象、具体、完整地呈现出知识间的内在联系，展现了与教学过程相吻合的思维的动态生成过程”[①]。思维导图可以作为载体以图解的方式为学生呈现教学内容，借助思维导图，教材知识体系中的内容可以立体形象地呈现在学生面前，有效激发了学生的学习兴趣。所以，优化教学可以选择思维导图作为新的教学途径。

思维导图展现的是人的放射性思维。制作思维导图的过程其实是人类利用放射性思维的过程。思维导图可以开发人类的大脑潜力，而且，思维导图是日常生活中经常使用的一种图形技术。使用思维导图可以改变人类的思维方式，提高学习能力。

（一）思维导图的本质特征

第一，中央图像是注意力的集中落脚点。确定思维导图的中心主题时，

① 于昊．思维导图及其教学应用研究 [D]. 大连：辽宁师范大学，2016：1.

最好优先选择图像。图像相比于文字，可以更好地吸引人们的注意力，能够引发大脑进行更多的联想。

第二，以中央主题为中心可以向四周发射主题。绘画思维导图时，需要使用类似于头脑风暴的形式在白纸中央部分先确定中央主题的图片，然后一步一步向外扩延自己的思想，慢慢形成独特的设计网络。思维导图树状形状的结构能够避免框架对人们思考的限制，有助于人们提出创造性的想法。

第三，关键词或关键图像可以作为思维导图的一个分支存在。重要的话题应该放在离中心主题近的位置上，不重要的话题可以出现在更远或更高的分支上。思维导图使用的树状结构既能够展现中心主题和分支之间存在的层次联系，也能够使大脑思维的表达更顺畅，让人的放射性思维以同样放射性的树状形状的方式展现出来。

（二）思维导图的构成要素

第一，图像。思维导图是图像的一种。图像的优势在于表现力更强，图像中包含的元素比文字多，图像包含维度元素、线条元素、色彩元素等。人类大脑在记忆事物或表达事物的过程中，如果可以使用图画手段，那么表达或记忆的信息容量会更多。因此，在制作思维导图时，如果可以使用图像，那么应该尽可能地选择图像。

第二，关键词。关键词指的是能将核心内容表达出来的词汇。关键词之间应该彼此独立。相比于句子或短语，单个的关键词的优势在于灵活性更高，更容易激发新颖观点的出现。所以，在制作思维导图时应该尽可能地使用单个词语作为关键词，而不能使用过多的句子或短语。较少的文字总结有助于在回忆的过程中想起更多的信息。

第三，分支。思维导图中的分支类似于树木的主干枝杈，在主干枝杈的基础上，还会衍生出很多和主干有关的次级枝杈。主干分支代表的是和中心主题有联系的一系列内容。发散形式的思维导图使各事物的呈现立体化、生动化。思维导图中的分支数量代表了知识储备量，也能够彰显出思维导图绘画者的认知能力和想象能力。

第四，颜色。使用颜色可以有效区别思维导图中的内容，使用的颜色不同时，视觉神经受到的刺激也是有差异的。大脑在受到不同刺激的情况下，会对信息做出不同的处理，避免信息之间的相互干扰。如果可以灵活运用颜色进行内容区分，那么，思维导图将会给人留下更深刻的印象，能够减轻视觉疲劳。如果可以正确运用红色或橘色这样的鲜艳颜色，那么，思维导图将会有更明显的生命力，可以对大脑产生更强烈的刺激，加强人们对知识和内容的记忆。

（三）思维导图的主要功能

1. 课堂导入新课的功能

课堂导入环节的设计好坏直接影响着教学成效。新课导入部分的设计需要体现出针对性，要有较强的目的性，要注重知识之间关联的构建。思维导图的直观特性、生动特性可以快速聚焦学生的注意力，让学生迅速进入学习状态。而且，思维导图上面新旧知识之间的关联也能够唤醒学生已经记忆的旧知识。在明确新旧知识联系的情况下，学生可以做好心理准备迎接新知识，甚至对新知识产生强烈的期待。

2. 辅助教学设计的功能

（1）思维导图可以将教学重点和难点清晰直观地呈现出来，这有利于教学目标的细化。思维导图可以清晰地呈现结构信息，学生也可以利用思维导图中的线条、文字、符号或颜色来判断教学活动的重点内容。制作思维导图的过程中，教师需要始终以教学主题为中心，将教学目标细化处理，让其以思维导图关键词的方式出现。之后，对关键词进行细致的剖析扩展，以此来不断地补充教学内容和教学细节。

（2）思维导图可以将知识以系统的方式呈现出来，学生可以看到一个完整的与本节课的主题有关的知识体系。而且，学生可以根据自己的理解将自己的想法添加在思维导图中。除此之外，也可以借助思维导图的发散特点、开放特点、层次特点把所有课程的思维导图聚合在一起，从而构建出这门课程的知识体系图，这样就可以以思维导图的方式将学生内在不断扩张的知识网络以外在的方式展现出来。

（3）使用思维导图的方式进行教学，教学内容的更新相对方便容易。教师可以将新出现的知识添加到和该知识有关的某一个主题的思维导图中，这极大地减少了教师的工作负担。思维导图是教师细致剖析教材内容、把握和更新教材结构的有效方式。

3. 总结教学内容的功能

学生可以借助思维导图复习学习过的知识，将庞杂的知识内容汇聚联系起来。思维导图是帮助学生分析概括总结信息的重要学习工具，思维导图可以分层次地将大量的信息整合在一个树状结构中。而且，学生还可以根据自己的需要使用直线、颜色或其他标识标出重要信息。

学生结束某个课程或完成某个学习阶段的学习任务后，可以通过制作思维导图的方式总结概括所学的内容。首先，可以整体把握内容，然后归类整理分散的知识点，并且确定知识点之间的联系，以分支的方式将知识点和中心主题联系起来。其次，学生可以通过思维导图制作的方式检查自己的知识认知结构是否清晰稳固，是否存在错误。最后，学生可以在思维导图中加入自己对知识的理解，以此来避免机械化的知识记忆。

4. 促进教学评价的功能

教师可以把思维导图当作学生学习的评价工具。在开始教学之前，教师可以借助思维导图检查学生之前知识的掌握程度、了解程度，判断学生是否有能力接受新的知识。也就是说，思维导图是教师了解学生学情的工具。如果在检查过程中，教师发现学生的知识或技能掌握有较大的漏洞，那么需要先解决漏洞，再讲解新的知识。

教师可以利用思维导图进行形成性评价。对于教师来讲，思维导图是了解学生知识掌握情况的重要途径，思维导图可以为教师反馈学生的学习情况信息。通过观察学生制作的思维导图，教师可以了解学生脑海中建立起的知识体系结构，也能够看出学生知识学习是否存在薄弱点，能够找出学生学习的主要问题，这样，教师就可以根据获取到的反馈信息，有针对性地调整教学活动，保证教学任务可以如期完成。

传统的试题测试方式，无论是学生还是教师只能从抽象的分数来判断学习成效。但是，思维导图不同，它展现的是学生脑海当中的知识结构。教师可以综合思维导图当中的多项信息来判断学生是否正确精准地理解了教学内容。比如说教师可以判断思维导图当中色彩箭头以及符号的运用是否正确恰当，还可以判断知识之间的联系的构建是否正确、知识和主题之间的联系是否紧密。

思维导图除了可以帮助教师了解学生，也能够帮助学生了解自我。如果学生在绘制思维导图的过程中发现某一个步骤存在障碍，那么学生就可以清晰地知道哪里的知识自己没有熟练掌握，可以有针对性地进行复习，这有利于学生在自主学习过程中及时处理问题。除此之外，学生还可以将教师绘画的思维导图和自己的进行对比，判断自己学习存在哪些问题或不足，这样，学生就可以逐步提高学习成绩。

思维导图既可以将学生构建的知识结构呈现出来，也能够作为判断学生知识掌握程度的方式。学生在绘画思维导图的过程中，能充分调动自身的想象力，表达出自己对知识的独特见解。

5. 提高课堂效率的功能

思维导图之所以能在课堂效率提升方面发挥作用，是因为它能帮助学生高效率地记笔记。思维导图最初被创造出来就是应用在记笔记的过程中，通常情况下，记笔记使用的只有数字、字母或词汇等元素，并没有涉及图像、色彩、空间维度或整体观念等内容。所以，记笔记的效率并不高。为了提高记笔记的效率，人们开始探索有计划清晰地记笔记的方式。在这样的情况下，思维导图诞生。使用思维导图的记录方式只需要记录一些关键词语即可，这极大的节省了记笔记的时间，让学生的注意力可以集中在主题内容方面，可以说思维导图的出现解决了传统教学过程中记笔记和教学节奏之间不一致的问题。

教学活动必须有学生的积极参与，这样教学活动才能获得好的成效。如果在教学过程中，学生一直被动地接受知识，简单地复制摘抄教师的板书内容，那么学生的大脑就不会得到有效刺激，学生的学习兴趣、学习积极性也不会得到有效调动。而且在积极参与课堂的过程中，学生可以获得更多的重点信息，可以真正理解、吸收知识。

二、思维导图教学的应用

（一）思维导图教学应用的可行性

教育专家们一直在研究如何提高教学效率和质量，为了获得更好的研究结果，教育专家一直在分析学生的身心发展规律，调查学生的认知方式和学习习惯，希望通过调查寻找规律，不断地改良教学方式。现代社会，多媒体技术在教育中有了越来越广泛的应用，教学开始使用一些可视化工具。在这样的情况下，思维导图的优势凸显，开始在教学中大范围应用，用于知识传授过程和思维训练过程。

1. 思维导图有助于课程改革的落实

课程改革强调学习主体是学生，应该注重学生的自主学习、探究学习以及学生和他人的合作学习。课程改革希望通过改革的方式转变之前以教师为主体的教学局面。思维导图在课程改革方面的积极作用是活跃课堂、推动学生的自主学习与合作学习。

（1）思维导图可以体现不同学生之间的差异。虽然教师讲解的内容是相同的，但是在学生思维有差异的情况下，对知识的理解和吸收程度是不同的。因此，学生绘画出的思维导图一定存在差异，教师可以利用思维导图的差异精准了解不同学生的学习情况，有针对性地解决学生的学习问题。同时，也可以鼓励学生发扬自己的独特性。可以说，运用思维导图能够最大程度地做到因材施教。

（2）思维导图可以创新学习方式。教师可以在讲解知识的过程中一步步地丰富思维导图，让学生感受思维导图的动态生成过程。在此过程中，教师可以引导学生发散思维，提出对学习的一些新想法，调动学生的主动性，让学生积极参与课堂活动。这有利于培养学生形成自主学习习惯，有利于学生适应探究式学习方式。

（3）思维导图可以激发学生的学习兴趣，让学生产生更强烈的学习欲望，思维导图可以展示知识的形成过程。在思维导图分支不断增长、不断延长的过程中，学生对知识的渴求也会得到更大程度的刺激，更容易激发学生的学习兴趣。

2. 学校具备实施思维导图的教学条件

使用思维导图进行教学需要的器材有黑板、粉笔、计算机、投影仪、思维导图软件等。在互联网技术、信息技术快速发展的情况下，各学校基本都配备了计算机，引入了信息技术，信息技术和教学进行了较深层次的整合。也就是说，当前大部分学校都具备使用思维导图进行教学的条件，拥有思维导图教学的设施。即使某些学校教学设施配备不完善，教师也可以使用手工的方式绘制思维导图。

3. 思维导图教学过程具有可操作性

思维导图的加入并没有打乱或颠覆之前教学使用的步骤，只是进行了一定程度的改进。相对于传统教学，教学内容和教学组织方式与之前有所不同。在思维导图用户数量越来越多的情况下，市场上出现了很多制作思维导图可以使用的软件。思维导图软件的优势是简单容易操作，能够保存思维导图的成果，并不要求使用者掌握过多的计算机技能，而且绘制过程中可以随意修改撤销。因此，教师完全可以将思维导图应用在教学中。

（二）应用思维导图教学的原则

1. 启发性的原则

教师在教学活动中，应该引导学生自主思考、独立探索。教师应该认可学生在学习中的独特认知方式，尊重学生的成长背景、经验背景，教师应该为学生提供自由和谐的课堂氛围。思维导图可以储存大量信息，组织内容，构建内容之间的联系，是学生可以使用的强大记忆工具。但是，它的真实作用远远不止如此。思维导图使用的树状结构是对人的放射性思维的真实模拟，教师可以在教学主题确定之后，使用思维导图的方式开展主题教学。因为思维导图的构建方式符合大脑思维的发散性特点，所以，思维导图能够有效激发学生大脑的思维活动，让头脑处于风暴之中。教学主题内容明确之后，教师可以分层次地对内容进行探讨，不断地深化内容。思维导图使用关键词或关键图像构建联系的方式有助于学生形成新的想法，有助于学生对一个内容展开立体式的思考与想象，这样，学生可能会获得更多的思考结论。可以说，使用思维导图的方式既进行了知识讲解，也做到了思维训练。

2. 开放性的原则

使用思维导图的教学方式，学生可以跳出书本教材的束缚，可以发挥和利用自己的想象力迁移知识、拓展知识。可以说，学生的思维表达更加灵活，更有创造性。思维导图使用的树状结构有效地发散了思维，使学生形成创造性想法。如果学生出现了思维火花，则可以马上记录下来，这极大拓宽了学生的思维广度，加大了思维深度，从而实现了对学生创造力、想象力的培养，提高了学生的创新能力。在学生可以熟练运用思维导图之后，以思维创造为重点的其他智力行为会更频繁地出现。

3. 合作性的原则

绘制思维导图的过程中，学生可能会遇到一定的困难或阻碍，教师应该适时地引导学生、帮助学生吸收知识，解决学习的问题。在这样的互动过程中可以构建新的师生关系，师生可以以合作的方式完成教学活动。合作的方式激发了学生的主动性，促进了教师和学生之间的深层次互动，而且在合作完成教学任务的过程中，学生的交流能力、自我教育能力、自我学习能力、评价能力也会有所提升。合作的教学方式除了体现在师生关系中之外，也体现在同学关系中。不同学生理解问题时是有差异的，如果多个学生可以一起讨论彼此分享想法，那么，学生本人对问题的理解就会变成其他学生思考可以使用的一种学习资源，在多个学生相互交流探讨的过程中，每一个学生都可以了解到更多思考问题的方式，这有利于所有学生思维的拓展，有利于学生在思考问题时从更多的角度出发。可以说，在教师和学生、学生和学生合作使用思维导图进行教学时，教学更容易获得理想的效果。

4. 自主性的原则

使用思维导图的教学方式可以赋予学生主体的地位，教师会从原来的教学主导者变成知识学习的引导者，学生会从知识的接受者变成知识的创造者，教师需要积极引导学生参与思维导图的制作过程，带领学生梳理学过的知识，并且借助思维导图的构建加强课堂互动。

在思维导图制作的过程中，知识的自主建构、知识的归纳、知识层级的排列、图像的绘制及色彩的运用等环节都需要学生主动参与，学生需要通过自己的想象创造完成思维导图的制作。

因为思维导图教学需要学生积极参与每一个教学环节，所以，在使用思维导图教学的情况下，师生之间会进行更多的互动。课堂不再是教师一个人滔滔不绝地传授内容，而是更注重师生之间的互动。在互动过程中，师生更加了解彼此的想法，知识得到了有效分享，课堂教学环境更加轻松。而且，互动合作式的课堂有助于学生表达自己的想法，有助于学生积极主动地思考。坚持使用思维导图进行教学，学生的思维会更活跃，学生会真正变成学习主体。

5. 整体性的原则

一门学科包括的各类知识之间存在一定的联系，在学习的过程中，学生需要将学过的零碎知识点整合起来，并建立有关该学科的认知地图。教师在进行教学设计时，也要注意引导学生构建知识的整体框架，避免知识学习过程中相关知识点的遗漏。制作思维导图时，教师应该围绕主题综合分析全部的教学目标，而不是着重突出或着重侧重某一个教学方面。绘制思维导图时，教师既要引导学生关注整体，也要引导学生关注细节。同时，还要注重知识之间的连贯性，避免知识的孤立和分裂。

人的大脑在思考时，进行的是立体的发散的思考，而不是像计算机一样进行序列思考、线性思考。思维导图使用的是循环渐进的层级结构，虽然它和计算机使用的线性思考方式不同，但是它的每一个思路、每一个步骤都符合问题解决的逻辑性。所以，使用思维导图的教学方式有利于学生构建系统化的知识体系，也有助于学生科学地思考。当学习的中心主题确定之后，学生会通过思考的方式向外逐渐延展出多个分支。分支的增加代表新加入了学习内容。这一点和人类大脑的思考方式是一样的，思维导图真实地展现了学生大脑的思维过程。在思考的过程中，学生的感官得到了有效调动，学生对知识进行了加工处理，对知识的记忆更深刻，这有利于后续学习过程中学生对知识的提取和运用。

（三）思维导图教学应用的流程

1. 思维导图的课前应用

（1）教师的课前准备。课程开始之前，教师需要分析本节课的教学目标、内容和学生的学习情况，然后确定主题，细化教学目标，确定本节课涉及到的所有知识点，并且依托知识点之间的联系绘制思维导图。教师绘制思维导图的过程中，一方面要注重对知识的整体把握，另一方面要关注教学的重点和难点部分，合理设置教学进度，以保证教学活动有组织、有系统地推进。

（2）学生的课前准备。教师需要在课程开始之前给学生预留学习任务，布置学习内容。在信息技术、互联网快速普及的情况下，学生可以从更多的渠道获取知识和资源，学生了解教学内容的方式不仅仅是教材，还可以是计算机、手机。所以，在课前学习阶段，教师可以要求学生自主查询相关资料，了解教学内容，对要学习的内容有一个清晰的认知，教师也可以引导学生自主绘画思维导图。

在过去，教师进行备课时使用的是线性教学方案，这种教学方案的缺点是内容更新不方便。所以，教师使用的教案很难有新意，长久下去，教师可能会厌倦完全重复的教学过程。但是，思维导图不同，它可以不断地生成新内容，不断地加入新知识，这有利于激发教师的教学活力，也有助于教师不断地完善教学设计。

2. 思维导图的课中应用

（1）使用旧的思维导图，复习之前学过的内容，刺激学生回忆起原有认知。温故才能知新，教师需要使用上节课的思维导图带领学生复习旧的知识，回忆原有内容，在学生有了一定的原有知识作为学习基础的情况下，学生对新知识的吸收将会有更好的效果。如果要学习的知识和以前学习的知识没有关联，那么教师可以直接进入新知识的学习环节。

（2）向学生展示新的思维导图，正式步入新课学习。如果两节课之间存在密切的联系，那么教师可以直接以旧的思维导图为基础，继续添加思维导图的分支；如果两节课之间的联系相对较少，那么教师需要以本节课内容的主题为中心，重新制作思维导图。教师提前将整节课的思维导图展示给学生可以让学生对本节课要学习的内容有基本的了解，这样，学生就可以集中注意力关注新课内容的学习，并且始终保持学习的积极状态。在新旧知识有较强关联的情况下，在原有思维导图的基础上将新的知识添加进去有助于学生构建新旧知识的联系，在知识的学习过程中，学生更容易吸收理解知识，在运用的过程中也更容易触类旁通，将知识迁移运用。

（3）讲授新课的内容。在讲解新课的过程中，教师应该引导学生积极地参与探究学习。讲授新课不是对教材内容的简单传递，而是要在传递知识的基础上对学生的能力进行培养。教师可以通过问题提问的方式，引导学生对教学重点知识、教学难点知识进行自主探讨。在学生积极参与讨论的过程中，学生会对内容基本结构形成更深入的理解。在以知识构建为基础的情况下，教学应该注重学生逻辑的培养、学生对知识的运用。在培养逻辑、拓展知识结构的过程中，学生和学生、学生和教师之间也能进行更多的想法交流，碰撞出更多的思维火花。以知识为基础，可以将理论内容和实践内容联系起来，知识可以具备实践价值，知识也能够在实践运用过程中得到进一步的强化。可以说，在探究性学习过程中，既能让学生通过思维导图直观地了解知识结构，也能让学生借助思维导图拓展知识外延，推动知识在实践当中的运用。

相比之前严格执行教案的教学方式，思维导图的运用更注重知识的生成。教师也可以在不脱离教学组织的情况下，适当地对教学内容进行拓展。

（4）经过实际教学的检验，教师应该对课程开始之前绘制的思维导图进行优化和完善。在依托原有思维导图的过程中，教师对知识进行了讲解，学生开展了自主式的探究学习。但是，在探究学习的过程中，学生会形成新的理解，这时，教师就要将学生新的理解补充到思维导图中。也就是说，授课不能完全一板一眼地按照教师制定的思维导图来进行。教师应该在和学生互动的过程中，将学生新发现的内容补充到原有的思维导图中，对思维导图进行优化和完善。

全部学生都应该积极参与思维导图的绘制，都应该提出自己的想法和疑问，学生应该有表达自由、参与自由。在学生感受到自由之后，学生自然会有更大的学习热情，会在学习中有更大的成就感。相比于之前完全由教师主导的课堂，思维导图式的教学课堂更容易使学生产生新颖的想法，更有助于学生创造力的培养，学生将会形成更强的学习动力。

3. 思维导图的课后应用

（1）思维导图作业。教师可以将思维导图绘制布置成作业，允许学生自由进行思维导图的创作，但是要强调学生不能完全复制教材中的内容，必须在思维导图中表达自己的想法和见解。教师可以通过学生绘制的思维导图了解学生的学习情况，帮助学生处理学习误区，有针对性地指导学生的学习。如果教师发现所有学生都存在共同问题，那么需要在课堂中进行集中讲解，以尽可能地提高教学效率。

（2）提交思维导图，学生和教师共同评价。学生可以将思维导图与教师和同学进行分享。在分享的过程中，学生可以从他人那里获取他人对思维导图的评价，这有助于学生完善思维导图。而且学生也可以在分享的过程中，看到其他人制作的思维导图，这有助于学生以他人的思维导图为参考，反省自己的思维导图。在分析对比交流的过程中，学生对自己的知识学习情况、掌握情况会形成更清晰的认知。

需要特别强调，教师没有必要确定一个完全标准的思维导图，也不必对思维导图进行正确或错误等方面的评价。因为思维导图是对学生头脑中知识结构的真实反映，它并不存在完全标准的正确答案，学生和学生之间本就存在思维方面的差异，所以，制定出的思维导图必定是千差万别的。

第二节 思维导图在医学组织学与胚胎学实验教学中的应用

作为形态学科的重要科目，组织学和胚胎学是每一个医学生的必修基础课，这两个科目的内容相对复杂，概念知识晦涩难懂，碎片化严重，不易于记忆。为了帮助学生更好地掌握该学科的知识，教师要积极寻求将知识简单化、增强教学成效的方法。图文并茂、有效实用的图像思维工具——思维导图正好弥补了这个空缺。学生利用思维导图可以更容易理解抽象知识，梳理知识点，开拓思路。所以，思维导图成为了教育领域的一个重要辅助手段。

组织学的研究内容包括细胞、组织、功能器官、系统，主要研究方向是机体微细结构和组织功能。“细胞是人体结构和功能的基本单位，是组织和器官的结构基础”[①]。细胞生成的细胞外基质与具有相似形态或相似功能的细胞结合组成细胞群，也被称作组织。上皮组织、结缔组织、肌组织、神经组织是构成人体的四种必备基础组织。按照不同比例，四种基础组织有机结合生成具备不同功能的组织器官。组织器官包括中空性器官和实质性器官。血管、食管、气管等属于中空性器官，肝、肾、脾等属于实质性器官。系统可以独立完成某种功能，如消化功能、呼吸功能等，它是由具有相关功能的组织器官组合而成的。

一、思维导图在医学实验教学中的应用优势

第一，思维导图可以激发学生的学习兴趣。随着互联网技术在学校内的普遍应用，原有的课堂教学方式已经不能满足当代的教学需求，晦涩难懂的《组织学与胚胎学》是预防医学专业的新生最先学习的基础课之一，上课的学生通常有一百多人，教师在台上讲课，学生在台下听课，教师不能与每个学生进行互动，课堂气氛并不活跃，这极大影响了教学效果。思维导图运用到教学中后，教师可以引导学生制作知识思维导图，预习知识点，提高课堂活跃度，增加师生的互动频率。

第二，思维导图可以拓宽思路。20 世纪 80 年代，揭示大脑左右半脑功能区别的“大脑功能偏侧化”的理论也被称为“大脑半球优势”理论，它是由美国神经生理学家斯佩里提出的，抽象类的语言、数字、文字、符号和理性客观的逻辑思维由左半脑优先加工处理；感情、艺术审美、感官、图形、图像、空间、生动直观的形象思维则由右半脑优先加工处理。两个半脑互相配合，不仅能拓宽思路，还能增强全面理解能力。假如学生能够最大限度发挥左右半脑的功能，那么就能加深对知识的理解，形成完整清晰的知识网络。在组织胚胎学的教学过程中，学生可以进行切片实践，并且可以将切片图片融入思维导图中，这样不仅丰富了思维导图梳理过程的趣味性，还易于学生加深记忆知识内容。

第三，思维导图能增强学生学习的积极性。通常情况下，学生已经习惯了从教师讲授的过程中获取知识的学习方式，学习能动性大大降低。部分学生在完成教师布置的作业时，不深入理解知识内容，提升自身能力，而是以

① 程云，陈晶，赵紫薇，等. 思维导图在《组织学与胚胎学》教学中的应用体会 [J]. 科技风，2021（29）：70.

获得作业答案为最终目标。因此，探索新型课堂教学模式、激发学生学习的能动性、培养良好的学习素养就成为了新的教育改革目标。思维导图无疑是一个不错的教学辅助工具。教师可以根据思维导图脉络布置预习任务，课上检验学生的课业完成情况，与学生进行讨论互动，课后进行总结，复习学习的知识点，调整思维逻辑，逐步建立知识点思维导图，方便知识理解记忆。

学生在制作思维导图时不仅要仔细梳理课本中的知识点，还要根据课程内容多方查找资料，不断丰富思维导图的知识内容。在这个过程中，学生的独立思考能力、学科钻研能力和学习主观能动性都会得到提升。临床医学专业的学生在制作思维导图时不仅要做到上述内容，还要及时总结临床实践经验。

二、思维导图在医学实验教学中的应用设计

以下以思维导图在消化系统教学中的应用设计为例进行阐述。具有相似功能的中空性器官组成消化系统。通常根据具体功用，将中空性器官的管壁分为多个层次，如食管的内壁就分为黏膜层、黏膜下层、肌层和外膜四部分。黏膜层包括三部分，即上皮、固有层和黏膜肌；由疏松结缔组织构造而成的黏膜下层包含各种食管腺；肌层的上 1/3 段由骨骼肌构成，下 1/3 段由平滑肌构成，中间 1/3 段由骨骼肌和平滑肌；外膜由纤维膜构成，主要用于固定食管。

第一，对课前预习内容进行设计。在进行课前准备时，教师根据中空性器官构成规律掌握食管壁整体结构，针对各部分存在的复杂关系进行仔细梳理，建立清晰直观的关系图，再利用虚拟仿真实验教学平台中的食管数字切片获取结构光镜图，然后在关系图中植入切片光镜图，同时附加数字和文字说明。上课前，教师将制作完成的思维导图通过线上平台发送给学生，安排学生依图所示对食管结构进行提前预习。

第二，对课堂授课内容和授课环节进行设计。以往的授课内容均是按照教材内容的先后顺序进行设计的。思维导图是依据知识点逻辑顺序制作的，因此课堂教学内容不能完全依照书本内容进行安排，而是要根据知识关系网一边授课一边引导学生进行思维发散，可以安排 1 到 2 个章节课时讲解思维导图内容。如消化系统，由于课前已经安排学生根据思维导图进行预习了，学生在课上更容易跟上教师的授课逻辑和知识内容，从而更好掌握消化系统器官构成特点，抓住学习重点和疑难点。

第三，对课下知识归纳环节进行设计。以往的课程知识总结都是教师在课堂即将结束时进行总结概括。思维导图形式的教学方式则是让学生结合课上所学加深思维导图脉络的理解记忆。学生可以将思维导图的截图发送到线上学习平台。教师对此进行教学评价，作为日常学习得分记录到期末总成绩中。一方面可以检验教学成效，另一方面提高了学生的学习主观能动性。

总而言之，思维导图作为一种学习辅助工具，具有直观精练、简单易学、可视化的特点。《组织学与胚胎学》形态学科对于临床医学专业新生来说，知识内容抽象、难懂难记，知识点内在关系错综复杂，将思维导图应用于医学形态学各学科，如解剖学、病理学、人体寄生虫学等教学中非常合适。思维导图不仅可以加强教学互动，还可以高效辅助教学和学习过程，提高学生的钻研能力，开拓更多学习思维方式锻炼学生的创造性和独立性，从而使学生养成发散思维的学习习惯。

第三节　思维导图在临床医学专业组织学与胚胎学教学中的应用

“组织学与胚胎学是临床医学专业的基础医学课程之一，探索其课程改革措施是临床专业教育的重要内容。思维导图可以实现临床思维过程的可视化，加强相关知识点的横向交联，从而使知识系统化。”①

全国范围内的住院医师培训工作越来越规范化，国家对医生的综合能力提出了更高的要求。为了临床医学专业学生毕业后能够完美胜任社会工作，教师在在校教学期间就要指导学生奠定坚实的知识理论基础。对临床医学专业学生来说，组织胚胎学是最为基础的课程：一方面，学生刚接触医学专业知识，还未找到适合自己的学习方式；另一方面，作为医生职业的新生力量，医学专业学生需要在入学第一阶段用良好成绩获得学校和周围人的认可，证明自身能力树立强大的自信。在临床医学专业组织学与胚胎学教学中，思维导图的应用主要体现在以下方面：

第一，上课前的安排。上课前10分钟，教师进入教室，书写思维导图板书。

① 孙晓峰，许晓源，刘涛，等．思维导图在临床医学专业组织学与胚胎学教学中的应用［J］．基础医学教育，2020，22（1）：1.

书写思维导图时需要注意以下方面：①写清楚章节知识点的内在联系；②利用图片和文字的符号突出知识重点、疑难点，并进行重点讲解；③在书本上标出关联章节内容，便于学生归纳复习。

第二，课堂教学。课堂授课顺序由传统的书本章节顺序改变为以思维导图逻辑顺序为主、ppt课件演示为辅。教师在讲解中要潜移默化地培养学生的发散思维，带领学生逐步建立清晰、完整的逻辑思维框架。学生在课上的主要任务不是埋头记笔记，而是紧跟教师的讲解思路理解知识。学生基于教师绘制的思维导图可以进行再次完善、拓展。教师也可以和学生一起逐步绘制、完善思维导图。下课后，学生可以对课上的思维导图进行拍照，以便课后归纳总结所学知识。

第三，安排课下复习任务。每个教学周期需要安排两次思维导图的学习任务。教师可以对学生进行分组，学生推选组长，一周内合作完成思维导图作业。对于思维导图，学生可以充分发挥创新能力，手绘或电脑制作都可以；对于呈现方式，学生可以参照教师的，也可以采用卡通、特殊符号等有趣符号；对于呈现的内容，学生不必局限于书本和教师讲解的知识，可以查阅资料、网络收集信息，同时积极践行“早临床、多临床、反复临床”的教学理念。

每个班利用一节课进行思维导图汇报评选：学生将本小组根据教师教授的知识、自学的其他科目知识及临床实践知识以PPT形式进行讲解，着重体现绘制思维导图过程中采用的逻辑思维。根据内容呈现的视觉效果、逻辑思维的明晰程度和讲演者的表现力，教师评选出本次班级最佳思维导图组，并对获奖的全体组员给予平时分加分奖励（平时分数是期末成绩的三分之一）。

第四节　思维导图融入组织胚胎学混合式教学的研究与实践

一、思维导图融入组织胚胎学混合式教学的研究

近年来，“互联网+教育”发展迅速，信息技术和教育教学的融合比以往更加深入，未来，高校教育教学信息化和智能化发展必将进一步深化。混合式教学结合了线上教育和线下教育的优势，是一种十分有效的教学方式。在组织胚胎教学中使用超星学习通开展混合式教学比传统教学更具优势，具

体如下：①真正做到了以学生为中心，学生的学习打破了时间和空间的限制，能够有效激发学生学习的动力和积极性，引导学生主动学习；教师可以上传优质的学习内容和资源到网络平台上，作为课外拓展供学生有选择性地学习，满足学生个性化发展需求。②教师和学生可以在网络平台交流和互动，弥补了传统课堂教学教师为了完成教学任务无法与学生互动的缺点。在进行混合式教学之前，教师可以将学习任务发布在超星平台上，课堂教学过程中能使用超星学习通的投票、问卷、讨论、抢答等功能与学生互动，活跃课堂氛围，课程结束后，教师可以发布测试或答疑，了解学生学习情况，解答学生的问题。③将混合式教学应用于组织胚胎教学中，可以使用超星平台记录教学过程中产生的各种数据，并对其进行分析，以便于教师了解学生的学习情况，开展个性化教学，对学生进行引导和监督。

思维导图是在脑神经生理学的理论基础上形成的一种以图形的方式呈现大脑思维潜能的工具。人类思维具有发散性，经常集中注意力关注一个主题，从主题向外扩展，再用辐射线把相关的词语、图像等连接起来，形成井然有序的图形。思维导图结合了文字和图像，应用特殊的绘画方式，将与主题相关的内容用不同的图像、文字、颜色等表示出来，理清了知识之间的关联，帮助学生掌握整体知识框架，形成完善的知识体系，将复杂的知识简单化，便于学生记忆，培养逻辑思维。

思维导图顺应了人脑自然思维的习惯，可以充分激发左脑和右脑的思维潜能，化繁为简，用生动有趣、便于记忆的图形来表示枯燥无味的文字，形成严密的逻辑体系，这种记忆方式具有独创性，是一种十分高效的学习方法，对学生来说非常实用。思维导图直观形象、高效便捷，可以有效调动学生学习的积极性，让学生更有学习兴趣，也有助于提高教学效率。

二、思维导图融入组织胚胎学混合式教学的实践

在新教学模式正式实施前一周，教师与学生线上交流，向学生阐述新教学模式的价值、操作流程、课程考核方法、相关要求等，并让学生明白思维导图的特点和优点，教学生绘制思维导图，让学生在今后的学习中配合老师。在组织胚胎学混合式教学中融入思维导图的具体实施过程如图 10-1 所示。

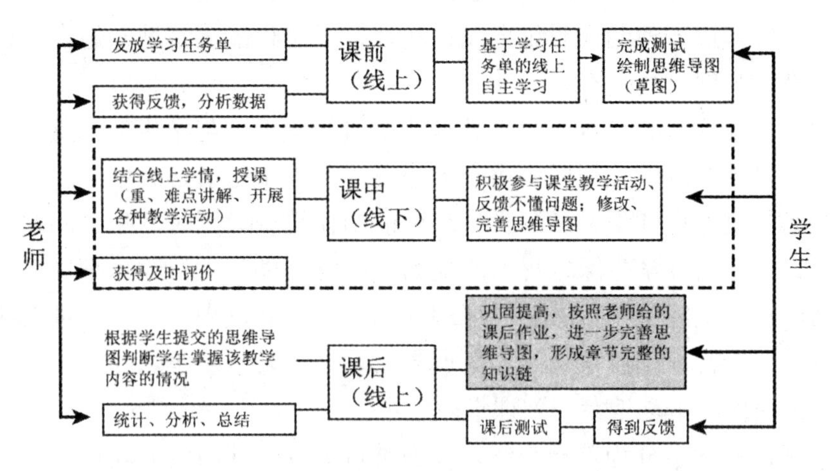

图 10-1　融入思维导图的组织胚胎学混合式教学模式

（一）课前绘制思维导图

课前，学生按照任务单的内容在线上自主学习，绘制思维导图。课前让学生在线上自主学习便于开展接下来的课堂活动，如果学生对将要学习的知识一点都不了解，那么课堂学习效率就会大打折扣。课前学习是为了课堂活动做准备，为了让课前自主学习顺利进行，可以提前三天将学习任务单发送给学生，这样学生就能清楚地知道学习内容、学习进度安排等，在学习任务单中提出学生需要自主学习的视频和 PPT，围绕章节题目设置核心主题，再围绕主题梳理相关概念、知识点等，形成由中心向外发散的知识结构，初步绘制出思维导图，并将其上传到平台上，这样有助于引导学生主动思考，明确不同知识点之间的关联，把握学习重难点，这样在课堂学习过程中才能更有针对性地获取知识，提高教学效果；而教师也可以从学生绘制的思维导图中了解学生的学习情况、对知识的理解程度等，从而使教学设计针对性更强，提高课堂教学的效率。教师还需要明确任务完成的时间及上交思维导图的时间，让学生有计划地学习，不仅可以监督学生，还能让学生形成良好的学习习惯。

（二）课中修正思维导图

课堂教学中教师要精讲知识，师生要加强交流，完善思维导图，帮助学生深入学习知识点。组织胚胎学课中环节的内容包括以下方面：

第一，教师从学生上交的思维导图中选择一个好的和一个差的，在课堂上向学生展示，让学生自行评价这两个思维导图，发现其优点和缺点，这样可以让学生知道如何制作思维导图；此外，学生也能清楚地知道自己课前学习的效果，明确自身的不足。

第二，在课堂教学过程中，教师要精讲知识，多与学生交流互动，帮助学生完善思维导图。教师要使用学习通投屏，为学生讲解思维导图，帮助学生掌握章节重难点知识，了解学生在课前制作思维导图时产生的问题，与学生进行讨论，培养学生深入思考的能力，同时帮助学生修改思维导图，使之更加完善，这也能让学生深层次理解知识点。在此过程中，教师可以使用学习通投票、抢答、问卷等功能丰富课堂活动，激发学生学习的主动性和学习兴趣，从而使其主动地参与到课堂教学中。

第三，将学生分为若干小组，分别进行讨论，让组内的成员互相评价绘制的思维导图，在这一过程中，教师可以听听学生们的讨论，从旁予以指导，帮助学生答疑解惑，还可以参与小组讨论，每个小组要推选一名代表，展示自己的思维导图，由教师和学生一起分析交流所展示的思维导图，并总结本次课所学的内容，帮助学生真正掌握知识点，这样的课堂才真正做到了以学生为中心，不仅化难为易，将抽象的知识点具体化，还让学生的学习兴趣大大提升，课堂氛围更加活跃。

（三）课后完善思维导图

课后要修改思维导图，使其更完善，从而加深学生对知识的理解。课后及时巩固复习所学知识可以加深记忆，促进知识吸收，而思维导图具有便于记忆的特点，特别适合课后复习总结。关于课后作业，教师可以在学习通上发布两种类型的作业：一种是必做题，充分展现课程的特点，具体题型包括选择题、判断题、简答题、图文转化题等，有助于了解学生是否掌握了课程的重难点及掌握情况；另一种是选做题，选做题主要考察课程的核心知识点，围绕核心知识设计案例，或提供一些拓展资料，学生可以根据自身需求自主学习，拓展自己的知识面。课程结束后，学生要总结自己对知识的掌握情况，并根据教师布置的课后作业，修改和完善思维导图，或重新设计，在绘制思维导图的过程中，为了突出个性化，还可以插入组织结构图、具体案例等，这有助于学生内化知识点，深入理解知识，提高学生的认知能力。在超星学习通平台上，教师可以展示学习成果，引导学生主动思考，开阔学生的视野，让学生对知识点有更深层次的理解，从而使学生形成认知结构，更有创造力。

三、思维导图融入组织胚胎学混合式教学的思考

第一，以学生为中心是现代高等教育发展的必然趋势。立德树人是学校当前的核心任务，培养学生主动思考的能力、帮助学生掌握学习方法是非常重要的。思维导图能够发散学生的思维，将枯燥抽象的知识点用图形的方式呈现出来，不仅生动形象，还具有严密的逻辑性，体现出创造性，学生在绘制思维导图的过程中可以发散思维，培养创新能力和创新思维。思维导图能够引导学生进行发散性思考，在组织胚胎学混合式教学中应用思维导图可以让学生学习更主动，突出了学生的主体地位。

第二，引导学生主动学习，使学生各方面的能力都能得到发展。教师在课前要发布学习任务，让学生预习将要学习的知识点，并根据自身理解梳理知识点之间的关系，绘制相关思维导图，这既有助于学生明确知识重难点和自身的问题，也可以调动学生学习的积极性。课堂上展示思维导图，循序渐进地讲解知识点，能够更清晰地将课本知识教授给学生，让学生有清晰的思路，在此基础上帮助学生修改思维导图，从而形成完善的知识体系，培养学生的逻辑思维。接下来，将学生分成若干小组，分别进行讨论，小组内成员互评各自的思维导图，这一过程学生的语言表达能力得以锻炼，学会与他人合作，交流过程中不同的思维碰撞出火花，可以拓展学生的思路，能够多方面思考问题，思维能力和创新能力得以发展；课程结束后，学生需要根据课堂学习和讨论修改思维导图，这也是对所学知识的复习，学习效率大大提高。经过课前预习、课中学习和课后复习这三个阶段，学生的思维得到训练，学生在自己的头脑中将复杂抽象的知识转化成直观的图像，将知识脉络清晰地呈现出来，完成了知识点的迁移，学生的各项能力都得以发展。大多数学生也认为这种教学模式可以让所学知识更清晰，学习效率大大提高。

第三，教师的教学水平也得以提升。在教学设计中采用新的教学模式，使用思维导图，为教师提供了新的教学思路，开阔了教师的视野，使教师对教学内容更熟悉，从而不断完善教学过程，提高教师专业化。除此之外，也对教师提出了新的更高的要求：教师需要主动学习现代教育技术，能够正确使用软件；在教学改革过程中，教师还要具备研究能力和探索能力，不断总结教学经验，同时促进教与学的优化。

总之，在组织胚胎学混合教学中使用思维导图，将文字、图形和标本联系起来，让学生养成积极思考的习惯，运用生动直观的思维导图将组织胚胎

学中复杂抽象的知识呈现出来，有助于学生理解和掌握知识点，形成知识框架。此外，思维导图逻辑性强，有助于学生充分发挥潜能，调动学生的学习积极性，培养其发散思维和创新思维，使其能够与他人合作学习。

第十一章　基于混合式教学的组织学与胚胎学教学实践

第一节　混合式教学及其实践模式

一、混合式教学模式的认知

“混合学习”来自英文“HybridLearning”，但国内大多数学者采用“BlendedLearning”一词，也称作“BlendingLearning”，其中文翻译为“混合学习”“混合式学习”“融合性学习”等。混合学习虽然属于教育领域中新近出现的术语，但是作为一种学习理念，它其实早已存在。最初混合学习指的是将传统教育及传统培训和远程教育中的技术进行混合以此来帮助学生学习的方式。

一般情况下，学习实践活动会使用混合学习的方式。以下几项内容都属于混合学习：远程研讨会议、以电子邮件为基础的学术交流研讨、会议中的多点电视广播等。理解混合学习时，也可以将学习过程中出现的和传统学习方式不同的学习看作是混合学习，如以网页为基础的课程学习、使用协同软件的学习。通常情况下，混合学习指的是面对面学习与在线学习的结合学习模式。可以将混合学习看成是课堂学习模式和在线学习模式的组合体。

（一）混合式教学模式的相关理论

1. 香农 - 施拉姆传播理论

香农 - 施拉姆传播理论属于循环式信息传输模式的一种。在该理论模式下，可以实现双方互通。施拉姆以香农传播模式为前提对反馈机制进行研究，并且将二者进行了结合，创造出了香农－施拉姆模式。引入反馈机制之后，双方实现了有效互动、关联互动，避免了信息的单向流通。香农－施拉姆模式强调信息接受者和发出者必须存在经验领域方面的重叠，这样才能完成传播。

香农－施拉姆模式主要强调的是传播活动过程中信宿与信源之间的双向互动。该模式认为信源需要从自身的经验范围角度出发发送信号，并且按照规则对信息进行编码，让其变成信号传递给信宿。信宿获得信号之后，需要在自己所处的经验领域当中解锁信号。解锁破译时遵循的规则和信息编码时遵循的规则是一致的，这样，才能准确还原原来的信息。在这样的情况下，只有信源和信宿存在交叠的经验领域，才可能完成传播过程。如果领域不存在任何的重叠之处，那么传播就没有办法完成。如果传播有效完成，那么信宿就可以获取新的信息，信宿对新信息进行加工处理之后，信息就能转变成自身的经验。所以，可以说新信息的获取是信宿丰富自身经验、扩展自身经验领域的重要方式。通过新信息的获取，信宿经验领域可以有效向外扩展。随着获取信息数量的增多，信宿的经验领域向外扩展的速度会越来越快。获取信息数量的增多也代表传播效果越来越好。信宿接收信息之后，需要将信息接收情况反馈给信源。信源可以根据反馈信息判断信息发送情况，了解信息是否被吸收、被理解。信源可以根据反馈信息调整接下来的传播活动。

对于知识传播过程来讲，反馈至关重要，恰当的反馈可以让被动的、信息的单向传播变成主动的、信息的双向流通。在传播过程中，信息传播者及信息接受者会不断地通过信息的传播和接收来扩展自身的经验领域。在经验领域有所重叠的情况下，传播才可能完成。如果信息的传播者和接受者之间的经验领域没有任何的重叠，那么传播必然会失败；如果二者存在较大的重叠部分，那么说明二者之间的信息交流会更为顺利、更为通畅。所以，信息传播效率想要有效提升，需要致力于增加信息传播者和信息接受者的经验领域重合部分。香农－施拉姆主要在以下两个方面指导混合式教育模式的设计：

（1）将反馈机制引入并且应用到混合式教学模式中。如使用在线测试、留言板留言等方式让教师更好地获得有关学生学习的反馈信息。教师获取反馈信息之后，可以对教学计划进行及时且适当的调整，突出教学的指向性。

（2）使用混合式教学方式的教师，在进行教学时，要保证教学内容的起点，在学生原有的经验领域内，但是，教学当中的新知识又要处于学生原有的知识领域外，这样，通过教学才能拓展学生的知识领域边界，才能实现学生知识领域边界的向外延伸。也就是说，知识学习既要涉及学生的原有知识，也要涉及新知识。

2. 建构主义理论

建构主义理论是维果斯基提出的，他在建构理论中强调个体对知识的认知存在差异，所以，不能提前预测个体的学习结果或学习状态等相关信息。他指出，教学并不是为了掌控学生的学习过程，而是为了推进学生的学习进程，在网络技术大范围应用的过程中，建构主义理论也在持续完善。建构主义理论要求教师在进行教学设计时，重点关注学生的发展，强调突出学生的中心地位。教师应该通过教学设计构建出有助于学生进行知识吸收的学习环境，帮助学生吸收知识、理解知识、掌握能力。在学生发展过程中，教师负责因材施教，教师起到帮助学生学习、辅助学生学习的作用。建构主义理论指出，师生之间应该面对面地交流，教师应该通过引导的方式激发学生的学习主动性。

建构主义可以在培养学生主动性以及创造性等方面发挥重要作用。它的应用极大的提高了学生的创造力，有助于学生理解复杂知识，掌握高级别的技能。建构主义要求构建的学习环境可以帮助学生在适合的情境中真实地体验和感悟知识，而且，适合的学习环境有助于学生合作学习、探究学习。建构主义应该积极地和计算机技术、互联网技术进行融合，让技术在学习环境构建方面发挥重要作用。除此之外，建构主义强调要在适合的环境中分析具体问题、解决问题。在处理问题的过程中，引导学生掌握技能。在解决和处理问题的过程中，学生可以主动地获得技能，学生更容易掌握学习主动权。

混合式教学模式突出了学生的中心地位，赋予了学生学习的主体性。混合性的意思是多样性，学生本就是由不同的个体组成的群体，有着鲜明的个体特征。所以，学生群体中有多样的个体特征，在学习过程中，应该结合学生的具体状态，使用适合学生的学习方式。教师应该根据学生学习需要使用适合的学习方式，引入适合的学习内容，构建适合的学习环境。举例来说，教师可以在课程开始前发放学习任务单，引导学生自主学习，培养学生的独立学习习惯，学生可以在课程开始前和教师讨论不理解的地方，在讨论过程中，学生容易获得新的启示。在课堂教学过程中，因为学生提前预习有了一定的知识基础，所以，教师可以着重关注知识的拓展和延伸。课程结束之后，教师可以引导学生巩固知识，反思教学过程，吸收和内化知识。

3. 关联主义理论

关联主义也叫连接主义或联通主义。关联主义理论适合网络时代的学习需要，关联主义理论认为学习可能会发生在学习者之外的环境中。在环境没有界限、没有边界的情况下，学习可能发生。当今的数字时代环境体现出了模糊不清的特点，因此，关联主义理论非常适合应用在如今的数字时代。

从知识观的层面进行分析，学习活动的开展是为了让知识有效流通。在流通的过程中，知识可以有效更新。具体来讲，知识的流动循环过程中经历了以下环节：首先知识需要由个体群体创造出来，其次知识需要分发传播。经过传播之后，知识可以被运用，被个性化创造，这样，知识又回到了最初的创造环节，至此形成了一个知识的循环创造过程。在这个过程中，人们可以对知识进行个性化解读和创新。当人们在工作学习过程中感受到知识的时候，不能将其看成一成不变的实体，而应该从知识原创者没有尝试过的方面进行知识创新运用。关联主义理论主要在以下两个方面指导混合式教学模式的设计：

第一，知识和知识之间存在关联，可以将知识看成有联系的网络整体。混合式教学过程中，线上部分的内容教学可能会导致知识学习过于分散，学生接触到的资源可能是碎片化的，所以，教师可以使用关联主义理论控制教学过程。首先，教师在给学生提供知识时，要注意知识之间的连贯，要保证知识的学习可以循序渐进，而且知识的呈现要有一定的内在逻辑性。这样，学生在学习的过程中才能够根据知识的联系构建起知识脉络。其次，教师开展的线下教学活动需要和教师线上提供的教学资源、教学知识有联系，线上和线下教学应该保持整体上的对应关系。

第二，教师和学生之间要构建关联，并且保持关联。教学过程一共有两个主体，一个是教师，一个是学生。教学活动中，二者不可避免都会进行教学交流、教学互动。在线上教学过程中，受到技术的限制，教师和学生不能像线下面对面那样随时随地地互动。为了解决这一弊端，应该积极开发各种各样的在线软件，帮助教师和学生构建起沟通的桥梁，让教师可以及时指导学生、帮助学生处理学习问题。

4. 人本主义理论

人本主义理论强调在学习过程中个人可以充分发挥自身潜能，该理论认为教育应该保证学习者可以始终具备学习热情，保证学习者的个人潜能可以有效发挥。

教学应该发挥促进学生成长和发展的作用。想要保证学生的有效成长、快速发展，必须选择适合的教学方法。想要保证教学方法的适合，需要做到以下三方面：首先，教材必须适合，教材要匹配学生当下的知识体系及学生的能力水平，这样，学生才能依托自己的能力开展自主学习活动。其次，教师必须具备教学技能，必须能够胜任教学工作。教师除了能教学之外，还要会教学，掌握教学技巧。最后，教学过程中，要有意识地对学生的自主学习习惯进行培养，慢慢引导学生形成自主学习能力。人本主义学习理论一直强调教师不能只承担传授知识的职责，教师还要为学生创造适合其成长和发展的条件，注重学生的自主成长，强调学生自主学习习惯和学习能力的养成，综合来看，人本主义学习理论的教学规律是以学生为中心，引导学生的自由式发展。

混合式教学模式的应用在一定程度上推动了教学的发展，使教学发生了质的变化。混合式教学的鲜明特征是包容性较强。首先，从教材的角度来看，所有可以为学生学习提供服务的都可以是教材。其次，从教师的角度来看，不同的教师可以对同样的内容做出不同的处理，这样，获得的教学效果也会因人而异。借助科学技术的帮助，同一教师可以在不同的空间中出现，优秀教师的教学才能被应用在更多的教学课堂中。最后，混合式教学模式因为强调开放性包容性，所以它自身也是灵活多变的。无论是知识教学还是能力培养都没有固定样式可以遵循，它强调依据学生的自身基础为学生提供适合的资源、教学方式以及环境条件，以此来推动学生的能力发展、知识吸收，最大可能地实现因材施教。混合式教学模式的最大宗旨是突出学生的中心地位，一切服务为了学生。

混合式教学模式可以让教师、教材及其他的教学条件尽可能满足学生的学习需要。在这样的情况下，学生的能力可以有效得到提升。该模式设置学习任务单强调学生的自主学习和合作学习，这有利于学生形成独立思考能力、团队合作能力，也保证了更多资源的充分共享。教师可以结合学生的自主预习情况、合作学习情况，有针对性地设计课堂活动，做好学习引导工作。教师可以通过问题提问的方式，刺激学生思考，引导学生对知识展开深层次的讨论和分析，让学生形成创造性、发散性思维，提高学生的探索能力，激发学生的学习潜力。课程结束之后，教师也可以利用一些在线课程平台为学生提供其他的课后学习拓展资源，帮助学生拓宽学习的时间、地理边界，培养学生养成终身自主学习的习惯。课后的自主学习有助于教师工作量的减少。而且，在线课程平台提供系统监测服务，可以使用大数据分析的方式测评学生的个人学习情况，针对性地为学生提出改进意见。可以说，平台具有的这些特征极大地满足了以学生为主体的学习需要。

5. 掌握学习理论

掌握学习理论认为只要为学生提供适合的学习条件，那么绝大部分学生都可以完成教学标准中要求他们学习的知识与内容。

对教学目标进行领域划分，可以将其分成三种：认知、动作技能和情感。这些领域还可以进一步细分，按照复杂程度分成不同的类型。如果在教学过程中能够有效控制主要变量，那么很多学生都可以达到教学要求的水平。掌握学习教学理论可以在以下方面发挥指导混合式教学模式设计的作用：

（1）混合式教学模式中，有一些教学任务是在课下完成的，这在一定程度上赋予了学生更多的学习自由，学生可以按照自己的学习需要制定学习计划，选择适合的学习方法。学生自主学习过程中，可以观看教师提前录制的教学视频，也可以自主查询资料，还能够参加教师布置的在线测试。自主学习过程中，学生可以对知识进行深入学习，也可以复习知识，还可以预习接下来要学习的知识。

（2）教师应该清晰确定教学目标，明确学生在教学当中要学习的知识、要达到的指标，这样，可以为学生的学习指明清晰的方向，使学生形成强烈的学习动力。

（3）在保证学生基础知识学习没有问题的情况下，教师可以对拓展的学习内容进行不同难度的划分，为学生提供适合他们学习水平的拓展知识，这样，可以尊重学生学习的差异性，也能避免使用之前学习步伐必须一致的教学方式。

6. 认知主义理论

格式塔心理学派是最早提出认知主义的学派。认知主义强调世界客观存在，人们在观察客观存在的过程中获得了知识。因为知识具备迁移性，所以，可以运用教学方式进行知识传播、获取知识。教学需要选择出学习方式当中最有效的一种，以此来完成知识的传播和迁移。认知主义理论强调学生内部心理作用的发挥是环境作用发挥的基本前提。

人的头脑当中存在认知地图。认知地图的存在决定了学习不能是纯粹的知识获取过程，学习也涉及学习目标的认知过程、学习途径的选择过程、学习手段的选择过程。在学习的各个环节和阶段，人会形成一定的认知观念，所以，分析和了解学习过程也必须分析和研究认知过程。也就是说，学习要强调认知性和目的性。学习的本质是对内容进行标准化处理、符号化处理。进行处理之后，还要进行应用。在获得知识的过程中，人的内部心理活动非常活跃。具体来讲，内部心理活动涉及信息编码活动、信息组织活动。认知主义理论强调学习过程中意识的重要作用。学习活动开始之前，学生存在已知的心理结构，这一已知的心理结构会影响到学生的后续学习。比如，学生原来的学习态度、观念、策略、情感认知都会对后续学习产生直接影响。所以，教学活动中，既要凸显学生的主体地位，也要注重教师对学习的刺激和激发；既要关注学生的内部心理活动变化，也要为学生学习提供适合的外在条件支持。

认知主义理论在教学设计中引入了可以影响学生学习的重要因素——学生的心理发展状态。在引入该因素之后，无论是教学内容的确定还是策略的选择都要考虑学生的原有认知结构。只有符合学生原有认知结构的内容和策略，才能激发学生的学习积极性。混合式教学模式是传统教学和线上教学结合形成的产物。混合式教学的理念是：使用合适的技术为学生提供合适的学习资源，以此来使教学效果得到有效提升。混合式教学结合了传统教学和线上教学的双重优势，既加强了教师的引导和监督，又激发了学生在学习中的积极性、主动性，以此来保证知识可以有效迁移，学生的能力可以有效形成。

7. 教学交互理论

在社会越来越注重信息交互的情况下，教学也不可避免地会受到信息交互的影响。分析教学活动的本质，可以发现教学本就是各种事物的交互过程。教学活动想要完成离不开交互这一重要载体。但是，教学交互和正常的人际交互存在不同之处，教学交互强调师生之间的交流。在技术引入到教学活动中之后，以技术为基础，教学活动的完成效率更高。学者在研究的过程中把交互化分成了两种：首先，适应性交互，指的是学生和学习环境之间的交互，举例来说，学生在了解和运用教学平台过程中所进行的一系列操作就属于是适应性交互；其次，对话性交互，指的是发生在师生之间的交互，对话性交互过程中，学生和教师、信息资源之间会展开有效的交流与沟通。

（1）等效交互理论。该理论的提出主要是为了减少经济成本，高效率地利用时间。该理论认为不同类型的交互转换之间可以彼此替代、彼此转换。

交互类型主要有三种：第一种是教师和学生；第二种是学生和学生；第三种是学生和学习内容。该理论强调这三种交互中，如果某一种交互频率非常高，那么其他两种交互频率就会相应降低，有可能会出现为零的情况，但是，即使其他类型的交互频率降低，也不会影响到有意义的正式学习，教学体验也不会因此变差。如果交互类型当中，高频率的交互有两种或三种，那么教学体验将会得到有效优化。但与此对应的是，教学要付出更多的时间和经济成本。混合式教学不能为了获取最高的教学交互频率，而不考虑教学其他方面的成本投入。特别是在教学时间有限的情况下，教学必须考虑教师和学生要付出的时间成本以及其他方面的经济成本。

（2）交互影响距离理论。该理论认为交互影响距离不是物理方面的距离，而是心理方面的距离。心理方面之所以会有距离是因为物理空间方面存在距离，此外，在社会因素的影响下，人的心理上也存在距离。交互影响距离主要受到对话以及结构因素的影响，但是，二者的影响效果不同。交互距离和结构之间的关系是正比例关系，如果课程结构化程度相对较高，那么师生之间交互影响距离就会越大，进行的交流互动就会减少。但是，交互距离和对话之间的关系是反比例关系，也就是说，对话增多的情况下，交互距离会变小，师生之间的互动会增多。对于学生来讲，交互影响距离变大的情况下，学习自主性也会变高。

简单来讲，可以把交互影响距离看成是不同个体之间的心理距离感。混合式教学要培养学生形成自主学习能力，交互影响距离主要是通过影响学习自主性的方式影响学生自主学习能力的形成。所以，教学过程中的交互设计要遵循交互影响距离理论的指导，教学应该将师生之间的交互影响距离控制在合适的情况下。

（3）教学交互层次塔理论。该理论的形成主要是受到建构主义学习理论的影响，该理论可以揭示出远程教学过程中教学交互的特征和规律。根据层次的不同，可以将教学交互分成操作、信息和概念三种。三种交互中级别最高的是概念交互，同时，它也是最抽象的交互类型。级别最低的是操作交互，它是具体形式的交互。想要形成高级别的概念交互，必须依托低级别的操作交互为基础。教学交互是为学生知识体系的构建服务的。

在教学交互层次塔理论的指导下，在混合式教学中，教师应该尽可能地为学生提供低级交互的机会，在打好交互基础的情况下，可以逐渐引导学生进行层次更高的交互。教学交互理论主要在以下两个方面对混合式教学模式的应用进行指导：首先，师生之间的交互要尽可能地体现出便利性和高效性特点，无论是线上还是线下学习都应该注重实时交互；其次，师生和平台之间也应该形成易于交互的关系，具体指的是平台页面设计应该美观，应该有利于教师和学生的便捷使用，功能设计必须人性化。

（二）混合式教学模式的类别划分

混合学习模式为了实现教学目标会综合分析传统课堂教学与在线学习两种方式的优势，然后结合实际教学过程中学生的需要为学生提供适合的学习方式，以此来保证学生可以在任何时间、地点使用任何需要的方式学习，混合学习模式的混合体现在三个层次，分别是宏观、中观和微观。

从宏观层面来看，混合学习模式是 C-learning 和 E-learning 两种教学形态及相关理论的混合。其中，C-learning 是指传统课堂教学，它以面对面的知识传授为主要特征，便于师生之间的情感交流，有利于基本概念、原理、规律及事实性知识的传授，有利于教师监控教学进程以及学习者对知识的系统掌握。E-learning 是指在线学习或网络学习，即在教育领域建立互联网平台，学习者通过 PC 上网，通过网络进行学习的一种全新学习方式。C-learning 和 E-learning 混合的主要目的是要发挥各自的优势，做到取长补短、优势互补。

从中观层面来看，混合学习模式是多种学习方式的混合，可以包括典型的讲授式学习、自主学习、合作学习和研究性学习等多种支持学习的学习方式的混合。不同学习方式和方法的选择可以根据教学内容、教学目标、学习者的特征等来做判断和决定。

从微观层面来看，混合学习模式涉及多种媒体教材的混合使用。如，传统媒体、视听媒体和网络媒体的混合使用。

1. 技能驱动

技能驱动学习会将其他外力推动和学生的自主学习结合起来，以此来为某些知识或某些技能的学习提供支持。学生和教师或其他的学习促进者一般情况下借助邮件、论坛或者课堂的方式来学习。可以将该模式比作化学反应，学习指的是整个化学反应过程，学生、教师或其他的促进者之间的交互在整个过程中发挥着催化剂的作用。与技能驱动混合学习有关的技巧包括：①制订明确的小组学习计划；②教师参与指导开始和结束部分；③利用同步学习实验室提高学习者的技术操作能力；④通过电子邮件为学习者提供支持。

2. 能力驱动

能力驱动模式是指教育专家和学生利用在线互动的方式交流互动，并且分享、获得隐性知识的教学模式。也就是说，能力驱动模式适合于隐性知识的学习。在非正式的学术交流与讨论过程中，学生可以从他人那里获得知识。具体来讲，这种模式包括的在线交流活动有学生和教师的在线交流、学生或学生的在线交流。在在线交流讨论互动的过程中，学生可以反思知识，深层次的理解和领悟知识。工作过程中，职员的决策速度会影响到知识工作者的成功。虽然在制定决策的时候，要遵循基本事实，也要按照工作原则的要求，但是，专家们提供的隐性知识也是人们制定决策所依赖的内容。制定决策过程中，职员可以通过在线绩效支持工具和专家交流获取隐性知识。

3. 混合学习循环

典型的混合学习是由八个部分（组件）组成的循环过程，它们的作用具体如下：

第一个组件："确定组织目标"。"确定组织目标"用于确定开展混合学习的学习目标。

第二个组件："确定所需的绩效（业绩）"。"确定所需的绩效（业绩）"明确通过混合学习应该取得怎样的学习绩效。

第三个组件："选择传递培训或学习的方法"。"选择传递培训或学习的方法"主要需要考虑两方面的内容：①考虑可供选择的传递手段，如在线、课堂、视频、技术支持、电子绩效支持、组合、自我指导、教师指导、协商、同步、异步和实况 E-learning 等；②考虑与传递手段相关的因素，如存取、成本、教学模式、交流、用户友好、组织授权、新奇性和速度。

第四个组件："学习设计"。在学习者分析的基础上，设计开展混合学习的过程、学习内容、评价方式、效果预测等。学习设计的结果即形成学习计划。参与人员包括课程专家、教育专家和技术专家。

第五个组件："计划改变及其支持策略"。"计划改变及其支持策略"用于确定当改变学习计划时，需要怎样的支持策略。

第六个组件："实施学习计划"。"实施学习计划"指混合学习的实施过程。

第七个组件："学习评价"。"学习评价"是针对混合学习的学习效果进行评价，评价的方法包括诊断性评价、形成性评价和总结性评价。

第八个组件："学习修订"。根据学习评价的结果，对学习过程进行修订，并且根据修订的结果，重新进入第一个组件，重复上述流程。

4. 行为 / 态度驱动

行为 / 态度驱动是指把传统的面对面学习和网络协作学习结合起来进行学习的模式，行为 / 态度驱动模式混合了传统的基于课堂的学习和在线协作学习。协作学习的主要组成要素——内容属性以及期望成果（形成态度与行为），可以通过面对面交流或基于技术的协作得到加强。开发者可以在一个安全的环境中利用该模式帮助学习者掌握新的行为。

（三）混合式教学模式的不同要求

信息技术与课程教学深度融合并非单纯的技术与课程的关系，而是一个需要以培养怎样的人才为目标的“系统工程”，至少需要从教学设计、教学实施和学业评价三个方面做整体规划和系统设计，需要探索技术与课程深度融合的方式方法，重点做好教学设计。教学具有目的性，因为教师总是为了某一目的而教，从根本看是为了帮助学生学习为了达成“帮助学生学习”的目标，做好混合式教学的教学设计就显得尤为重要。

教学设计指的是针对特定教学目标与教学对象，对教学资源与过程的计划与安排，也称为教学系统设计，教学系统开发，教学开发。教学设计是一门涉及理解与改进教学过程的学科，任何设计活动的宗旨都是提出达到预期目的的最优途径。

1. 不同教学活动因素的要求

混合式教学设计过程中需要先以时间为具体的节点将内容学习分成不同的单元，在此前提下，可以结合线上教学和线下教学的特点，将每一个单元的内容分成线上环节、课堂环节及实践环节三个部分。所有环节的设计都必须考虑教学基本因素。

（1）在线教学活动需要使用的必要因素。在线教学中，学生有较强的自主性，可以自己选择学习路径。线上教学中，学生可以使用的教学资源非常丰富，如说视频教学资源、测试资源、单元作业资源等。而且各个资源的内容选择较为开放，可以选择使用即将要学习的预备知识，也可以选择重点学习内容或重点习题。视频资源对于在线学习来讲至关重要，教学视频的合理运用有助于学生学习注意力的集中，也有助于提高学生的学习兴趣和学习满意度。

现有的在线开放课程中的交互形式归为三类: ①人—人交互; ②学习者—

内容交互；③学习者—界面交互。在线学习环节设计中，至少应包含学习者-内容交互的内容，具体可以通过设置进阶题目、问答题等实现学习者与学习内容的交互，这样安排有利于不同层次的学习者通过线上学习获取课程知识，不能通过自主学习解决的问题或疑惑，可以提交到学习平台上的互动空间，与同伴或教师交流讨论，获得必要的帮助。任课教师在教学设计时，可以先建立讲授内容的知识图谱。与此同时，还可以通过记录学生的学习轨迹对学生生成形成性诊断，了解学生学习困难的症结所在。从教学效果上看，采取混合式教学后，相关学习内容的得分率可以提高很多。

（2）课堂讨论活动中需要使用的必要因素。在课堂当中进行课堂讨论是为了让学生对知识有深层次的理解。自主学习过程中，不同的学生可能会遇到不同的障碍和问题，这时需要通过外力协助学生的学习。如果线下学习能够进行有效的个性化设计，那么学生学习过程中产生的个性化问题就可能得到更好的解决。学生在活动中表现出的个性化特点其实是对学生自主学习主动程度的反映。终身教育的目标之一是让学生对学习形成长久兴趣，培养学生形成较强的主动性。

交互是教学活动具备的本质特征之一，课堂中师生之间的互动、学生和学生之间的互动都属于人人交互活动的一种。交互会极大地影响学生的学习效果。在课堂中进行教学活动，教师可以利用现实问题或提出其他具有引导性的问题，让学生在小组内展开讨论。讨论内容应该为教学的重点知识或者难点知识，设计讨论内容时要强调知识和现实之间的联系，也要加强技术的趣味性。在与同伴积极讨论的过程中，学生会形成学习积极性，会更深层次地理解知识。引导性问题的设计要注重体现出问题的应用性、分析性。引导性问题不能是单纯的知识记忆问题。从教学实践结果来看，如果设置的引导性问题是脚手架性质的问题，那么学生在讨论过程中要承担的认知负荷会有效减少，讨论效率极大提升。除此之外，设计讨论题目时，还要同时关注定性分析方面和定量计算方面，注重提升学生的问题处理能力。

（3）线下实践活动需要使用的必要因素。线下实践教学过程中教学评价包括学生之间的相互评价、教师评价两种。评价指标的设计要包括四方面的内容，分别是独创性、完成度、工作量及课堂展示。评价的目的是培养学生形成创新能力、沟通能力，让学生具备相关的核心素养、核心技能。

不同课程具备的特点不同，在使用混合式教学模式的过程中，要分别从线上课程和课堂教学两个角度出发展开研究与创新，在课程中加入更多与实践和实验有关的环节。分工处理布鲁姆教学目标之后，在线课程内容的讲解更多的是与基本概念或者基本原理有关，课堂教学内容的讲解更多的是使用启发式的问题引导方式。在问题的引导下，学生可以将知识内化吸收。与此同时，教师也要引导学生应用知识，在实践环节着重培养学生形成研究精神、创新精神。在线上学习、课堂讨论和线下实践相互结合的过程中，可以打造出混合式教学新模式。新模式是当今互联网时代高校课程发展的新出路。

2. 不同教学类别定位的要求

混合式模式主要是针对在校学生的，因而其课程教学的运作方式完全取决于任课教师的教学理念和对课程教学目标的定位。根据学生不同的认知活动，可将学生的学习分为三大类，即知识学习（包括事实、概念和原理的学习）、技能学习和情感认同。

（1）以传授知识为主的定位。使用知识传授型教学模式直接按照课程原有的知识框架进行章节划分即可。教师需要以章节为单位为学生配套设置作业题、测试题。作业和测试题可以强化学生对知识的理解吸收。在培养学生的实践能力时，教师需要设置讨论题目、思考题目或设置小实验。知识传授型教学模式普遍应用在传统课堂教学中，但是，在线课程因为所处平台不同，所以，使用的在线课程教学模式也会有所差异。分析当下的教学平台，可以发现大部分使用的都是知识传授型教学模式。教师可以根据学生当下的实际学习水平设置教学大纲，选择教学视频，布置教学作业和测试题目。除此之外，教师也可以为学生提供可以拓宽学生知识边界的教学资源。丰富的数字化资源为教师在线教学课程的开展提供了有效保障，而且，随着教师对丰富的电子资源的了解的深入，教师也会掌握更多的课程知识，进而可以为学生提供更有针对性、更适合的资源。

网络平台中的测试题要求学生在课堂开始之前完成。有些平台会在学生观看视频的时候直接中断视频播放，弹出测试题，判断学生是否真正了解了之前的内容。回答不正确的情况下，系统可能会要求学生退回重新观看，也有可能会让学生思考一下直接继续接下来的学习。除此之外，还有一些测试题是在章节学习完成之后出现的，这些测试题做完之后可以学生之间相互批阅评判。正常情况下，教师应该在课前布置测试题，然后在课堂当中讨论测试题当中出现的问题，最后再使用课后测试练习的方式评价学生的学习成果。

（2）以能力培养为主的定位。在现代社会中，人才应该具有的 18 个要素，其中最为重要的是“4C 核心能力”，即批判性思维与问题解决能力

（criticalthinking&problemsolving），创新与自主学习能力（creativity&activelearning），沟通能力与合作精神（communication&cooperation），跨文化理解与全球意识（crosscultureunderstanding&globalawareness）。

（3）以素养提高为主的定位。教育除了让学生掌握书本当中的知识，还要让学生具备书本之外的核心素养。教学和教育是深层次联系的两个方面，教师需要通过教学活动培养学生形成核心素养。只有学生具备了核心素养，才能拥有社会生活所需要的品德和能力，才能在社会中生存。我国教育部要求学生具备六个方面的核心素养，这六个方面符合我国的国家主流价值观。

发展学生的核心素养需从课程建设和教学模式两个方面去落实。从课程建设角度来看，满足不同学生的差异化需求，让学生可以使用已经具备的知识和能力，继续学习新知识、新技能，构建出完整的知识、道德、能力等体系，为学生的自我发展、自我建构提供支持与服务。具体到每一个学科当中，要求教师进行教学设计时，引入学科发展的前沿动态，提高学生对国家发展的认可，加强学生的民族自豪感。从教学模式的层次出发，教师应该为学生构造积极正向的学习环境，激励学生自主研究、探索合作、奋斗拼搏。

结合不同类型的教学优势，实施层次化教学，以满足学生的差异化需求；实施整体化教学，以实现知识的横向联系；实施主题化教学，以实现知识的纵向联系；实施问题化教学，以实现知识的横纵联系；实施情景化教学，以实现由学习走向生活。将在线教学、课堂教学、线下实践三个环节的优势有机地整合在一起，结合线上学习的反馈信息，以循序渐进的方式开展小组讨论，实现对学生口头表达能力、批判性思维能力等方面的培养，构建“在线学习 + 课堂讨论 + 线下实践”的“互联网 +”教学模式。

（四）混合式教学模式的基本特征

混合式教学是把在线教学和传统教学的优势结合起来的一种教学模式，是当前教学研究的热点。根据现代教育理论，学习过程包括程序性学习和启发性学习。以记忆为主的程序性学习完全可以以学生自主学习为主；启发性学习过程，需要通过作为专家的教师与学生之间的互动来完成。由此可见，将信息技术和课堂教学有机整合，有助于以学生为中心，充分发掘学生自主学习动力和创新能力，形成互联网 + 高等教育教学的特色教学模式，提高高等教育的竞争力。

混合式教学包括任课教师安排给学生的自主在线学习（或多媒体学习）

与课堂互动两个模块。在线学习模块中设置的内容基本是短视频讲解内容、作业练习内容、测验考试内容。教师提供这些内容时使用的是邮件发送的方式,这可以满足学生随时随地想要学习的需要,方便学生的个性化学习。但是,也正是因为学习的片段化，所以，知识整合相对困难。相比之下，课堂互动更有助于学生综合处理个人经验和学习体验，而且，在课堂讨论深入研究的过程中，学生可以主动思考，这有助于知识的内化和吸收。

课堂互动过程中，教师使用的学习方式一般有两种：一个是基于问题；另一个是其余项目。教师需要根据本节课学习的重点知，循序渐进地推进学习，让问题的呈现由浅到深。在学生处理问题的过程中，线上学习到的知识就可以在教学问题所构建的情境当中应用。除此之外，教师也可以借助小组讨论的方式，让学生评价学习成果。学生还可以使用归纳推理的方式对多个问题进行综合处理，综合归纳知识，整理知识，实现知识的高度吸收和内化。按照最近发展区理论，教师在设置问题时，需要保证问题能够激发学生的兴趣,要保证学生有能力处理问题,这样,学生才可能积极参与讨论。除此之外,教师也可以适当使用劣构性问题，当学生遇到这种问题时，学生需要利用自己的知识分析判断题目所提及的条件是否完全合适，也需要主动查询资料获取解决问题需要的条件信息，然后在此基础上简单建立模型处理问题。

如果课程有较为鲜明的实践性特点，那么教师可以使用基于项目的学习方式，教师可以在学习目标的指引下确定学习项目。学生需要按照学习项目的要求制定项目完成需要的计划书，并且判断计划书在问题解决过程中的可行性。实验课堂当中，学生应该以小组为单位积极参与实验操作。如果实验过程中，学生遇到难以处理的问题，教师应该给予及时帮助。实验操作完成之后，小组需要撰写研究报告。以项目为基础的学习方式能够引导学生运用知识，也可以将其他领域中的知识综合运用到实验探究中，以加强学生对知识的理解和掌握。

但是，课堂时间是有限度的，如果使用探究性的学习方式，那么学生用于内容学习的时间会有所减少，学习成效可能会受到不良影响。所以，课堂讨论和在线学习应该有机整合。教师在以课堂教学活动为主的情况下，也应该使用在线学习方式，为学生补充知识内容。或者教师可以把在线学习当作学习主线，以课堂讨论作为辅助方式开展教学活动。综合来看，教师需要利用线上和线下两种教学的优势，尽可能地加强学习成效。翻转课堂模式指的是在线学习为主课堂讨论为辅的教学模式。这种模式运用过程中，教师需要先在线上教学讲解重点知识、难点知识，然后在课堂当中进行知识讨论。

翻转课堂模式的优点主要有三个：首先，课堂授课、作业批改相互分离，有助于激发教师的教学活力，教师可以将精力真正放在与学生的交互过程中；其次，翻转课堂模式下，课堂时间主要用于学生个性问题的解答，教师有更多的时间引导学生深入分析和讨论，解答学生的困惑，真正做到个性化教育，学生更容易形成独立思考的能力；最后，在课堂职能发生变化之后，教师必须对课堂内容有更深层次的了解，这样，才能解答学生提出的多种多样的问题，在这个过程中，教师的教学水平有一定的提升。

（五）混合式教学模式的服务体系

在信息技术高速发展的过程中，高校教学越来越多地使用混合式教学模式。综合来看，混合式教学模式有巨大的发展空间、广阔的发展前景。在我国持续推动高校数字化校园建设的过程中，高校改革也持续关注混合式教学模式。混合式教学模式需要综合传统教学、数字化教学和网络化教学的优势。使用混合式教学模式的情况下，教师需要发挥出自身的引导职责、监控职责，学生也要发挥自身的学习积极性。高校想要顺利推进混合式教学，那么必须构建出层次和维度都丰富的高校混合式教学服务体系，为混合式教学的开展提供良好的校园环境。

1. 混合式教学模式的服务体系构建

（1）把混合学习力的提升当作是服务体系建设的目标。在远程学习快速发展的情况下，越来越多的教育研究者关注在线学习力。传统教学和在线教学存在学习环境、活动组织、评价、过程管理等方面的差异，所以，在线学习力除了显现出一般学习力的特征之外，也会具备在线学习环境具有的特性。因为混合式学习是综合传统教学和在线教学的优势，所以，混合学习力必然会体现出一般学习力的特点和在线学习力的特点，混合学习力的提升需要注意两种学习力特征的有机结合。

混合学习力指的是学习混合的情况下，学生通过混合学习而获得的对其学习效果、学习效率、学习能力有影响的能力。具体来讲，包括四个方面：首先，内驱力可以激发混合式学习过程中学生的内部学习动力；其次，认识力指的是学生在知识建构和问题处理过程中显现出的能力；再次，意志力指的是学习过程中，学生抵抗外界干扰、专心致志学习的能力；最后，应用力指的是学生将学习知识应用在实践过程中将其变成实践成果的能力。构建混合式学习支出服务体系是为了综合提升学生这四方面的能力。

（2）从“五个维度”的角度出发为混合式学习提供支持服务。具体来讲，五个维度指的是制度、资源、教学、评价以及朋辈五个方面。在这五个维度的支持下，混合式学习力可以有效提高。

一是资源支持服务。资源包括人员和设备两个方面：人员指的是可以引导或组织混合式学习活动的教师以及其他为学习过程服务的管理人员；设备指的是为教学活动的开展提供条件支持的线上设备，如在线课程平台，它能够为在线学习提供智慧教室，提供稳定的通信服务，为线上活动的顺利进行提供保障。

二是制度支持服务。制度指的是学校为了推进混合式学习而制定的政策规章以及其他维持制度运行活动组织的必要因素。制度的有效建设能够保证教学质量。在混合式教学过程中，制度应该发挥引领作用。

三是评价支持服务。评价支持服务指的是教学过程中，评价学生教学能力时使用的考核方式。评价可以加强学习过程管理，可以让学生正确看待学习成果。

四是朋辈支持服务。朋辈支持服务指的是教师选择出在混合式学习中有优异表现的、能够成为学生同伴或朋友的人，为其他同学的学习提供支持与服务。在朋辈的支持下，教师可以成立学习小组，开展小组内的学习交流活动，推动学生之间的相互帮助。

五是教学支持服务。教师需要按照教学目标的需要，从五个维度出发，为学生提供线上学习线下学习需要的教学资源，引导和组织学生积极参与活动讨论。

（3）以基于 SPOC 的翻转课堂混合式学习为核心。高校建设的线上线下混合式课程主要是基于慕课、专属在线课程（SPOC）或其他在线课程，运用适当的数字化教学工具，结合本校实际对校内课程进行改造，安排 20% ~ 50% 的教学时间实施学生线上自主学习，与线下面授有机结合开展翻转课堂、混合式教学，打造在线课程与本校课堂教学相融合的混合式课程。因此，混合式学习支持服务体系应该围绕基于 SPOC 的翻转课堂混合学习模式建立。基于 SPOC 的翻转课堂混合模式的学习过程包含以下内容：

一是开课之前的学习准备阶段。课程真正开始之前，学生需要根据教师的指导按照课程考核方案或者课程教学大纲为课程开始做准备，确定本课程要完成的学习目标，制定整体的学习计划，做好其他课程学习有关的准备工作。

二是课前自主学习阶段。在教师发布与课程学习有关的通知之后，学生应该登录在线课程平台，查阅课程导学部分的通知，定期观看相关视频学习知识内容，完成教师布置的其他测试任务。如果学生学习过程中存在疑难问题，可以将问题发布在在线课程平台的讨论区，也可以使用其他途径联系教师，寻求教师的帮助。如果问题没有办法在在线平台解决，那么学生可以将问题带去课堂和教师进行面对面的交流。

三是课堂中的内化学习阶段。学生在课堂学习过程中需要认真总结教师在线上学习提及的重点知识、难点知识，也需要将学习困难问题反馈给教师。在交流讨论过程中，学生需要内化吸收知识，并且积极参与教室布置的课堂活动。举例来说，需要积极参与案例讨论、项目训练，积极进行问题研讨，积极参与实验操作。如果在课堂讨论过程中，学生遇到了难题，那么，学生可以选择独立解决，也可以选择交流合作的方式处理，也可以寻求教师帮助。活动完成之后，学生应该以小组为单位发表研究成果，其他小组同学应该积极评价该小组同学的研究成果。

四是课程结束之后的拓展学习阶段。学生结束课堂学习之后，需要登录在线课程平台完成课后作业，学生可以结合自己的学习兴趣查找资料，拓展知识学习外延，了解更多感兴趣的知识。与此同时，学生也可以在在线课程网站的讨论区和教师或其他的伙伴交流探讨。这一阶段主要是反思学习内容，总结课程学习。

五是课程结束之后的学习总结阶段。学生结束一学期的课程学习之后，应该进行总结。总结的目的是查漏补缺，解决学习过程中依旧留存的问题。

（4）提供规章制度服务及激励政策服务。混合式学习基础服务的提供依托的基础是学校。学校需要完善规章制度，需要为混合式学习活动的开展提供条件方面的保障。学校构建的学习氛围会对混合式学习意志力的形成、内驱力的形成产生直接影响。学校实施使用的教师激励政策、制定的制度规章会影响到教师教学能力的提升，会影响到教师的在职培训工作，也就是说，会对教学质量产生直接影响。在影响教师行为的情况下，学生混合式学习过程中应用力的形成、认知力的形成也会受到间接影响。

混合式学习支持服务的提供关键在于教师。教师是启发混合式学习过程中学生学习的重要人物，教师要引导学生、监控学生的学习。教师在混合式教学过程中的设计水平、资源供给水平、学习指导水平会对最终的混合式学习成果产生直接影响。与此同时，教师使用的各项举措也会影响混合式教学过程中的同伴支持。同伴在混合式学习过程中发挥辅助作用，同伴可以在小组学习团队学习过程中发挥重要的支持作用，同伴可以是课堂中的学习伙伴，也可以是学校选拔出的优秀学习者。同伴可以通过微信群或在线学习平台解答学生学习过程中的疑问，从而为学习提供技术或其他方面的服务支持。

2. 混合式教学模式的服务体系实施

（1）充分发挥学校的基础性作用。

制定混合式教学制度文件。学校可以制定《混合式课程建设实施方案》，明确混合式教学模式改革的目标、建设要求、建设任务和措施，以此指导全校混合式教学各项工作的开展，规范相关混合教学管理文件的制定。采用混合式教学课程建设专项方式，以年度教研重点课题立项支持混合式教学课程建设，制定专项管理过程性文件。例如，《混合式课程验收标准》等规范管理，保障课程建设质量；制定有关混合式教学相关教学文件模板，对课程教学大纲、课程排课、学生考核要求实施特殊性管理，给予教师更多的课程实施自主权和空间；制定有关学生混合式学习的激励保障制度，鼓励优秀学生更多地参与混合式学习朋辈互助。

提供基础设施资源保障学习环境。在线上线下混合式学习中，SPOC 学习平台的选用和功能设计、教室、宿舍、图书馆等场所的网络保障等尤为重要。针对前期调研中学生反馈的问题，及时向平台供应商反馈意见、优化平台功能，进行平台升级。针对学生反馈的宿舍、教室网速等技术问题，与相关网络运营商合作，着眼于 5G 布局基础上的建设智慧校园，使学生尽早享受到信息技术最新发展成果。

开展培训活动，提高混合教学的师资水平。因为教师负责开展混合教学，负责引导学生建构知识体系，所以，必须注重教师教学水平的提升。学校要注重对教师进行组织培训，提高教师在混合式教学过程中的课程实施能力、教学设计能力。培训过程中，应该遵循产出教育模式理念的指导。在此基础上，以完成混合式教学课程为基本目标，培训教师形成一致的教学理念，培训教师掌握平台的运用方法，提高教师的教学设计能力以及教学工具的运用能力。培训时可以使用混合式的培训方式，让教师从学生的角度出发，真实体验混合学习过程，让教师形成对学生角色的深度认同。

专门设立课程服务咨询部门，提供咨询服务。使用网络平台的过程中，无论是教师还是学生都可能存在操作不熟练的问题，学校应该专门设立课程服务咨询部门，为课程制作、课程学习提供服务与支持。学校可以邀请SPOC平台公司的技术负责人、网络工作人员以及其他技术专项负责人员加入，为师生提供全面的咨询服务。学校应该在平台上为师生提供咨询通道。与此同时，学校也可以以年级为单位建立微信群，邀请班级学委加入群聊，为学生提供直接和学校进行沟通的渠道，及时解决混合学习平台运用过程中的问题，保证混合学习平台可以为师生学习提供稳定服务。

做好教学质量监控工作，为学习质量的提升保驾护航。学校应该在教学质量保障体系当中纳入混合式教学，让其作为课程建设专项项目接受学校的监督和考核。学校应该制定专项评价标准，应该派专门人员跟踪听课，并且撰写监督报告，学校应该邀请学生定期参与课程评教活动，了解学生对课程的反馈信息。学校教学部门和教师获得反馈信息之后可以有针对性地进行改进。

（2）充分发挥教师的主导作用。教师的支持对混合学习力的作用十分重要，其中意志力、应用力的影响程度最大，因此教师应加强教学支持和评价支持，遵循“教师主导、学生主体”的理念，充分发挥引导、启发、监控教学过程的作用，激发学生的学习兴趣、引导学生完成学习过程、科学评价学生学习效果。

在线上学习环节，对学生最有帮助的分别是在线观看视频、在线辅助资料学习、在线习题训练及习题讲解、在线教师答疑、在线讨论区同学讨论；最有帮助的线下学习环节是线下深入讲授、线下课堂小组讨论、线下课堂答疑等。因此，学生更多希望教师在混合式学习考核中，重点关注线下课堂学习表现，同时兼顾在线学习时长、在线测试成绩、在线讨论参与发帖次数。为此，教师在混合式学习支持服务中应重点做好以下工作内容：

做好学情调研工作。混合式教学课程建设和混合式教学课程实施需要依托学情调研的方式获得基本信息，教师可以使用调查问卷发放的方式进行学情调研。除此之外，教师也可以利用微信群展开调研工作，调研过程中，教师应该联系班级学习委员、课程课代表以及之前负责专业授课的教师，了解学生在学习方面的知识储备情况、技能掌握情况、情感态度情况、意志力情况，这样，教师才能明确确定知识学习的起点，才能为学生提供个性化的学习方案，才能开展差异化教学。

课程教学设计工作应该优化完善。通过课程教学设计，可以看出教师在开展混合式教学过程中遵循的理念和思想。课程教学设计应该分成整体和单元两个部分。混合式教学设计工作的开展需要以学生的学情为基础，在此基础上，要遵循教学大纲的指导，也要结合实际的授课情况。整个教学设计过程中，教师必须始终以学生为主题，以获得良好的教学效果为基本导向，然后综合利用平台功能，合理设计线上和线下的教学工作，做好线上和线下的融合设计，保证二者的有机结合。

优选以及建设课程资源。资源交互是学生线上学习的重要方式，教师应为学生有效的线上学习优选和建设 SPOC 课程资源。首先，提供课程基本信息，包含课程简介、课程大纲、课程进度表、教师团队介绍等，以便学生对课程有整体性了解；其次，科学设计 SPOC 课程框架，根据课程实际选择项目、任务、周次、知识体系等方式划分课程结构，设计课前、课中、课后各个环节，依据主题讨论、随堂测试、课后作业、投票调查等教学活动，提供相应的课件、视频、试题库、案例库、经典文章等课程资源。同时，教师也可引用精品在线课程资源，但需根据实际情况进行校内改造。

课前导学的作用需要有效发挥。课前导学可以指导学生正确开展课程学习活动，它是学生自主学习过程中的指导性文件，教师发布课程导学的时间应该在课程授课开始之前的前三天。课程导学中要明确学习目标、学习任务。课程导学不需要严格遵循形式要求，教师可以使用文字描述，也可以使用思维导图进行设计。但是无论是哪种方式都必须从学生的角度出发，明确清晰地指出学习任务。

注重对教学过程的监控和督导。混合式教学对学生的自主学习能力要求较高，但是并不是所有的学生都具备较强的自主学习能力，所以，教学效果难以保证。在这样的情况下，教师需要加强学习考核，比如说教师可以利用线上平台的技术优势对学生的学习过程进行监控，对表现好的学生进行表扬，对没有及时完成作业的学生给予提醒。教师还要定期在平台上公布考核结果，激励学生向更优秀的方向发展。同时，教师也要在 SPOC 平台讨论区积极回答学生的问题，解决学生自主学习过程中的疑问，避免因为问题的存在而导致学生自主学习兴趣的降低。

（3）同伴的协助作用应该得到有效发挥。学生学习会与教师、资源以及同伴进行深层次的交互，所以，同伴也应该在混合式学习过程中充分发挥自身的协助作用、辅助作用。同伴可以是宿舍同伴、小组组内成员、教学助理同伴。同伴的辅助作用主要体现在营造良好的学习氛围、引导学生形成自主学习习惯、监督学生学习、和学生进行有效的合作沟通、和学生共享学习资源、评价学生的学习行为等。

二、混合式教学的实践模式

混合式教学的基本形式就是在线学习和课堂面授的结合，两种模式的结合方式种类繁多，在实践中也产生了许多应用广泛的模式。

（一）大规模在线开放课程

大规模在线开放课程（MOOC），它是面向社会公众免费开放的网络课程。2012 年被誉为“MOOC 元年”，MOOC 在美国的顶尖大学兴起，并在之后迅速崛起。2013 年 MOOC 热潮席卷中国，中国知名高校陆续加盟国际三大 MOOC 平台，同时也开始建设中文 MOOC 平台。

MOOC 的优势在于能够改善教育资源分配的不公平，让广大的社会学习者也能随时随地享有优质的教育资源。

MOOC 在掀起新一轮高等教育教学改革的浪潮的同时，也引发了新一轮的思考。相对于传统教学来讲，MOOC 学生数量多、背景广、“辍学”率高，导师少，师生交流和学习支持缺乏，为了针对性地解决 MOOC 所存在的现实问题，在线学习出现了一些新的模式，逐渐发展为 MOOCs 家族谱系中的重要组成部分，有学者因此提出目前已进入“后 MOOC 时代（Post-MOOCEra）”。

大规模、开放、在线课程是慕课的三个显著特征。本书中的慕课有广义和狭义之分：广义的慕课不仅包括慕课课程，还包括慕课平台，该平台不是以往的在线学习平台，而是一个包括课程视频、授课大纲、教师答疑、作业考试、同伴交流的学习社区。狭义的慕课指具体的某门课程视频。慕课强调大规模、在线和以学习者为中心，以个性化学习为理念，借助新兴互联网技术的优势，来传递教学资源，且慕课学习不受时间和空间的限制，其宗旨是把优质教育传播到地球的每一个角落。

大规模和没有先修条件限制的特点制约了 MOOC 课程的教学质量，在后 MOOC 时代，有学者们认为 MOOC 课程不必是大规模的，也不必是开放的，基于此，SPOC 应运而生。SPOC 是后慕课时代较多被采用的在线学习模式。

（二）小型私人在线课程

SPOC 指的是规模较小的限制性在线课程。一般情况下，课程人数在几十人到几百人之间不等，所有课程学习者都可以使用 SPOC 中的资源，但是，并不是所有的学生都能成为 SPOC 的学习者，学生必须达到课程提出的限制条件的要求。

SPOC 主要是为两类人群提供服务：一类是校内大学生；另一类是在线学习者。在为大学生提供服务时，使用的是混合学习模式，学生会收到平台提供的视频作业，学生自主学习过程中遇到的问题可以在课堂上寻求教师的解答，教师也会在课堂上和学生一起完成其他任务。在为在线学习者提供服务时，学习者需要先提交学习申请，申请之后才能进入平台学习。学习者需要按时完成平台发放的测试作业，学习课程完成之后可以获得证书。

SPOC 注重为学生提供个性化学习服务，在配合使用线下课堂教学的过程中，也强调教师要赋予学生主体地位，要做好学习监督工作。相比于慕课，SPOC 具有以下方面的优点：首先，有助于高校改革；其次，成本相对低廉；再次，重新界定了教师的作用，有助于教学过程中模式的创新；最后，给予学生更完整更深层次的学习体验，有助于学生形成更强的学习动机。

第二节　组织学与胚胎学的混合式教学活动

“混合式教学是将线上教学和传统线下教学的教学要素进行恰当融合的一种教学模式，以达到最优的教学效果”[①]。目前，混合式教学模式逐渐在高校教学中得到推广与应用，例如，在组织学与胚胎学（简称“组胚”）课程中利用云班课手机软件可以开展混合式教学。“组胚”是面向大学一年级医学专业学生开设的一门专业课，阐述了人体微细结构和功能，以及个体发生规律。混合式教学模式能够使“组胚”教学效果明显提升。

一、课前教学活动的准备工作

（一）教学内容的重组与分类

为教学内容的展开提供服务是设计教学活动的最终目的，而对教学模式进行改革就必须分析、分解和重构教学内容。所以，在开展组胚教学活动之前，必须完成以下工作：

① 袁瑶薇，王晓慧，姜国华．混合式教学活动设计——以组织学与胚胎学教学为例［J］．大学，2021（31）：85.

第一，以学习者认知规律为出发点，在兼顾课程目标和知识点之间关联的前提下，拆分、重组、排列教学内容的顺序，同时，在组合组胚教学内容与相关学科内容（如学科交叉内容，以及在教学过程中处于基础性地位的其他学科内容等）之后，再统一作顺序排列。

第二，针对教学大纲要求学生“了解”的教学内容和难度较低的教学内容，在课前、课后的线上教学活动中统一进行学习安排，倘若教学内容在教学大纲所规定的“掌握”范畴内，或者需要教师进行系统讲解，就需要以线上联合线下的方式来串联课前、课后和课上教学活动。

（二）学习者的分析

教学活动设计要想做到“量体裁衣”，就需要对学习者进行分析，学习者特征、学习基础等。在“组胚”开课前，可以在云班课上发布问卷调查活动来获得学习者特征等相关信息。

二、课前教学活动的设计工作

“组胚”课前教学活动是以云班课软件为基础展开的线上教学活动。课前教学活动主要发挥着两种作用：一是对学生学习新教学内容的基础进行评估和巩固；二是在学生对新教学内容的预习进行引导。

第一个作用的实现需要对基础知识资源的学习任务进行测验和查看，所谓“基础知识”，指的是学生已掌握“组胚”内容和关于新教学内容的细胞生物学、解剖学等学科内容的统称，所以，测试题和学习资源大多也围绕这些内容展开。

第二个作用的实现需要借助预习任务的布置和预习效果的检验。在对预习任务进行布置时，教师需要在学生依照次序查阅教材内容和云班课学习资源方面提供科学引导。如果预习的内容与教学重难点有关，那么教师就可以设计相关思考题或发布围绕知识点绘制的思维导图等资源，以帮助学生完成预习任务。预习测试题的难度不宜过高，题目内容应当围绕“组胚”基本概念、基本结构等展开。

根据教学大纲的规定，出于提高学生对教学内容和低难度教学内容掌握程度的考量，学生需要完成教师所布置的“组胚”课前或课后自主学习任务，同时，为了检验学生们的自学效果，教师也可以设计线上测验和习题等。

三、课中教学活动的设计工作

“组胚”课堂教学活动是一个由线上教学活动和线下教学活动构成的统一体，其设计重点在于强化“组胚”的重难点内容。在实际教学过程中，首先教师需要测验前一堂课的课后学习任务完成情况和本堂课课前基础知识的预习情况，同时讲解预习测验中暴露出的主要问题；其次教师要系统讲解新课内容，重点梳理和剖析重难点内容，从课程比重的角度来讲，这部分内容有着较大比重。在教学过程中，教师可以围绕教学重难点和易混淆知识点组织线下主题研讨活动或头脑风暴线上活动，通过将其与教学活动巧妙融合来为学生搭建自主表达、主动分享、问题研讨与解决的平台，进而促进学生的知识理解与记忆。在“组胚”实验课教学过程中，教师也可以指导学生为标本结构拍照，并展示照片，通过这种线上活动方式来强化学生对典型人体微观结构的记忆以及对复杂结构和少见结构的辨认。另外，借助云班课，教师可以完成出勤考察和随机选人回答问题等教学任务。在课堂教学即将结束时，教师还可以将课堂测验发布在云班课平台上，以对授课效果进行检验、对出错率较高的题目进行讲解，以及总结课堂教学内容。

四、课后教学活动的设计工作

作为一种基于云班课软件开展的线上教学活动，“组胚”课后教学活动的设计重点在于组胚知识的应用、深入探索和与其他学科交叉等方面。

具体来讲，教师可以为学生们布置小组任务题目、临床相关思考题，通过为学生们构建组胚知识的临床应用情境，来提升学生们的团结协作能力；也可以以综述撰写任务的设计为辅助，丰富学生们对组胚前沿知识的储备量，锻炼学生们的检索文献能力和撰写论文能力；教师可以对组胚学科及其与其他学科交叉领域的最新研究成果予以发布，通过让学生们了解科学家的成长经历、科研成就等内容，实现学生们知识广度、思维深度的进一步拓展以及科学探究精神的有效培养。

此外，间隔一定时间，教师还需要组织学习体会交流活动，以帮助学生们总结阶段性的学习成果、明确学习过程中的不足与问题，以奠定学生下一阶段高质量学习活动的坚实基础。另外，针对学生们的学习困惑，教师也可以开设在线答疑平台，帮助学生们答疑解惑，或者以在线问卷调研的形式来全面了解学生们的满意度和实际需求。

在设计混合式教学活动的过程中，应当重点把握以下四点：①课前、课中、课后的教学活动难度应当体现螺旋式增长特征，这不仅是学习规律的集中体现，更是课程高阶性和挑战性的要求；②课前、课中、课后教学内容的设计要坚决避免脱节现象的发生，课堂教学活动的开展应当建立在课前教学活动的基础上，同时对课堂教学的延伸与扩展便是课后教学活动，应当体现课前、课中和课后教学内容的连贯性；③重形式、轻内容的问题对于教学活动的设计具有极大的阻碍作用，在对教学活动进行创新时，也要兼顾教学活动对教学目标和教学内容的服务性功能，否则就会造成教学时间和学习时间的双重浪费；④除了对教学活动所涉及专业知识与技能的考量外，设计教学活动还应突出其对学生能力培养、价值观念养成、情感个性塑造等方面的积极作用。

在混合式教学方式融入教学活动中后，教师还需要以实际教学效果和学生建议为出发点来修改教学活动，基于对教学反馈的反复收集和对教学活动设计的持续改进，确保所构建混合式教学模式与课程目标和人才培养目标的一致性，进而保障教学质量和人才发展质量的双重提升。

第三节　金课理念下组织学与胚胎学实验课混合式教学分析

“随着互联网和移动科技的迅速发展，医学教育模式也在不断改革和创新，打造金课已然成为教学改革的热点”[①]。组织学与胚胎学是医学院校中非常重要的一门基础医学课，它与病理学、生理学、细胞生物学以及临床学科之间有着非常密切的关系，所以也是一门非常重要的桥梁学科。组织学与胚胎学分为理论教学和实验教学两部分，其中实验教学的目的是巩固和验证理论课所学知识，帮助学生对知识点进行更好的理解和掌握，所以实验课与理论课程相辅相成，其教学质量在一定程度上会直接影响整个课程的教学水平。基于金课的教学理念，针对传统教学模式的不足，本教研室对组织学与胚胎学实验课进行改革，开展线上线下混合式教学。

现阶段，中国教育事业正在经历巨大变革，各高校所面临的课程教学质量提升挑战也日益严峻，为此，高校就需要创新实践线上线下混合式金课程。

---

① 刘芳，王姗姗，张静．金课理念下组织学与胚胎学实验课混合式教学初探［J］．基础医学教育，2022，24（3）：184．

从金课打造的角度来看，教师需要转变传统的教学观念，以对学生教学主体地位的正确认识和充分尊重代替以往对教师单向传输知识的依赖性，使学生获得自主学习能力、创造学习能力的双重锻炼和问题发现与解决素养的综合提升。为了更好地适应这一形势，医学院校教育工作者必须积极转变医学教育模式，随着教学资源共享程度和在线课程开放程度的提高，高校课堂逐渐探索出了诸如 CBL、PBL、翻转课堂等多样化的教学模式。

一、金课理念下“组胚”实验课混合式教学的必要性

组织学与胚胎学实验课的传统教学模式是教师先通过 PPT 复习与本次实验课切片内容相关的理论知识，然后学生使用显微镜观察玻璃切片，寻找课件示教图片上所要求的组织结构或者细胞。教师在学生观察期间，在教室里自由巡回，随时解答学生观察切片过程中所遇到的各种问题并进行辅导。在这种教学模式下，会出现以下问题：①学生一直处于被动的学习状态，缺乏学习的主动性和积极性。②有些学生虽然认识图片上的结构或者细胞，但自己在显微镜下却不能很快地正确找到。究其原因，我们发现学生无法把理论知识和显微镜下结构相结合，理论知识掌握不够牢固。③组织学与胚胎学实验课为三学时 / 次，共计 120min，这样的时长下，如果教学形式只有教师讲授和学生看片，则非常容易让学生产生倦怠心理，从而影响教学效果。④学习资源只有理论课本和实验册，与课程内容相关的拓展资源相对匮乏。

针对上述问题，在金课教学理念的指导下，对组织学与胚胎学实验课的教学模式进行改革，教学活动从以教师为中心逐步转变成以学生为中心，开展以学生为中心的线上线下混合式教学。学生在教师引导下，线上开展自主学习与测试，线下进行小组讨论、翻转课堂等多种形式。教学过程中，教师要切合知识点适时融入思政元素进行课程思政，以全面提高学生的综合素质。

二、金课理念下“组胚”实验课混合式教学的过程

（一）建立线上教学资源

线上教学资源的建立，对于混合式教学模式的有效实施具有重要的保障作用。近年来，以学校网站为依托建立起来的数字平台，充分利用线上教学工具（如超星学习通 APP），教研室对自身的线上教学资源进行不断完善和丰富，先后实践了微课视频、翻转课堂作业、课程思政素材、组织学与胚胎学实验教学课件、组织学与胚胎学实验指导（电子版）、教学大纲、学校数

字超星平台网络课程以及组织学实验教学切片的阅片指导视频等各种教学尝试，从而在电脑端、移动端全面覆盖了教学资源，在保障学生自主学习和复习空间与自由的同时，使传统教学过程中学生学习为时间和空间束缚的现状得到了妥善解决，使混合式教学的有序化和有效性得到了保障。

（二）实验课前进行预习

教师提前一周通过学习通 APP 平台发布下一周实验课授课内容的相关资料和作业：实验切片的阅片指导视频、教学课件、微课视频、翻转课堂作业及课程思政的素材等。学生需要在规定时间内观看平台上的视频、课件，完成课前读片小测试以及针对本次实验课内容的翻转课堂的题目等。例如，在上皮组织实验课前，教师会在平台上发布针对切片知识点的一些问题，具体如下：

第一，被覆上皮一般位于器官或组织的什么部位。

第二，怎样才能快速定位上皮组织。

第三，单层柱状上皮在光镜下具有怎样的结构特征，其主要的细胞构成有哪些。

第四，单层柱状上皮与其他类型的上皮有哪些区别。

第五，在呼吸系统实验课前，教师还可以针对本次课所要观察的气管和肺，提出一些关于健康的问题：①长期吸烟对气管腔面的假复层纤毛柱状上皮中的纤毛和杯状细胞有哪些影响；②对肺内的肺巨噬细胞和弹性纤维有哪些影响。针对这些问题，教师要求学生在课前通过查找相关资料进行充分准备，以备在实验课中进行汇报演说（一个实验班约 30 人，4 ~ 5 人一组，组内每位同学均要准备所有知识点和问题）。

教师以问题为导向，引导学生完成线上自主预习、拓展知识的同时，还可通过学习通收集学生在讨论区反馈的问题，整理后在实验课上统一讲解。由于学习通平台能够记录下学生的学习痕迹，所以教师可以通过平台所提供的学习数据，掌握和监督学生线上学习的情况。

（三）实验课中开展教学

实验课教学全过程主要包括教师组织学生观察切片、翻转课堂和课程思政三部分内容。在实验教学过程中，基于对传统切片的观察，教研室还需要组织合作探究和翻转课堂等教学活动。首先，实验室教师需要将本节课知识点所涉及的实验切片分发给学生们，而后需要引导学生们利用实验室现有的显微数码互动系统，并结合学习的切片阅片视频和相关知识点，对实验用切片进行观察。在这个过程中，各小组长可带领本组学生讨论、交流教师所布置的线上知识点和学习任务，教师需要在巡查过程中有针对性地解答学生们的问题。之后，借助手机学习通的“选人”功能，教师可以对每组要上台进行切片讲解的学生进行随机选定，并让学生们通过抽签的方式选择要讲解的切片。在讲解过程中，学生可以使用教师端显微数码互动系统，将自己对切片进行的从低倍镜到高倍镜的观察过程展示给全班同学，同时可利用鼠标点击的方式标记教师要求掌握的结构或细胞的正确名称，以及阐释其基本结构特征、功能等。

完成讲解之后，讲解学生需要接受教师和其他同学的提问，如果学生无法正确回答，就可以求助组内的其他学生代为回答。最后，教师除了要汇总和总结所有小组的切片汇报情况外，还需要点评和升华其中融入的思政元素。

整体上讲，将这种小组合作学习与探究的教学模式与实验课有机融合，能够极大地促进学生团队合作能力和求真务实科学态度的培养，还能够使学生科学思维能力的训练强度得到显著提高。同时，这些思政要素与教材中的知识点密切相关，在实验教学中有意识地融入德育素材，不仅是从根本上改变机械化植入和生搬硬套式教学现状的重要举措，更能够提升思政内容的说服力。而这种授课方式的有效进行，要求教师有机融合专业知识和课程思政，并具备极强的知识与情感融合能力、丰富的专业知识储备和较高的职业素养，只有这样，才能真正完成教书、育人这两大教学任务。

（四）实验课后巩固复习

学习通平台为教师的课后作业布置提供了极大的便利，无论是对实验课上重要结构或细胞的绘制作业，还是兼具图文的思维导图的制作作业，学生都可以在完成的过程中对知识进行进一步巩固和复习，同时对所学知识的掌握程度进行检测。同时，教师也可以将完成质量较好的思维导图显示在讨论区。在课后复习阶段，学生也可以利用学习通平台的讨论或群聊功能与其他教师、学生讨论学习问题，交流学习体会等，以此来进一步巩固、拓展学到的知识。

另外，教师也可以设计与实验课教学内容相关的开放性问题，比如，针对当前社会不孕不育率普遍增高的形势，教师可以为学生们布置“女性不孕不育率持续升高的诱因及解决办法”主题调查作业，要求学生们结合所学的女性生殖系统知识展开讨论、总结答案。通过这种作业形式，教师既可以对学生们的问题分析与解决能力进行有效培养，又可以使学生的责任感、使命感得到有效激发，还可以使学生形成正确的价值观念、职业道德观念。

（五）实验课的线下考核

线下实验考试通常会在学期末进行，学生可通过手机端学习通平台参加选择题考试。依据给定图片上箭头标记的位置，学生需要选出正确的细胞、结构或器官名称。依托平台自带的人脸识别功能，学生可以进入学习通实验考试界面。通常来讲，线下实验考试时间为 5 分钟，一共设置了 40 个选择题，包括细胞识别题 7 个、结构识别题 23 个、器官识别题 10 个。学习通平台可提前设置题目，并不断完善题库，学生的考试题目均为题库随机组合而成，这也就意味着，不同学生所考试的内容、题目排序也有明显区别，另外，教师电脑端的学习通平台具有切屏功能，所以，当学生在考试时切换手机屏幕来检索试题答案时，教师就可以监测到切屏学生的基本信息，如姓名、学号、切屏次数和时长等。这样既能够使公平考试得到保障，又能够规范考场秩序。当学生完成考题作答后，可以滑动屏幕检查，确保没有疑问后提交答案。如果学生未在规定的考试时间内完成试卷，那么平台将自动提交已作答的试卷。试卷被提交后，平台会自动批阅，并给出最终的成绩。

最终学期末的实验课程成绩由五部分构成：①线上观看课件和教学视频等任务点的完成度（占 10%）；②线上测试成绩（占 5%）；③线上作业成绩（占 10%）；④翻转课堂的表现度（以小组为单位，占 25%）；⑤线下实验考试成绩（占 50%）。

第四节　线上线下混合式教学在组织学与胚胎学实验中的实践研究

“线上教学是在‘互联网 +’时代和信息化教学改革中发展起来的新生教学方式，它的产生改变了传统课堂教学的形式，作为提升高校教育教学效果和教学质量的重要手段之一，正在迅速普及和发展”[①]。当前，国内高校

① 吴怡娴，李秀梅，董娟娟，等. 线上线下混合式教学在组织学与胚胎学实验中的实践 [J]. 基础医学教育，2022，24（7）：515.

在开展网络教学活动的过程中普遍采用在线教学与线下教学相结合的方式进行混合教学，单纯实施网上授课教学方案的情况极为少见。因此，未来我国高等医学教育将高效整合网络教学资源，推动线上教学与线下教学方式的有机结合。本节内容围绕组织学与胚胎学实验采用线上线下混合式教学实践的效果进行案例分析和实证研究，以期为混合式教学模式的构建提供指导。

一、进行课前预习

教师可以借助 QQ、微信、钉钉等即时交流软件为学生提供学习资料并布置预习任务，梳理、总结课程重难点形成教学文本和预习大纲，上传到网络平台上供学生自主下载、打印学习。学生既可以自主完成教师布置的预习任务，也可以通过分组讨论的方式答疑解惑，完成教师布置的预习作业。课前预习的自主化可以为学生预习所学知识提供便利，增强学习活动的针对性，从而达到提高课堂教学质量的目的。

二、应用雨课堂

“雨课堂”是由清华大学网络教育与学堂在线联合开发的全新教学软件。这种新型的教学工具可以提供课件推送、幻灯同步、数据采集与分析、课堂练习等功能。

教师可以在“雨课堂”设计形式多样的判断题、选择题、主观题等课后知识点巩固习题，了解学生课堂知识点的学习与掌握情况，以弥补课堂练习不够全面和充分的缺陷。此外，教师还可以要求学生画思维导图，从而帮助学生更好地理解所学的知识点。借助“雨课堂”教学平台，教师可以安排随堂测试和期中考试，从而达到“无纸”的目的。通过分析“雨课堂”教学平台提供的相关数据和考试结果，教师能够及时发现学生在学习过程中存在的问题，以及学生整体的答错率和出错原因，从而有针对性地强化教学。

三、建设虚拟仿真实验教学平台

在时间、空间、设备和安全性等方面，传统的线下教学模式表现出了明显的局限性，而虚拟仿真实验教学平台则可以弥补传统线下教学模式的缺陷。构建完整的模拟实验系统，使学生能够独立地进行实验，是建设虚拟仿真实验教学平台的初衷。以组织学与胚胎学的实验教学为代表，借助切片观察完成课程教学任务，需要学生随时进入虚拟仿真实验平台，而不受仪器设备、时空、场地的限制，在观察切片的同时巩固所学的知识，有助于拓展实验教学形式，提高实验课的教学水平。

比如，将形态研究实验室接入虚拟仿真实验平台，可以方便学生自主登录设备客户端，在系统内部自主浏览数字切片信息，并能进行图像缩放和移动操作，观察不同放大倍数下的切片图像。通过建立虚拟仿真实验教学平台，为学生提供丰富多彩的学习体验，可以激发学生的自学能力，以弥补线下实验教学方式的缺陷与不足，从而有效地解决实验教学存在的问题，为教学效果的优化与提升提供坚实的保障。

四、扩展云教学的相关应用

云教学是一种基于智能学习终端、移动互联网和在线教学系统的新型教学模式。在这种线上教学与线下教学有机结合的教学体系中，教师可以将多种教学方式植入到教学活动中，运用云计算技术，营造动态、交互的教学情境，实现教学过程从传统的课堂授课向小组合作、个性化自主学习改变。

而“云板书”就是在这种情况下形成的一种独特的教学资源，高校教师可以将课程教学内容按章节编排，然后再用图片处理软件，将“云板书”制作成高清的纸质文档，上面详细标注了组织结构的图片名称，并附有思考题，可以借助即时通信软件推送给学生。实际操作显示，以“云板书”为基础的辅助教学方法可以取得良好的成效，“云板书”可以延展学生课外学习的深度，增强学生的学习兴趣，在网络教学方面也起着举足轻重的作用。未来，有必要继续拓展云计算技术在医学教育领域的应用范围，以弥补传统教学方式的缺陷，提高教学品质。

总之，随着网络技术的飞速发展，线上线下混合教育将成为新型医学课程体系建设的重要抓手。以“互联网 +”为基础的线上线下混合教育模式，可以拓展课堂教学活动的时空范围，扩大学生的视野，丰富学生的知识储备，营造和谐、积极、健康的课堂气氛，促进师生之间更有效的“教”与“学”。从组织学和胚胎学的角度看，目前教师的工作任务繁重，这种情况限制了教师研究课程教学方案的时间与精力。在此背景下，建立线上线下混合教育模式，可以为学生自主学习创造良好的学习环境。网络教育手段的丰富多彩，为高校开展日常教学活动带来了全新的生机。同时，线上线下混合教育对教师的要求也越来越高。建设线上线下混合教育模式，对于在网上构建相对完整的知识库，并积极拓展相关知识体系的深度，具有十分重要的意义。

线上教学模式与线下教学模式的有机结合，既是对当前教育信息化发展进程的全面检验，又是充分运用信息技术进行教学改革的探索与尝试。在“互联网 +”技术不断成熟的当下，只有不断探索新的教学方式，建立线上线下混合教育模式，为我国医学教育改革奠定基础、总结经验，才能切实提高医学教育的质量。

第十二章　显微数码互动系统在组织学与胚胎学实验教学实践

第一节　传统实验教学方式和存在问题

一、传统实验教学的主要方式

集中实验教学是传统实验教学的主要方式。实验教学是实施高等教育方案的关键抓手。提高学生的基础实验操作技能是实验教学的根本目标。伴随着实验教学根本目标的实现，围绕高校学生开展更高水平的综合素质教育将变得轻而易举。所以，在实验教学初期，教师应该采用传统的集中教学模式，培养学生的基本实验技能，并及时解答学生在操作仪器、参与实验过程中遇到的各种问题。与此同时，教师应该指导学生树立正确看待实验过程中存在各种问题的意识，发现问题并解决问题，才是实验教学发挥作用的价值所在。

学生只有深入理解所学的理论知识，并完成实验课上设置的若干验证性实验，才有助于教师根据具体的实验要求，采取集中教学形式，指导学生树立严谨的实验态度，采用正确的实验方法，将理论知识与具体实践紧密地联系起来，并最终养成积极的学习态度。

此外，采用传统的集中教学方法，还可以有针对性地激发学生的学习热情。兴趣可以为学生的学习行为提供强大的动力，学生对学科知识的强烈兴趣能够极大程度地影响教师的教学行为。教育心理学的研究成果表明，当个体对特定事物表现出浓厚的兴趣时，可以做到竭尽全力克服外界干扰，聚精会神、专注投入当前参与的活动。所以，在教学的早期阶段，教师应该采用集中教学法，在固定的时空条件下指导学生完成相关知识的学习任务，提高学生的学习热情，从而为学生以后的学业发展奠定坚实的基础。

二、传统实验教学存在的问题

为了满足知识经济时代社会对人才的整体需求，传统的实验教学格外注重对学生进行各种实验能力的训练。指导学生学习实验方法、科学思维方法及学科基础方法，而非证明理论的科学性与合理性，是实验教学的根本目标。将确认理论的科学性与合理性放在首位，容易降低传统实验教学的重要性。虽然证明理论的科学性与合理性对于学生来说非常重要，特别是在实验教学的初始阶段，确认理论的科学性与合理性，是实验教学活动正常开展的前提与基础。然而，在整个实验教学过程中，如果只采取这种方法，则必然会影响学生综合分析问题及解决问题的能力，从而影响学生的创新意识和创新精神，使学生的综合素质无法得到有效提升。目前，传统实验教学存在的问题主要有以下四个方面：

（一）需要优化实验课程的教学内容

第一，实验课程的教学内容具有较强的理论性。首先，在设计实验课程教学方案上，传统实验教学并没有按照特定的教学大纲开展教学活动，只是围绕专业内容制定总体规划，将实验课程的教学内容划分为不同的教学模块，每节课教师都需要根据特定的要求重新安排教学内容，由此导致下述两个方面的问题难以解决：一是实验的组织设计缺乏全面性，实验内容与课程内容脱节，简单重复的现象难以避免；二是各个实验项目之间并未实现相互关联，造成综合实验难以正常进行。然而，与单一的证实型实验相比，综合实验在培养学生的综合素质等方面无疑更具优势。其次，在特定的实验过程中，理论课程是实验课程开设的前提。实验是证明理论科学有效的方法，实验对于理论是附属性质的存在。由于理论的重要性无可否认，由此导致实验的意义与价值被严重低估。实际上，证明理论的科学性与合理性属于低层次实验的任务，高层次实验更注重将知识应用到实际问题的分析与解决过程中，而非单纯证明理论科学性与合理性的实验。只有借助综合与设计方法完成的实验，才是真正有价值的实验。

第二，实验课程的教学内容存在滞后性。传统的实验课程，受到教学场地等因素的限制，通常很难做到及时更新实验器材，也无法及时地将新的研究成果、新的实验技术和新的操作手段引入实验过程中，由此造成了实验课程教学内容缺乏与时俱进的变化性和创新性，而陈旧、滞后的实验课程教学内容，无法激发学生的学习兴趣，导致传统的实验课程很难取得理想的教学效果。

第三，在实际操作中存在较大偏差。由于在传统的封闭实验教学过程中，师生很难与来自生产实践的第一手材料产生联系，在缺少实战训练的前提下，解决问题的时间并不充足，由此导致师生对现实问题越来越淡漠，对身边不断恶化的生存环境也越来越缺乏关注。虽然师生致力于通过实验研究深奥的医学原理，但是对于周围的简单现象，却无法做出科学的阐释。实验教学应该帮助学生树立责任意识，鼓励学生从日常生活实践中获得荣誉与成就，通过观察、实验、摸索获取新的知识，从而不断提升自身的专业水平和技能。

第四，忽视了学生在实验过程中的主体性。学生作为实验课程的主体，在实验过程中拥有不容剥夺的选择权和话语权。在传统的实验课程教学过程中，教师对实验内容进行了严格的规范，并要求全体同学操作相同的步骤并完成指定的要求。当统一的实验课程结束时，实验室将不对外开放，对于那些喜欢实验、擅长实验的学生来说，这无疑意味着丧失了进行深度探索的机会，即使是喜欢从事实验研究的学生，也不能自主尝试并参与课外实验活动。当学生丧失自由选择的权利时，学生的能力和人格发展也无疑遭到了忽视，在实验课程中，学生很难发挥作用，也就不可能产生或维持原有的学习热情。

（二）需要构建灵活的实验教学方法

在常规的实验教学过程中，教师会严格控制实验内容、实验仪器、实验程序。在实验开始之前，教师通常会指导学生准备好实验器材，调试好实验仪器，解决准备环节学生遇到的问题和面临的困难，并对实验过程进行细致说明，对实验流程进行标准演示。此外，实验课程配的教材详细列明了实验原理和实验步骤，以及实验过程中可能遇到的问题，学生既可以按照教师的要求完成实验任务，也可以提前预习教材，对实验流程做到心中有数。

由于实验的各个环节都由教师预先设计完成，学生通常没有自主思考、自由探索的空间，这无疑限制了学生的想象力和创造力。未曾经历实验失败的挫折，学生很难真正体验实验成功带来的快乐，也无法理解实验的意义。围绕理论采取机械的课堂授课方式，使得实验室与教室无异，丧失活力的实验室，对于学生创新思维能力的培养毫无益处。

因此，在教学实践活动中，传统实验教学已经成为影响实验教学效果的主要障碍。只有全面剖析限制实验效果的各种因素，以设计性实验和综合性实验为代表，创新实验方式，才能真正发挥实验教学的功能。

（三）需要强化实验教学的组织管理

传统的实验教学法通常以班级为单位开展教学活动。在班级学生数量较多而实验器材相对较少的情况下，可以先将学生划分为不同的实验小组，直到所有的小组成员都完成相同的实验内容，再进行下一组实验。虽然课堂教学是一种行之有效的教学手段，但是在教学实践活动中，特别是在实验教学活动中，教师通常容易忽略学生的学习差异性。学生拥有不同的学习特点、主观性、智力水平和思考方式，传统的实验教学法要求学生在相同时空条件下进入实验状态，这使得基础薄弱的学生根本无法理解实验的原理与意义，而基础较好的学生又不能进行自主探究，绝大部分学生则为了按时完成实验，只关心实验结果，对于在实验过程中遇到的难题，选择主动回避或敷衍了事，导致实验教学质量明显下降。

（四）需要提升实验室设备的利用率

目前，国内高校实验室设备利用率低下，存在隐性资源浪费严重的现象。实验教学是高校实验室建设、维护与管理的根本任务与基本初衷。作为高校实验教学的基础性工作，实验室的建立和运行决定了实验教学的起点和终点。高校实验室通常是除了基础设施以外资金投入量最大的教学设备，作为高校与政府重点出资建设的实验教学平台，高校实验室应该在培养学生的创新能力方面发挥应有的作用。而在常规的实验教学活动中，学生只能在指定的课堂上进行实验，实验课结束后，学生将不能进入实验室使用设备自主探究实验内容。因此，除了实验时会用到这些仪器和设备以外，实验室的实验设备在绝大多数的情况下都处于空置状态，部分实验室每学期只为实验课程开放一次。如果没有实验课程，那么实验设备在整个学期的时段内都将处于闲置状态，这无疑会导致大量的实验设备闲置、大量的资源浪费，并为实验教学造成了一些不必要的损失。

总之，相对封闭的传统教学方式，在教学组织、教学管理、教学内容、教学方法、教学手段的使用等方面，都已经无法适应时代发展的需要。为了推动素质教育的全面实施，必须对传统的实验教学方式进行变革，实行相对开放的实验教学方式是推动实验教学取得成效的必要手段。

第二节 数码显微互动系统及其实践模式

一、数码显微互动系统的组成

数码显微互动系统由计算机系统、声音交互系统、影像系统和数码显微镜组成，师生是使用数码显微互动系统的主体。利用网络传输技术，师生之间的语音交流和互动信息及图像信息等都可以实现即时传输。教师既可以将影像资料投影在荧光屏上，也可以将学生在显微镜下的影像投影到荧光屏上。在教学过程中，师生可以借助麦克风实现语音交互。

二、数码显微互动系统的应用模式

实验教学实践成果显示，教师应用数码显微互动系统比传统的教学方式，在改善教学环境、提高教学质量、激发学生的学习兴趣等方面更具优势。在应用模式方面，数码显微互动系统具有如下表现：

第一，通过即时监测学生的学习表现实施个性化教学活动。在传统的实验课教学活动中，教师通常采用黑板画图、教学挂图等方式面向学生讲解课本知识。借助数码显微互动系统，教师可以分析试验片段，利用数字交互技术，将显微镜下的影像投影在荧光屏上，以师生共同探讨实验结果的姿态，与每位学生仔细交谈，发现学生在实验过程中遇到的问题，并给予学生正确的引导，帮助学生在解决问题的过程中深刻理解实验原理，从而实现个性化的教学目标。

第二，实行一对一辅导，有效地促进了学生课堂学习态度的转变。在传统的实验教学课堂上，教师既要花费时间备课，又要关心每位学生的实验操作情况，这无疑削弱了教师的指导作用，降低了实验教学的效果。对于学生来说，面对在实验课上遇到的难题，而无法及时找教师探讨，无疑将使学生丧失想要弄清楚显微镜下切片图像原理的兴趣，从而严重地影响了学生的学习热情。

利用微型交互实验，教师可以随时切换学生显微镜下的切片影像，并能及时地发现学生在实验操作过程中存在的问题。与此同时，学生还能利用语音系统将问题发送给教师，实现真正意义上的“一对一”交互学习，从而极大地提升了实验课的学习效果。

第三，充实教学内容，促进教学资源的展示与分享。在传统的实验教学模式中，每位学生只能通过显微镜看到自己的实验结果，教师与学生以及学生与学生之间缺少沟通，严重影响了实验教学的效果。此外，由于实验切片种类繁多、制作水准不一，而每位学生显微镜下的切片影像并不相同，这只能依靠教师在检查学生实验成果的过程中，将发现的典型实验成果安排学生轮流观看，这不仅会降低实验教学效率，还会导致实验课的整体秩序紊乱，从而导致教学进度和班级纪律受到严重干扰。

应用数码显微互动系统以后，教师可以采用手持显微镜的教学新方式，对实验进行实时地演示与说明，使学生能够直观、清晰地观看并了解实验的整个过程。此外，数码显微互动系统的学生通道，还有助于教师将每位学生显微镜下的具体情况，特别是切片影像的特定结构，投影到荧幕上进行现场教学，从而达到影像展示与资源分享的目的，突破了以往教学方式的单一化限制。尤其是对于某些不易被发现的实验成果，教师可以借助数码显微互动系统将切片影像转换为图片，供学生交流使用，并在课堂上进行展示，从而增加实验成果的使用价值，达到改善课堂教学效果的目的。

第三节　显微数码互动系统在实验教学中的优势

“传统的教学方式已不能满足组织学与胚胎学实验课程的教学发展，近年来，显微数码互动技术迅速发展并且得到不断普及，掀起了形态学教学方式的改革”[①]。将微型数字交互技术应用于组织学和胚胎学的实验教学，不仅可以丰富实验教学方式，还可以改进课堂评价方式，促进师生之间的沟通与交流，并借助资源共享和影像投屏，培养学生的动手实践能力和思维创新意识，从而有效地提升教师的工作效率。

① 刘芳．显微数码互动系统在组织学与胚胎学实验教学中的应用 [J]．高校医学教学研究（电子版），2021，11（2）：62.

一、丰富教学形式，增强教学质量

（一）丰富教学形式

当学生在显微镜下看到不明、未知组织时，可以移动鼠标在计算机屏幕上单击“举手”按钮，及时将情况告知教师。教师在计算机终端界面上点击学生传输过来的图片，可以分析图片内容，帮助学生答疑解惑。另外，教师还可以从学生的实验成果中挑选最具代表性的作品，将影像资料发送给指定的学生，由这位学生介绍影像资料中显微镜下的细胞和组织结构，这样既可以丰富教学形式，又可以训练学生的思维能力和表达能力，激发学生的兴趣，鼓励学生积极投入课堂教学活动中。

（二）提高教学质量

在实验教学活动中，教师可以将教学主机上的图片和显微镜下的影像切片，同时传输到学生终端的计算机显示屏上进行“广播教学”，确保学生能够清楚了解、准确把握实验操作的具体流程。善于观察的学生可以在显微镜下的切片中发现不同寻常的组织细胞，如血液涂片中的嗜碱白细胞，肾脏组织切片中的球旁细胞，教师可以将这些实验成果利用“学生演示”的方式，将显微镜下的影像画面传输给其他学生，方便全体学生同时观看切片成果，从而达到分享教育资源、提高课堂教学质量的目的。

二、加强教学指导，提高复习效率

（一）图像处理技术

教师可以在主屏幕上看到所有学生的操作实况，并利用系统的实施监控功能，观察每位学生的实验操作细节。为了帮助学生深刻理解课本知识，教师既可以主动询问学生在实验操作过程中遇到的难题和困惑，也可以对显微镜下的切片图进行评论，并将影像切片作为“学生演示”的核心部分，以便更好地开展实验教学活动，从而借助图像处理技术，极大地提升课堂教学效果。

（二）提高复习效率

数字交互系统附带的 MIE 软件具有影像拍摄功能。当监测技术发现具有代表性并且常规难以发现的组织细胞时，可以启动 MIE 软件的拍摄影像程序，并将成功抓拍的影像存入计算机。教师在指导学生温习此前学过的课程知识时，可以向学生重点讲解所选切片影像的组织结构，以此提高学生的复习效率。同时，教师还可以将学生端显微镜中的经典图片拍摄并保存起来，以便日后进行课堂教学活动时使用，并确保图片可以随时展示给学生。

三、丰富作业形式，优化考核方式

实验教学应用显微数码互动技术以后，在作业形式和考核方式上，通常与传统的实验教学法存在较大的差异。在数码显微互动技术的支持下，教师首先要求学生对观测到的典型的细胞、组织和器官结构进行摄影记录，然后要求学生将影像结果粘贴在文本文件中，并加以标记。这项任务完成后，学生可以将作业成果通过计算机系统发送给教师。由于每份影像作品都表现出较大的不同。因此，在实验教学的课堂上，教师会为学生留出充足的时间标记影像图片，这样既能有效地激发学生的自主学习兴趣，又能显著提升课堂教学效果。

期末考试以幻灯片展示实验内容为主，幻灯片的切换时间维持在 30 秒左右。教师在“广播教学”中，可以随时将需要分析的影像图片投影到荧光屏上，并将整个教学过程中保存的经典影像图片，制作成教学专用幻灯片，以备各班学生研究或者完成作业之需。每个投影仪都有编号，每张幻灯片都有实验主题和影像资料，学生需要将正确的答案填写在答题纸上。在传统的实验教学测试环节中，教师通常会要求学生在课堂上使用显微镜观察叶片的组织结构。如今，学生只需要在计算机面前仔细阅读考试要求，并在规定的时间内完成考试内容，就可以轻松地完成作业并做好考核准备工作。

第四节　结合数字切片组织学与胚胎学实验教学研究

在传统的组织学与胚胎学的实验教学过程中，教师利用光学显微镜下玻璃片的影像结果，讲解各种细胞、组织、器官的结构及特性。但是，这种教学方式存在如下问题：①玻璃制品生产费用高，容易损坏或褪色，属于消耗品；②缺乏组织样本来源，学生制作切片的水平参差不齐，无法确保切片品质合格；③人体组织等特殊或稀有样本不容易获得，切片制作流程烦琐；④学生的实验操作技能通常会受到时间和空间的限制，实验效果得不到有效保障；

⑤稀有的胚胎研究增加了实验操作的难度。上述问题得不到妥善解决，势必会对实验教学效果产生一定的影响。

在教育信息化技术飞速发展的今天，将数字化切片技术运用到临床教学中，有利于克服传统实验教学法的弊端。该数码切片不仅包括所有玻璃切片的数据，还可以根据不同的放大倍数由电脑进行观测。随着时间的推移，这种技术在医学专业中逐渐被应用到临床教学中。许多医学院校已经在网上开设了数字化的医学影像学切片数据库和网上教育系统。然而研究发现，数码切片技术为课堂教学提供方便的同时，也存在许多问题：①观看数码切片幻灯片的过程，容易导致学生注意力不集中；②虽然教务处有大量包含特殊组织来源的数码切片，但是这些切片的影像资料在医学临床的应用水平不高，只有普通的实验课才会用到部分影像切片数据；③数码切片属于扁平剖面，学生在学习各种细胞、组织、器官的结构及特性时，缺乏全面的立体感知。为了解决上述问题，将数字化切片技术与胚胎学实验有机结合起来，可以实施如下改进手段：

第一，制作数字切片的微课。随着信息化时代到来，网络通信技术发展日新月异，各种微平台也在不断发展。以短小精悍的教学视频为呈现形式的微课，正在影响着我国教育教学改革的发展趋势，成为日渐成熟的新型教育教学资源。微课是信息技术迅速发展的产物。微课的发展在很大程度上也促进了信息技术的发展。微课是一种教学载体，它利用短视频的形式来阐述某一问题或观点，其旨在帮助教师和学生学习知识、巩固知识。

微课是有意义的教学活动，通过将实验中的各个环节进行纵向比较，形成带有归纳性、启发性或展示性的数码切片微课，可以作为组织学网络课程内容的重要补充。

第二，在组织学的切片测试中使用数码切片。通过收集计算机图形，并对这些图形进行剪裁，制成一套具有代表性的组织结构题库，题库中包括选择题、判断题、自由发挥题等，全部题目都配有图片，这种考核形式与组织学和胚胎学的教学特征相吻合，可以用于组织学和胚胎学的实验研究。

第三，建立开放式实验室。基于数码切片的组织学和胚胎学实验教学，以网络技术为基础，可以促进学生自学能力的提升。在数码切片的基础上，进行组织学和胚胎学的教学思考与实验，有助于学生通过切片掌握如下内容：①片状图形的种类；②切片组织的方向是否为剖面、正面、纵切面、侧面等；③解剖结构的观测次序，对实体组织从表层到深层依次观测，对腔体细胞结构则从内部到外部进行观测；④组织的部分及完整形态。所以，透过分析数码切片，可以使学生的洞察力和理解力得到发展。此外，该课程还可以为学生提供课前预习、课后复习、网络学习和自我测试等形式多样的学习手段。

第四，建立数字虚拟实验室。通过搭建数字化的虚拟实验室，使二维的数码切片结构实现立体展示，将组织与细胞的横切、纵切、正面和侧面结构与组织的三维结构相融合；确保学生能够真正理解人体组织和器官的各项功能，脱离教师的口头指导，学生依然可以进行自主操作。此外，还可以在虚拟实验室中开设一些有趣的实验课。比如，围绕人体器官和组织的拼图游戏，胚胎发育结构的时空在线观测等。通过游戏提高学生的学习兴趣和注意力，使学生在相对轻松的氛围中能够获得更多的知识。

第五，拓展数字切片、数字标本库。目前，一些中小学还缺乏与胎儿发育有关的数字化切片数据库。在现有的形态学数字切片数据库的基础上，构建“孕前期－胚胎－解剖－病原体－胎儿异常”的数字切片和数字标本库，可以更好地充实教学内容。

第六，探讨数码技术与多种现代化教育方法有机融合的途径。在讲授实验课程内容之前，教师根据培养目标和教学需要，针对不同专业、不同层次的学生采用灵活多样的教学方式，如 PBL 教学法、云板书、翻转课堂、分班课堂等，将课堂教学内容与数码图片结合起来，使得数码技术可以在课堂教学中得到充分运用，从而发挥技术辅助实验教学的作用。

第七，通过数码切片使学生获得审美体验，并将医学观测结果与人文教学手段有机结合起来。数码切片并非单调乏味的解剖图，透过显微镜观测经硫酸染色后的骨组织切片，可以看到层层堆砌的同心圆整齐排列，如同优美的阶梯或孔雀开屏；经伊红复染后的淋巴管组织切片，再经过银盐染色后，可见丝线细密交错，细胞质呈浅红色，在显微镜下好似盛开的雪梅。此外，教师也可以组织形态学比赛，鼓励学生在数码切片中寻找美的片段，并借此拼凑出祖国的大好河山、名胜古迹，从而强化学生在心中对“美”的憧憬和向往。学生在学习医学知识的同时，能够体会“美”、喜爱“美”并珍视生命，初步形成正确的世界观、人生观、价值观，这正是医学形态学教学的重要初衷。

第八，将 3D 打印技术应用在医学形态学教学中。随着 3D 打印技术的发展，其在医学设备、医学模型制造领域、生物医学领域和临床实践中都得到了很好的应用，并显现出可替代的优势。例如，通过患者的电子计算机断层扫描（电子计算机断层扫描——CT，是现代一种较先进的医学扫描检查技术，主要是针对扫描人体大脑的情况）及磁共振成像（MRI）数据，形成三维立体影像，进而帮助患者在外科医生的指导下，有针对性地进行外科治疗。再如，3D 技术可以辅助脊柱高位多节段脊索瘤的外科治疗。3D 技术不仅在临床上应用广泛，在医疗教育领域也发挥着显著的作用。无论是正常的医学影像，还是畸形的组织切片，这些临床数据对于医学院的师生来说，都是极为宝贵的教育资源。由于原始样本年代久远，存在较高的残缺或破损风险，而学生探究疾病成因的需求变得与日俱增，这使教学样本变得更加珍贵。3D 技术的不断发展和推广应用，既能有效地解决目前我国医学形态学专业中存在的问题，又能有效地提升我国临床医学形态学专业的教学水平，对于组织学与胚胎学实验教学研究，无疑具有十分重要的现实意义。

第十三章　对分课堂在组织学与胚胎学的教学实践研究

第一节　传统教学方法和存在问题

传统的组织学与胚胎学实验教学方法一般为教师通过 PPT 讲解要点，然后布置学习内容，每个学生仅仅利用一台显微镜观察切片标本，教师在旁进行辅导，最后总结。显微镜作为形态学的研究工具是不可替代的，但是单纯使用显微镜观察组织结构，作为实验教学手段，其存在许多不足，主要表现在以下方面：

第一，即使是同一个器官的切片标本，因为取材、切片角度、染色等因素也会有很多差异，造成学生通过切片标本所观察的结构可能与教师讲解的不一致，所以学生经常会针对自己所观察的结构提出一些问题，但只是通过显微镜的指针，无法有效地在学生的疑问和教师的讲解之间建立教学互动。

第二，受限于研究工具，教师只能和学生进行一对一指导，在有限的实验教学时间里，教师需花大量的时间和精力在显微镜下逐个反复地解答学生共存的一些问题，既浪费了教学时间，又降低了教学效率。

第三，每次实验教学安排较少学时，在有限学时长的学习过程中学生只能通过自己的显微镜观察切片，与其他学生缺乏交流互动，很容易产生厌烦情绪，严重地降低实验教学效果。

第二节　对分课堂在组织学与胚胎学教学中的重要价值

细胞组织学和胚胎学都属于研究机体组织、胚胎结构的重要课程，这个课程的理论教学和抽象概念居多，如果运用传统教学方法授课，则学生很难理解课程内容，学生无法转换组织学和胚胎学的理论知识，且缺少临床实践。

我国高等院校的教学模式随着社会的进步不断优化和完善，在临床教学中，引入了对分课堂理念，这种新理念具有较强得到针对性，且符合我国的基本国情，这一理念在众多学科教学中都取得了较好的成果，因此，对分课堂理念开始应用于基础教学模式中，其主要目的是提升组织学和胚胎学理论教学的水平和质量。

对分课堂是指将课堂时间分为两半，一半是教师讲授，另一半是学生交流、讨论，从时间概念上来看，可以分成三个过程——讲授、内化吸收和交流讨论，所以，根据课堂教学特点，对分课堂又被称为 PAD 课堂。对分课堂把教师讲授和学生讨论融为一体，为学生思考、交流讨论和知识转化提供充足的时间，进而增强学生的学习积极性和主动性，提升学生的课堂参与度，有利于学生理解和掌握晦涩难懂的理论知识，让学生更加充分地构建知识体系和内化吸收知识，最终实现提升教学质量和教学水平的目的[①]。总之，对分课堂在组织学、胚胎学教学中的重要价值主要体现为以下两个方面：

一方面，对分课堂可以提升组织形态理论教学的必然性、可行性。在临床教学的过程中，存在晦涩难懂的教学内容，传授这些知识需要找到正确的方法，即进行针对性理论教学，使用互助式教学理论。另外，学习是知识传递和内化相结合的过程，对知识的掌握能力主要体现在内化能力上，培养内化知识的能力比传递知识更重要，内化能力直接决定学生的学习效果。在传统教学模式中，教学质量普遍较低，其主要原因是理论教学更加注重知识的传递，忽视了培养学生的内化能力，学生学习始终是被动的，学生的主观能动性和积极性受到制约。而对分课堂教学模式将课堂授课和课堂讨论错开，

① 黄忙．“对分课堂”教学模式在组织学与胚胎学理论教学的实践与探索［J］．智慧健康，2020，6（5）：24.

让学生有充足的时间内化知识，帮助学生更好地理解重难点知识，为学生营造了良好的教学氛围，并进一步提升了学生的学习积极性和沟通交流能力，增强了学生的自主学习能力。这种教学方式完全适合晦涩难懂的理论教学。同时，对分课堂有助于增进教师和学生的关系，为教师减轻授课强度，授课教师的角色也发生转变，由传授者变为引导者，改变了传统教学模式的不足。

另一方面，对分课堂可以提升组织学和胚胎学的教学有效性。在我国，对分课堂教学模式开展较晚，需要通过不断实践和探索，从中发现问题，解决问题，进而增加对分课堂和我国基础教学的吻合度。在高等教育中运用对分课堂，其主要目的是改善学生的学习积极性和自主性，不断优化师生之间的关系，增强教学互动性，进而引导学生全面学习，提升学生的独立思考能力和自主应对能力，最终培养高素质的人才。对组织学和胚胎学等理论教学来说，这种教学模式进一步完善了临床课程的授课流程，全面提升了学生的学习能力。

总之，对分课堂的教学方法可以增强学生在实验教学过程中的自主性和积极性，有助于学生理解更深层次的知识，这种教学模式有效补充了传统教学模式的不足。对分课堂充分展现了新教学理念的优越性，可以让学生自主学习，并将教师的主导性和学生的主体性有机融合，实现了以学生为主体的教学理念。除此之外，对分课堂还可以帮助学生养成良好的学习习惯，增强学生的责任感，全面提升学生的综合能力；有利于培养学生形成研究型思维，有利于实现教学相长；可以帮助学生掌握学习技巧及学习方法。

值得一提的是，理想中的对分课堂是更新了传统的教学流程、教学理念及教学方式，在实际运用的过程中，应该根据学校、学生、教师等元素的不同特点进行调整。一直以来，组织学、胚胎学实验对分课堂都在思考如何把教师讲授和学生讨论有机融合、如何确保学生可以内化吸收知识、如何提升学生的学习积极性、如何提升教学质量和水平等。因此，对分课堂对相关教师也提出了新的要求，授课教师在实践对分课堂教学的过程中，应该不断探索如何将对分时间分配好、如何正确掌握讨论进度和讨论结果、如何有效解决学生在讨论过程中遇到的问题、如何评价和反馈学生的作业等。

第三节　对分课堂在组织学与胚胎学教学中的实践研究

一、对分课堂在组织学与胚胎学教学中的讲授阶段

传统的实验课安排通常是切片讲解 30min，切片观看 50min（包括教师的巡视和答疑、切片测试等）。讲授理论课的阶段，实验课对分课堂简要地介绍了课程的内容，精讲部分适当留白，将讲授阶段的时间安排在 15 分钟左右。比如，在讲授免疫系统的过程中，充分结合图像，对免疫器官的组织结构进行精讲，特别是对实质结构的讲授，如脾白髓和红髓的组成结构及分布特点等。

二、对分课堂在组织学与胚胎学教学中的吸收阶段

对分课堂在组织学与胚胎学教学中的内化吸收阶段，主要包含思考归纳作业、独立思考和自主学习环节，这里提及的对分课堂主要在实验课上进行，对分课堂的内化吸收阶段主要包含：第一，在理论课之后实验课之前，学生根据对分课堂的内容进行独立思考和归纳总结；第二，在实验课上，学生自行观看切片内容。

通常情况下，学生的作业是梳理和提炼“概况图”，对所学知识进行自主学习和独立思考，让学生更深入地了解和掌握章节知识，然后，再将重点内容和问题整理出来，组成“亮考帮”。

（一）“概况图”

构建“概况图”的方式是组织学与胚胎学课堂教学的重要方式之一。在免疫系统组织学的概况图中，包含的细胞、组织和器官等非常丰富，主要包含免疫细胞、免疫组织和免疫器官，免疫细胞又包括淋巴细胞、抗原提呈细胞等，免疫组织包含淋巴小结和弥散淋巴组织，免疫器官包括周围淋巴器官和中枢淋巴器官。在学习组织学和胚胎学的过程中，要先了解免疫系统组织学的整体框架，然后关注与之相关的组织结构，由此，学生在学习的过程中不会觉得“杂乱无章”。当学习完组织学和胚胎学的内容后，再对相关内容

进行总结，进而使学生更全面、透彻地掌握知识。比如，免疫组织不仅分布在免疫器官中，还分布在呼吸道等非淋巴器官中；免疫细胞也分布广泛，不仅分布在免疫组织中，还分布在血液和其他组织中。除此之外，机体还可以通过淋巴循环、血液循环等把各免疫成分整合为一个整体，进而实现再循环。

总之，医学生在学习组织学和胚胎学的过程中，应该充分利用“概况图”进行理解和学习。通常情况下，医学生只关注知识点，而没有多角度学习和掌握各章节知识。当医学生习惯了以宏观的角度了解章节概况，并进一步学习章节知识点时，医学生将体会到组织学和胚胎学的“丰富、完美和巧妙”。

（二）“亮考帮”

“亮考帮”部分是对分课堂的外在表现，它也是内化和吸收知识的重要组成部分，是对分课堂的亮点。“亮”是指“亮闪闪”，代指印象最深、内容最重要的一部分，可以培养学生提炼重点知识的能力。“考”是指“考考你”，代指学生查阅资料、独立思考后理解和掌握的知识，这个过程可以让学生学会换位思考；从教师的角度来看，应该学会如何提问题；从学生的角度来看，应该学会如何解决问题。“帮”是指“帮帮我”，学生在学习的过程中，如果遇到无法独立解决的问题，学生可以尝试寻求他人的帮助，并在这个过程中学会相互尊重、相互帮助，通过团结协作找寻最佳的解决方案。

在对分课堂中，教师应该设置 20 分钟看切片的时间，各小组学生应该明确分工，一个人着重看 1 ~ 2 张切片，剩下的浏览即可，小组内相互讨论，做好讲解准备，将问题记录下来，小组开展讨论。学生经过系统化的学习之后，可以更深入地理解和掌握知识，并进一步提升内化吸收效果。

总之，撰写和展示“亮考帮”不但可以培养和锻炼学生提出问题、分析和解决问题的能力，而且能培养和提升学生的归纳总结能力与语言表达能力等。另外，归纳总结是学习组织学和胚胎学的重要方式之一，组织学具有自身规律，且知识之间具有相似性，只要掌握了这一特性，学生的学习效率也将提升。在讨论环节，学生为了更好地展示学习效果，会认真地听教师讲课，并在内化吸收的过程中主动学习，而且，还会积极思考有价值的问题，主动参与课堂讨论。通过小组讨论和班级讨论，可以增强学生的集体意识，并相互促进、启发。除此之外，师生之间的关系也会更加亲密，进而营造良好的学习氛围。

三、对分课堂在组织学与胚胎学教学中的讨论阶段

在组织学和胚胎学的教学过程中，对分课堂属于讨论阶段，主要包含小组讨论和班级分享，这是对分课堂的重点所在，在这个教学阶段，小组同学之间可以充分交流和讨论学习问题；还可以大胆地展示自己的学习成果，并欣赏、借鉴其他同学的优秀成果，学会正确地看待问题和解决问题。此外，学生还可以把自己掌握的知识共享给其他同学；当遇到自己无法解决的问题时，应该虚心求教，“问一问”其他同学。经过思考之后提出的问题具有探讨价值，如“孕妇因为输血感染艾滋病，检测 HIV 时呈阳性，那么，胎儿是否也会感染艾滋病？”等。

在小组讨论环节，以三名学生为一小组，进而调动学生的积极性，更好地开展讨论活动。每一组学生围坐一张电脑桌，通过数字切片讨论实验课中的切片内容。小组讨论完之后，每位同学讲一张切片，其他同学可以根据讨论结果进行提问和补充。最后，经过小组讨论之后，学生都熟悉了切片的内容，且留下了深刻的印象。讨论切片的时间控制在 15 分钟左右。在讨论亮靠帮内容的过程中，教师应该先要求学生提前准备讨论资料，并将小组讨论中的新亮点和问题准备好。小组同学经过一段时间的积极讨论和沟通之后，先解决一部分问题，再总结归纳出最具价值的讨论内容。另外，小组“亮考帮”也是讨论过程中的亮点，可以展示和分享 1 ～ 2 个考帮内容中的问题，帮助学生深入理解教学内容。小组讨论中的作业环节控制在 10 分钟左右。

在开展班级讨论和分享的过程中，教师可以随机抽取学生代表进行发言，让学生代表介绍交流过程中的“亮考帮”内容；其他同学则应该认真倾听，如果有不同意见，则应该积极表达自己的观点；必要时，教师可以进行补充，也可以引导学生课后查找答案。一般情况下，一次实验课抽取 3 ～ 4 小组，这种安排不仅可以有效完成教学任务，还可以让学生讨论相关知识。课程最后，教师进行总结，也可以为学生提供解题思路和方法。班级讨论和最后总结控制在 20 分钟左右，如果时间不够，则可以把课上讨论延伸到课下，通过腾讯 QQ 群等继续讨论。

参考文献

[1] 白震民，李晶，唐强．神经系统疾病后疲劳与康复 [J]. 国际神经病学神经外科学杂志，2007，34（1）：97-99.

[2] 蔡佩玲，黄婵，张珍，等．思维导图在组织学与胚胎学教学中的应用 [J]. 基础医学教育，2021，23（11）：754.

[3] 柴继侠，贺文欣，周艳梅，等．对分课堂在组织学与胚胎学免疫系统等实验教学中的探索 [J]. 中国免疫学杂志，2018，34（10）：1574-1577.

[4] 陈筠，农林琳，熊彬，等．数字切片在组织胚胎学实验教学中的应用 [J]. 教育教学论坛，2019（51）：279-280.

[5] 陈凌霄，任为正，高惠平．开放式实验教学与传统实验教学方式之关系 [J]. 实验室研究与探索，2005（S2）：6-8.

[6] 程云，陈晶，赵紫薇，等．思维导图在《组织学与胚胎学》教学中的应用体会 [J]. 科技风，2021（29）：70.

[7] 邓香群，黄铠．碎片化线上模式在组织学与胚胎学教学中的应用 [J]. 中国高等医学教育，2022（1）：130.

[8] 房淑娟，汤银娟，陈晓岚．慕课在组织学与胚胎学教学中的应用 [J]. 科教导刊，2021（8）：97.

[9] 高英茂．组织学与胚胎学 [M]. 北京：人民卫生出版社，2005.

[10] 高云鹤，郑海清，陈乔珠，等．孕早期胎儿生长受限与孕晚期胎儿生长受限的相关性研究 [J]. 实用妇产科杂志，2022，38（4）：287.

[11] 龚一鸣．课程思政的知与行 [J]. 中国大学教学，2021（5）：77.

[12] 郭丹，陈同强．留学生组织学与胚胎学实验课多媒体课件制作与实践 [J]. 科技视界，2013（36）：128.

[13] 郭顺根 . 组织学与胚胎学 [M]. 北京：中国中医药出版社，2006.

[14] 胡捍卫 . 孙宗波 . 组织学与胚胎学实训 [M]. 南京：东南大学出版社，2014.

[15] 胡玉芳，刘光俊，杨新官 .MRI 在女性生殖系统畸形中的诊断价值 [J]. 中国临床医学影像杂志，2018，29（8）：580.

[16] 黄忙 ."对分课堂"教学模式在组织学与胚胎学理论教学的实践与探索 [J]. 智慧健康，2020，6（5）：24.

[17] 纪慧，董素贞 .MRI 对胎儿泌尿生殖系统畸形的诊断价值 [J]. 国际医学放射学杂志，2018，41（1）：62.

[18] 健君，李晓敏，钟树志，等 . 组织学与胚胎学慕课的建设和应用 [J]. 继续医学教育，2020，34（3）：41.

[19] 靳方馨，王岩，李如江 . 叙事医学视域下组织学与胚胎学课程育人新策略 [J]. 中国组织化学与细胞化学杂志，2022，31（2）：221.

[20] 赖婵，刘壮盛，李儒琼，等 .MRI 敷霜征鉴别乳腺良恶性小肿块的价值及其病理组织学分析 [J]. 中山大学学报（医学科学版），2022，43（2）：321.

[21] 李素云，孟星圻，雷小灿，等 . 医教协同下组织学与胚胎学教学改革初探 [J]. 科教导刊－电子版（中旬），2021（2）：152.

[22] 李燕，周密，吴挺挺，等 . 基础医学形态学组织学与胚胎学在线教学的探索与实践 [J]. 中国继续医学教育，2022，14（19）：9.

[23] 梁辉，邢鹏 . 尿道下裂合并其他泌尿生殖系统畸形的临床观察 [J]. 现代养生（下半月版），2016（10）：146.

[24] 梁上燕，孙建安 . 对高校传统实验教学模式的反思 [J]. 西北成人教育学报，2007（4）：11－12.

[25] 梁伟强，冀晨阳，张金明，等 . 尿道下裂分型及与外生殖系统畸形的关系 [J]. 中华泌尿外科杂志，2011，32（2）：126.

[26] 刘川，陈建玲 . 组织学胚胎学课程直播教学质量管控体系探索 [J]. 解剖学杂志，2021，44（3）：252.

[27] 刘芳，王姗姗，张静 . 金课理念下组织学与胚胎学实验课混合式教学初探 [J]. 基础医学教育，2022，24（3）：184.

[28] 刘芳 . 显微数码互动系统在组织学与胚胎学实验教学中的应用 [J]. 高校医学教学研究（电子版），2021，11（2）：62.

[29] 刘冠兰，袁衡，罗文奇，等 . 组织学与胚胎学 SPOC 教学模式构建与实践 [J]. 中国组织化学与细胞化学杂志，2021，30（5）：498.

[30] 刘建春，高岚，张育敏，等 . 中医院校思维导图融入组织胚胎学混合式教学的研究与实践 [J]. 中国中医药现代远程教育，2022，20（2）：1.

[31] 刘菁华，杜伟 . 浅谈高校学生创新思维培养 [J]. 祖国，2020（3）：181-182.

[32] 刘黎青 . 组织学与胚胎学 [M]. 北京：中国中医药出版社，2015.

[33] 刘树迎，李朝红，曾园山，等 . 组织学与胚胎学医学教学模式改革初探 [J]. 中国组织化学与细胞化学杂志，2021，30（6）：608.

[34] 马语红，师叔静，孙鸽，等 . 早孕期超声筛查胎儿重大心血管系统畸形的研究进展 [J]. 中国妇幼保健，2016，31（14）：2985.

[35] 孙晓峰，许晓源，刘涛，等 . 思维导图在临床医学专业组织学与胚胎学教学中的应用 [J]. 基础医学教育，2020，22（1）：1.

[36] 童思思 . 课程思政背景下 [J]. 才智，2022（28）：33.

[37] 王宇，王民，张冠华，等 . 循环系统疾病的肝脏表现 [J]. 中华肝脏病杂志，2022，30（4）：362-366.

[38] 吴奇，吴浩，周晴，等 . 行为免疫系统对个体就医行为倾向的影响 [J]. 心理学报，2022，54（8）：931-950.

[39] 吴怡娴，李秀梅，董娟娟，等 . 线上线下混合式教学在组织学与胚胎学实验中的实践 [J]. 基础医学教育，2022，24（7）：515.

[40] 许冬梅 . 创新思维培养与实践 [M]. 广州：中山大学出版社，2020.

[41] 杨占清，成军，付守鹏，等 . 数码显微互动系统在动物组织学与胚胎学实验教学中的应用 [J]. 现代农业科技，2018（9）：285-286.

[42] 易斐，邹雅琪，黎兴盛，等 . 正常胎儿大脑外侧裂超声水晶成像表现 [J]. 中国超声医学杂志，2022，38（6）：677.

[43] 于昊 . 思维导图及其教学应用研究 [D]. 大连：辽宁师范大学，2016：1.

[44] 袁瑶薇，王晓慧，姜国华 . 混合式教学活动设计——以组织学与胚胎学教学为例 [J]. 大学，2021（31）：85.

[45] 翟晶，尤淑艳，王慧，等 . 胎儿心血管整体评分在高危产科母胎监测中的应用价值分析 [J]. 中国超声医学杂志，2022，38（9）：1033.

[46] 张雅青，郑烈瑞，谢晓峰，等 . 多元化教学模式在组织学与胚胎学实验教学中的应用 [J]. 西北民族大学学报（自然科学版），2022，43（3）：

86.

[47] 赵豫凤，艾庆燕，杨加周，等 .PBL 教学在组织学与胚胎学教学中的应用 [J]. 现代医药卫生，2011，27（22）：3513−3514.

[48] 祝彼得 . 组织学与胚胎学（第 2 版）[M]. 上海：上海科学技术出版社，2012.

[49] 孜白旦 · 阿不来提，张馨怡，包秋娟，等 . 新医科背景下组织学与胚胎学教学中学生思维培养模式的探讨 [J]. 解剖学杂志，2022，45（2）：188.